해부학적 촉진법

Anatomical Landmark Palpation

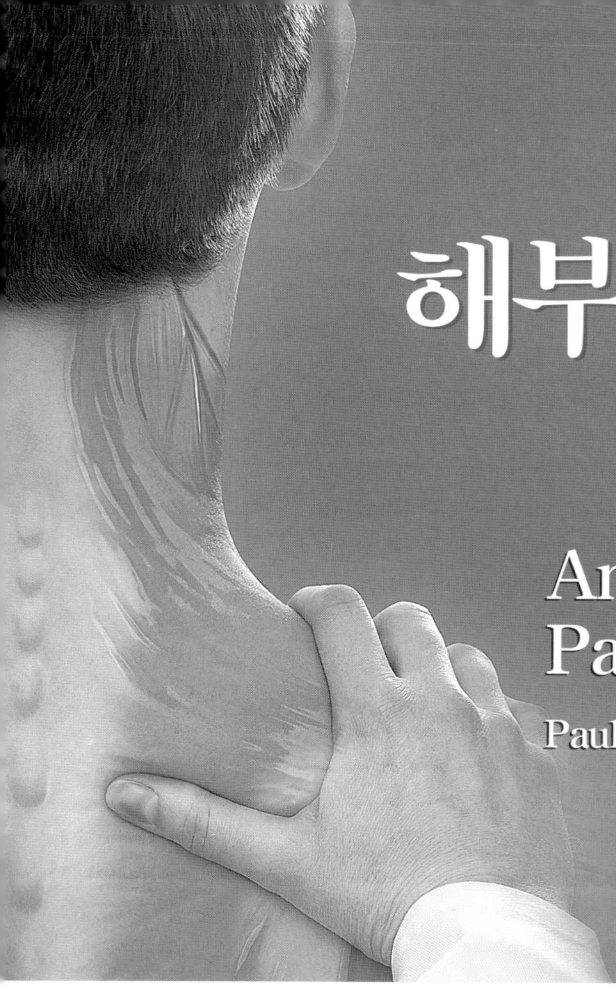

해부학적 촉진법

정형국 외 옮김

Anatomical Landmark Palpation

First Edition

Paula J. Maxwell, PhD, ATC

Wolters Kluwer

Philadelphia • Baltimore • New York • London
Buenos Aires • Hong Kong • Sydney • Tokyo

영 문 출 판 사

■ **옮긴이** (가나다 순)

김명준 경동대학교 물리치료학과 교수
정덕조 서원대학교 체육교육과 교수
정연옥 동원대학교 보건운동관리과 교수
엄기매 여주대학교 물리치료과 교수
정형국 안산대학교 물리치료과 교수
채정병 마산대학교 물리치료과 교수
박찬후 김천대학교 작업치료학과 교수
한상완 광주보건대학교 물리치료과 교수

Anatomical Landmark Palpation

by Paula J. Maxwell, PhD, ATC

해부학적 촉진법

2016년 3월 22일 초판인쇄
2016년 3월 29일 초판발행

지은이 : Paula J. Maxwell, PhD, ATC
옮긴이 : 정 형 국 외
발행인 : 박 병 조
발행처 : 도서출판 영문출판사
등 록 : 1987년 12월 21일 제2-419호
주 소 : 서울시 강남구 삼성동 69-1
전 화 : (02) 514-5590, 776-5590
팩 스 : (02) 756-8943
홈페이지 : www.ymsbook.net
E-mail : yeongmunsa@empal.com
정 가 : 20,000원
ISBN 978-89-7224-386-1 93510

※ 파본은 교환해 드립니다.

나의 어머니께,

내가 새로운 일을 시도할 때 당신은 나에게 자신감을 심어 주셨고,

또 내가 시도했던 많은 것들이 용기를 가졌기 때문이라고

가르쳐 주셨던 나의 어머니.

나의 모든 성공은 어머니 바로 당신 덕분입니다.

당신이 나를 얼마나 사랑하셨고,

얼마나 나를 자랑스럽게 여겼는지를

나는 잘 알고 있습니다.

평생 동안 나를 사랑해 주셨고, 믿어주셨고,

또 항상 격려해 주신 것에 감사드립니다.

삶의 세세한 부분들이 우리들 곁을 천천히 떠나고 있음을

완전히 알기 어렵지만,

어머니 당신과 함께 걷고, 당신의 손을 잡고,

어머니와 나의 추억을 고이 간직하고 있음을

나는 기쁘게 생각합니다.

서문 Preface

나의 제자였던 운동 트레이닝과 물리치료과 출신들이 이번 촉진 프로젝트의 필요성을 알려준 선봉자들이었다. 내가 그들을 강의실이나 실험실에서 가르쳤을 때, 그들은 교육시설 밖에서도 촉진을 공부하고 복습할 수 있는 자료들을 요구했다. 학생들은 커리큘럼을 통해 촉진 기법을 복습하길 원했지만, 그것을 할 수 있는 교재가 없었다. 특히 물리치료사로서, 나와 나의 동료들이 학생들에게 특별한 촉진 기법을 효율적으로 가르쳐 주지 못했음을 나는 깨달았다. 그 당시, 나는 나의 촉진 기술에 대해 불만을 갖기 시작했고, 곧 이번 프로젝트가 학생들과 임상 물리치료사들에게 좋은 자료가 될 것임을 깨달았다.

이번 프로젝트는 물리치료, 작업치료, 운동 트레이닝 및 기타 관련 학과의 학생들을 위한 보조 교재로서 의도되었다. 촉진을 위한 환자의 자세, 뼈대 표식점과 해부학 표식점의 특징, 검사자의 관점에서 이루어지는 촉진의 실증, 표식점의 위치를 찾는 사이드 뷰어와 특별한 팁 등을 다루었다.

교재는 각 표식점을 찾는 단계별 교육을 제공하고 있다. 이들 기술은, 정형외과적 평가나 도수치료 기술에 초점을 맞추는 과정에 매우 도움을 줄 것이다.

각 촉진에 이용될 수 있는 선택은 다음과 같다:

1) 환자 자세 – 환자와 검사자의 자세를 관찰할 수 있는 거리에서 촉진을 볼 수 있다. 이용될 수 있는 환자 자세가 여러 가지지만, 가장 많이 이용되는 자세만 설명하고 있다.

2) 뼈대와 해부학적 오버레이 – 표식점은 3가지 방법으로 확인된다: 뼈대, 해부학적 신체, 또는 뼈대와 해부학이 겹쳐진 오버레이.

3) 촉진의 예 – 검사자의 관점, 사이드 뷰어, 다른 방법 등. 촉진을 배울 때 다양한 관점이 종종 유용하다.

4) 팁 – 가능하다면, 표식점을 찾거나, 표식점을 제대로 촉진하고 있는지를 확인하기 위해 특별한 팁을 제공했다.

감사의 글 Acknowledgments

이번 프로젝트를 도와주신 아래의 분들과 기관에 감사를 드린다.

Thom Slomka : "이번 프로젝트에서 우리가 경험했던 많은 웃음은 당신 덕분이었고, 우리의 좌절은 당신의 유머 감각로 치유되었다. 가슴 깊은 곳으로부터 당신에게 감사드리고, 이번 프로젝트에서 나는 당신에게 많은 빚을 졌다고 생각한다.

University at Buffalo : 이번 프로젝트는 University at Buffalo에서 제공한 교육 기술을 통해 초기 단계에서 가능할 수 있었다. 이런 아이디어의 가능성을 보여준 University at Buffalo에 감사드리고, 재정적으로 그리고 스탭 제공으로 본 프로젝트를 도와 준 것에 감사드린다. 특히 나는 Martha Greatrix, Larry Scott, John Wild에 감사드린다.

Stephanie (Kreutter) Pritchard : "너무 좋은" 설정을 하는데 시간을 내 주고, 그것을 얻을 수 있도록 도와준 당신의 헌신에 감사드린다. 당신이 만든 내용물은 여전히 내가 좋은 부분이다.

Liz Lyon : 나는 당신이 가진 유머 감각에 감사했고, 많은 사람들은 당신의 작업에 경이를 표했다.

Jo Gundrum : 이번 프로젝트의 끝 단계에서 나를 위해 열심히 일했고, 처리 과정을 배우고자 했던 당신의 의지에 감사드린다. 당신의 도움은 너무 컸고, 당신의 도움이 없었다면, 나는 이번 프로젝트를 완성할 수 없을 것이다.

모델 환자와 검사자: 여러분들이 이번 프로젝트 완성의 열쇠였다. 당신은 경이로운 사람이었다(우리가 조명이나 다른 이슈와 싸우고 있을 때, 환자 역할을 잘 해 주었다). 당신들은 이번 프로젝트를 재미있게 만들어 주었다.

다음과 같은 모델 환자와 검사자에게 개별적으로 감사드린다:

Sophia Bonadies	Andrew Keane	Michael Selby
Amanda Clark	Barbara Long	Maggie Smith
Tim Cuddeback	Jared Miller	Jen Stachura
Patrick Deal	Connie Peterson	Jeremie Stearns
Lisa Friesen	Elise Sawtelle	Ashley Stewart
Tim James	Shaun Scissom	John Ward

Dr. Lee Beard와 James Madison University Center for Instructional Technology / Media Production staff (Dave Stoops & Ashley Caudill) :
스튜디오를 빌려 주시고, 매번 설정을 도와주신 것에 감사드린다.

Barbara Long : 나와 이번 프로젝트에 대한 당신의 믿음에 감사드린다. 당신의 격려와 프로젝트의 일부를 도와주고, 최종 출간에 도움을 준 것에 감사드린다. 당신의 친절이 전반적으로 크게 감사했고, 동기부여가 되었다.

Louise Gilchrist : 당신의 물리치료과 학생을 위해 나를 랩으로 초대해 준 것에 감사드리고, 나는 그 장소에서 이번 프로젝트의 아이디어를 생각해 냈다. 수년간 당신의 격려와 친절, 그리고 이번 프로젝트로 이룰 수 있는 당신의 비전에 감사드린다. 나는 여전히 연구 프로젝트를 당신과 함께 할 것이다.

Wolters Kluwer : 이번 프로젝트를 믿어 주고, 마무리 부근에서 우리를 피했던 기술의 일부를 배제한 준 것에 대해 감사드린다. 이번 프로젝트에 대한 당신의 작업과 지지에 크게 감사드린다.

역자 서문 Preface

촉진에 대한 교재를 수십년 동안 많이 접하고 공부해 왔지만, 본 교재처럼 간단하게 설명한 교재는 드문 편이다. 학생들이 쉽게 접근할 수 있도록 책의 내용이 구성되어 있다. 특히 뼈대 표식점과 해부학 표식점을 비교할 수 있도록, 그림으로 제시하고 있다.

본 교재의 가장 큰 장점이라고 생각되는 것은 촉진 방법 뿐만 아니라, 운동학 개념을 함께 적용하고 있다는 것이다. 촉진을 정확하게 하고 있는지에 대한 의심이 들 때는, 관절을 움직이거나, 근육을 수축해 봄으로써 촉진의 정확성을 학생 스스로 점검할 수 있도록 설명하고 있다.

물리치료나 체육과 학생들이 1학기 교재로서 매우 잘 편집되어 있다.

끝으로 본 교재가 번역 출간되는데 많은 도움을 주신 박병조 영문출판사 대표와 직원분들에게 감사드리고, 독자들이 본 교재를 통해 많은 지식 습득을 이루기 바란다.

역자 대표

정 형 국

학습자 가이드/소개 User's Guide/Introduction

일반적인 촉진 교육:

촉진을 할 때 검사자가 표식점에 잘 접근할 수 있도록 환자는 편안한 자세를 취해야 한다. 가능하다면, 촉진을 방해하지 않도록 촉진하고자 하는 부위의 옷을 제거하는 것이 가장 좋다.

촉진을 할 때, 검사자는 자신의 몸이 손상을 당하지 않도록 생체역학적으로 적절한 자세를 취해야 한다(예, 의자에 앉을 때보다 허리를 굽힘한 것이 허리 좌상의 가능성을 높일 수 있다). 검사자는 표식점을 잘 볼 수 있는 자세를 취해야 할 뿐만 아니라, 환자의 통증이나 불안을 잘 관찰할 수 있도록 환자의 얼굴을 쳐다봐야 한다.

엄지나 손가락을 이용하여, 통증 지점이 아닌 곳에서부터 시작하여, 통증 부위로 천천히 움직인다. 만약 엄지를 이용하고 있다면, 부가적인 관리가 필요한데, 그 이유는 엄지를 사용할 때 부가적인 압박이 종종 부적절하게 적용되기 때문이다. 검사자는 자신감을 가지면서 촉진에 임해야 하고, 환자와 의사소통을 하고, 눈을 마주친다. 통증 부위를 찾았다면, 관련된 표식점을 결정할 수 있다.

방향 용어:

아래팔과 손/손목에 대한 지시사항을 따를 때, 기억해야 할 것은 안쪽과 가쪽의 방향은 해부학적 자세를 따르는 것이다. 그래서 팔을 엎침하고 안쪽으로 움직이라고 말했을 때, 검사자는 자쪽으로 팔을 움직여야 한다. 가쪽으로 움직이라고 하면, 검사자는 엄지 쪽으로 움직여야 한다. 이런 기준은 혼동될 수 있고, 방향이 바뀌면 엉뚱한 구조물을 촉진하게 된다.

근육 촉진 확인하기:

근육 촉진의 경우, 가능하면(예, 환자가 움직임/수축을 할 수 있으면), 환자에게 근육을 수축하도록 지시하고, 약간의 저항을 가한다. 환자의 이런 작용은 근힘살을 크게 만들어, 검사자에게 촉진을 쉽게 할 수 있도록 허용한다. 위의 동작은 부가적으로, 근육이나 해당 근육 주위의 다른 구조물을 확인하는데 도움을 준다. 근육을 제대로 확인하기 위해, 검사자는 촉진을 하는 동시에, 환자에게 그 근육의 작용을 하도록 지시한다. 환자가 동작을 수행하면, 근육의 수축을 느껴 본다.

목차 Contents

단원 I

상체촉진

Upper Body Palpations

1 머리/얼굴/목 (Head/Face/Neck)

● 아래턱각 Angle of the Jaw

뼈대 표식점과 해부학 표식점 (Skeletal and Anatomical Landmarks)

뼈대 표식점 (Skeletal)

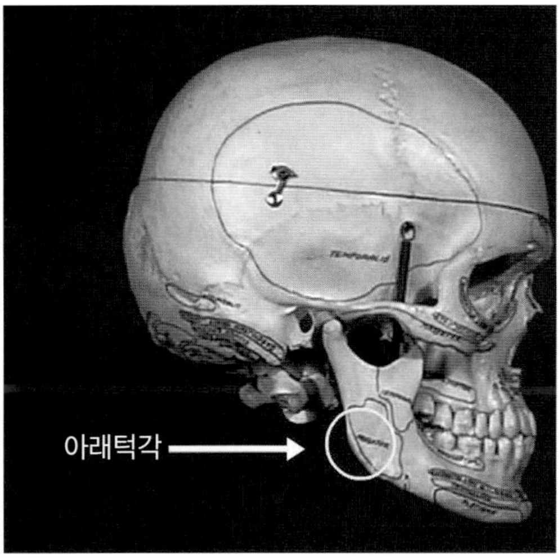

해부학 표식점 (Anatomical)

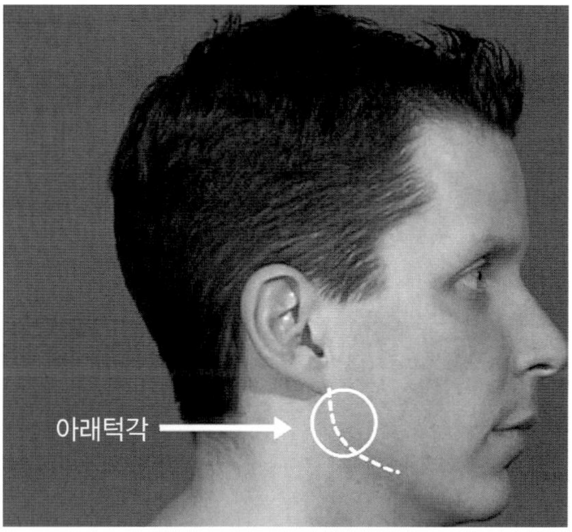

아래턱각은 귓불에서 아래쪽으로 약 1~2인치 떨어진 부위나, 또는 턱관절에서 아래쪽으로 약 2~3인치 떨어진 부위에 위치한다.

촉진의 예 (Palpation Example)

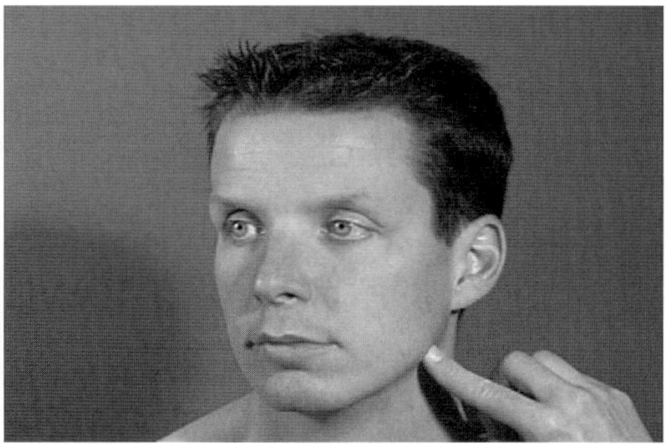

아래턱각(하악각, angle of jaw)을 촉진하기 위해,

1) 환자는 테이블 끝에 앉고, 검사자는 환자 앞에서 선 자세를 취한다.
2) 귓불 바로 아래쪽에 아래턱의 모서리를 찾은 후, 턱을 따라 약 1~2 인치 아래쪽과 앞쪽으로 움직인다.
3) 약 80~90° 의 각도를 가진 턱의 부위가 있는데, 이 부위가 바로 아래턱각이다.

C1 가로돌기 (횡돌기) C1 Transverse Process

뼈대 표식점과 해부학 표식점 (Skeletal and Anatomical Landmarks)

뼈대 표식점 (Skeletal)

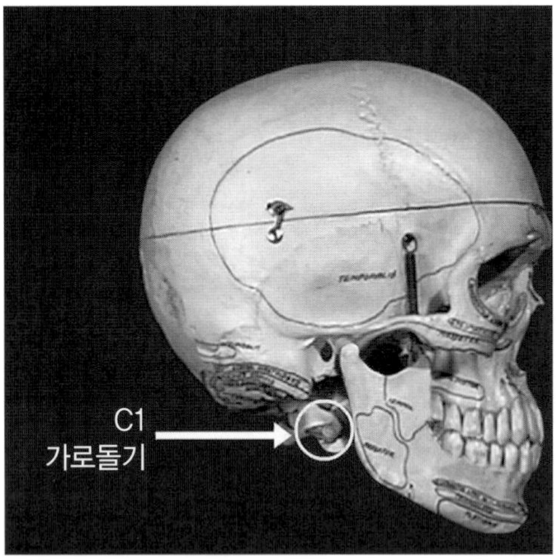

해부학 표식점 (Anatomical)

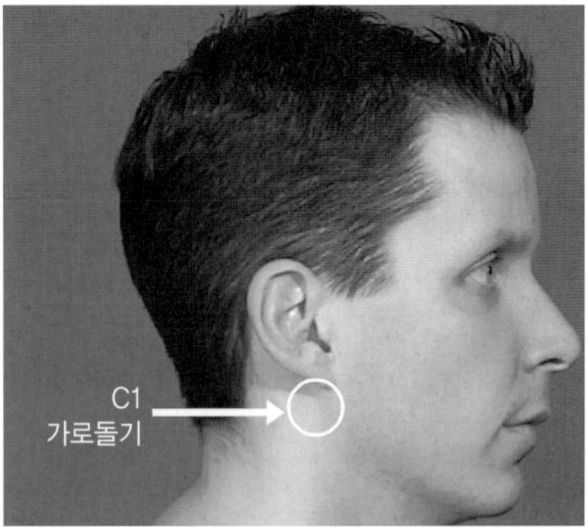

C1 가로돌기는 유일하게 촉진이 가능한 목뼈의 가로돌기이다. C1 가로돌기는 아래턱각 바로 뒤쪽과 귓불의 바로 아래쪽에 위치한다.

촉진의 예 (Palpation Example)

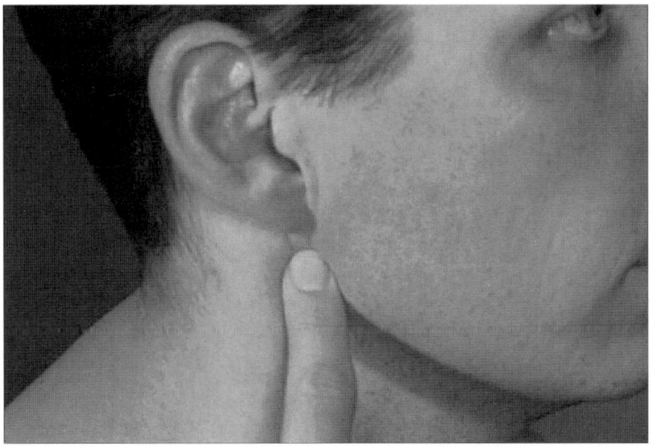

C1 가로돌기를 촉진하기 위해,

1) 환자는 테이블 끝에 앉고, 검사자는 환자 앞에서 선 자세를 취한다.
2) 귓불 바로 아래쪽과 아래턱각의 바로 뒤쪽에 있는 목의 고랑에 검사자의 손가락을 배치한다.
3) 손가락을 아래쪽으로 손가락 폭의 $\frac{1}{2}$~1 만큼 움직인 후, 부드럽게 작은 원을 그리면서 안쪽으로 압박을 적용한다.
4) C1 가로돌기는 작은 공처럼 느껴질 수 있다.

C7 가시돌기 (극돌기) C7 Spinous Process

뼈대 표식점과 해부학 표식점 (Skeletal and Anatomical Landmarks)

뼈대 표식점 (Skeletal)

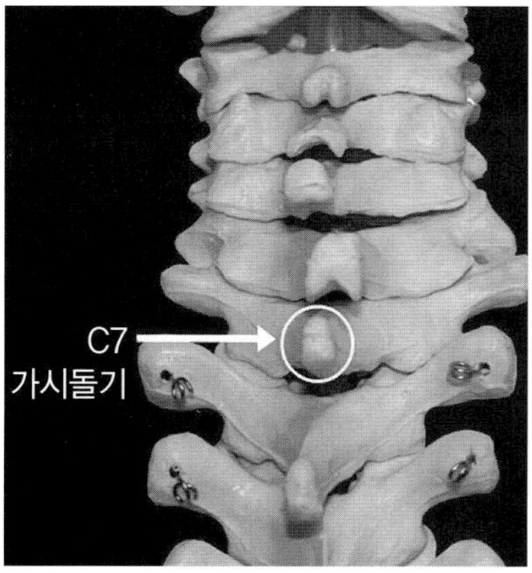

해부학 표식점 (Anatomical)

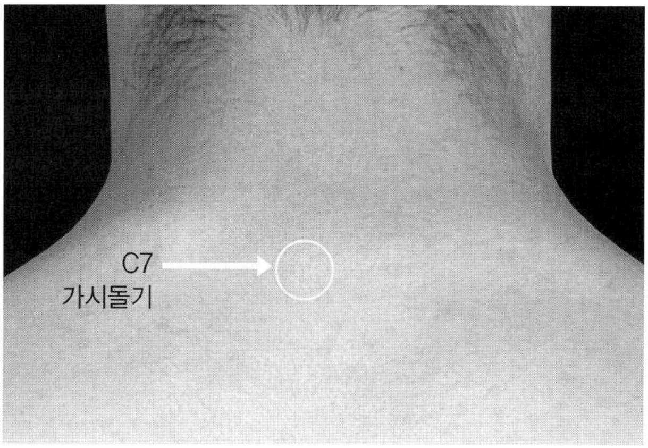

C7 가시돌기는 목뼈의 가시돌기 중에서 가장 두드러지게 튀어 나온 뼈이고, 목의 바닥 부위에 위치한다.

촉진의 예 (Palpation Example)

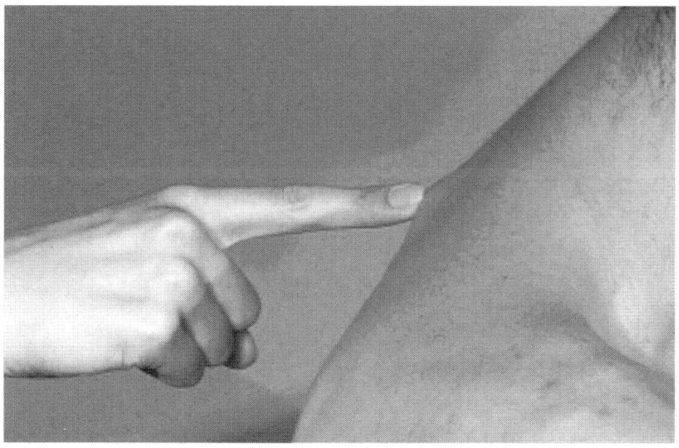

C7 가시돌기를 촉진하기 위해,

1) 환자는 테이블 끝에 앉고, 검사자는 환자의 옆쪽에서 선 자세를 취한다.
2) 환자에게 목을 굽힘하도록 지시한다.
3) 목의 바닥에서 튀어나온 목뼈의 가시돌기를 찾는다.

팁(Tip)

목을 굽힘한다.

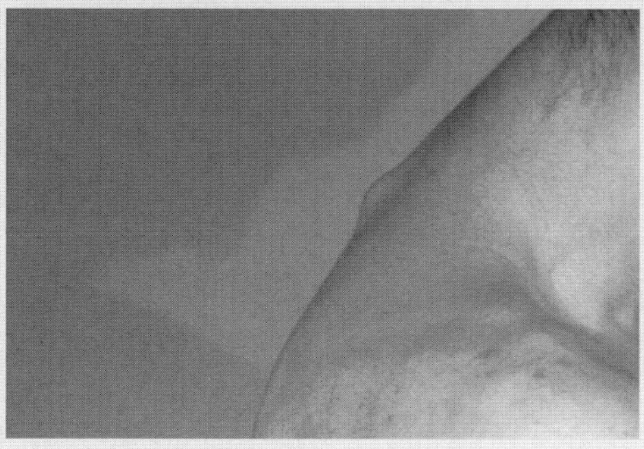

환자가 목을 굽힘할 때, C7 가시돌기가 더 많이 튀어나온다.

목동맥 (경동맥) 맥박 Carotid Pulse

뼈대 표식점과 해부학 표식점 (Skeletal and Anatomical Landmarks)

뼈대 표식점 (Skeletal)

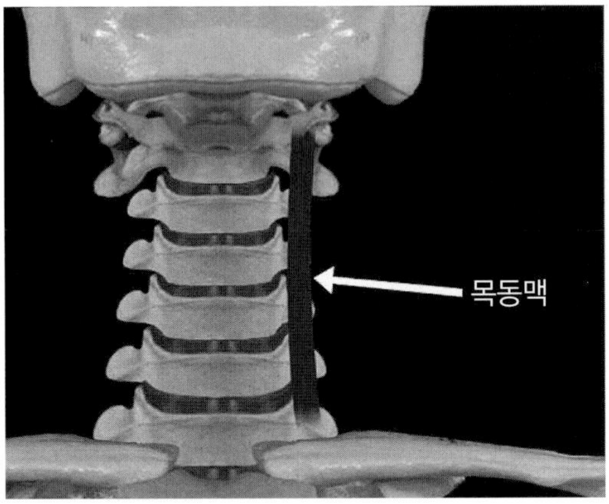

해부학 표식점 (Anatomical)

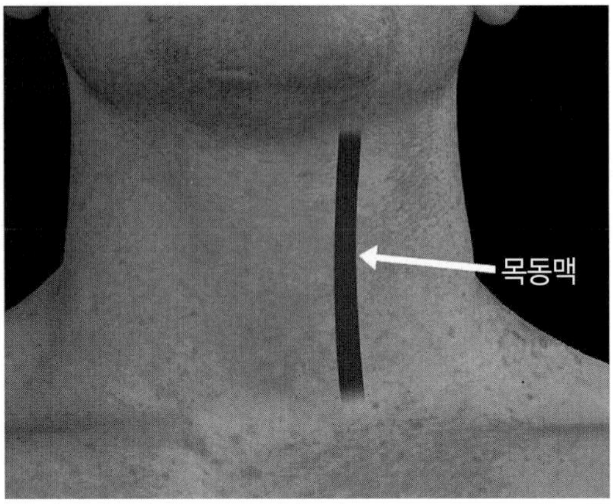

목동맥 맥박은 방패연골(갑상연골)과 목빗근 사이에 형성된 고랑 안에 위치한다.

촉진의 예 (Palpation Example)

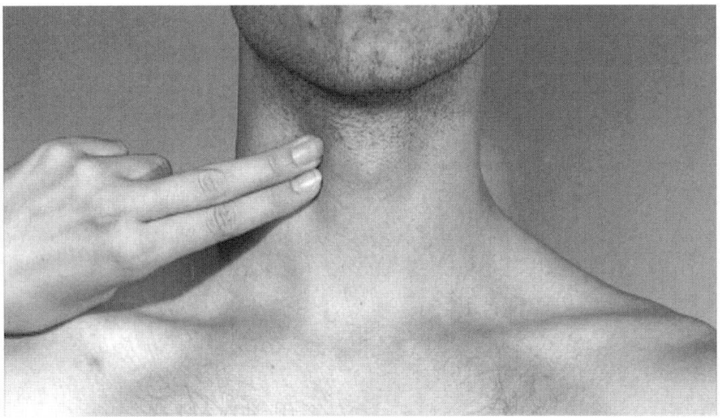

목동맥 맥박을 촉진하기 위해,

1) 환자는 테이블 끝에 앉고, 검사자는 환자의 앞쪽과 옆쪽에서 선 자세를 취한다.
2) 검사자의 집게손가락과 가운데손가락을 방패연골에 배치한다. 그 다음,
3) 방패연골과 목빗근 사이의 고랑을 느낄 때까지 손가락을 가쪽으로 활주한다.
4) 검사자는 맥박을 느낄 수 있도록 부드럽게 압박을 가한다.

● 반지연골 (윤상연골) Cricoid Rings

뼈대 표식점과 해부학 표식점 (Skeletal and Anatomical Landmarks)

뼈대 표식점 (Skeletal)

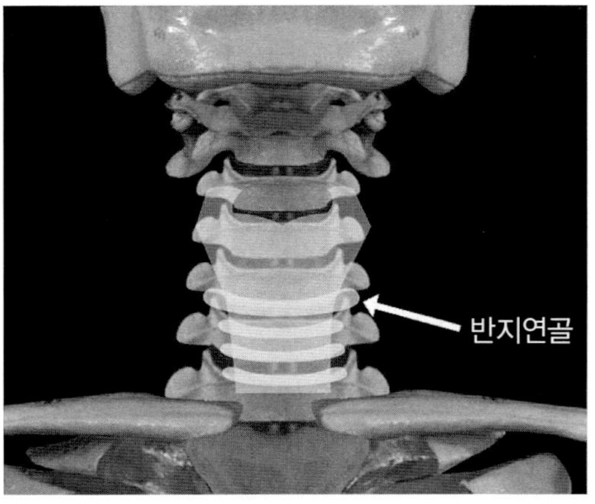

해부학 표식점 (Anatomical)

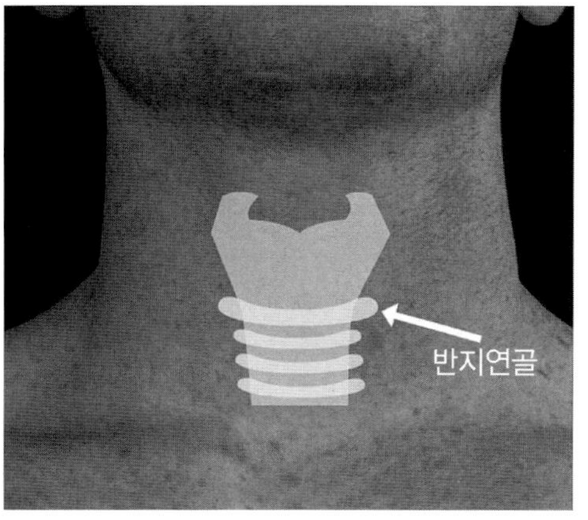

첫 번째 반지연골은 방패연골의 바로 아래쪽에 위치한다.

촉진의 예 (Palpation Example)

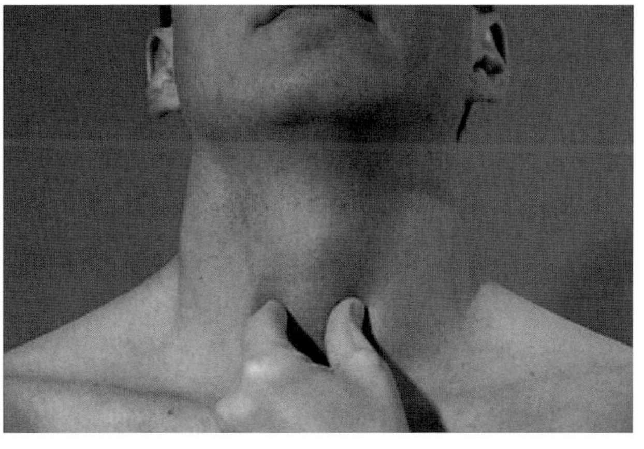

첫 번째 반지연골을 촉진하기 위해,

1) 환자는 테이블 끝에 앉고, 검사자는 환자의 앞쪽에서 선 자세를 취한다.
2) 방패연골의 두드러진 위쪽 입술("아담의 사과"로 알려진)을 먼저 찾고, 그 다음 방패연골의 아래쪽 가장자리가 느껴질 때까지 아래쪽으로 손가락 1~2개의 폭만큼 움직인다.
3) 목을 감싸고 있는 딱딱한 고리처럼 느껴지는 반지연골까지 약간 아래쪽으로 움직인다.
4) 1개 손가락이나 엄지와 손가락 사이의 가쪽면으로 반지연골을 부드럽게 잡는다.
5) 구토 반사나 손상을 피하기 위해 부드럽게 반지연골을 촉진한다.

목뿔뼈 (설골) Hyoid

뼈대 표식점과 해부학 표식점 (Skeletal and Anatomical Landmarks)

뼈대 표식점 (Skeletal)

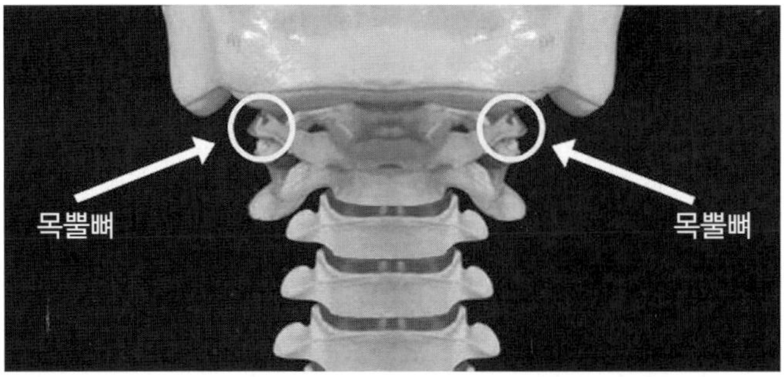

해부학 표식점 (Anatomical)

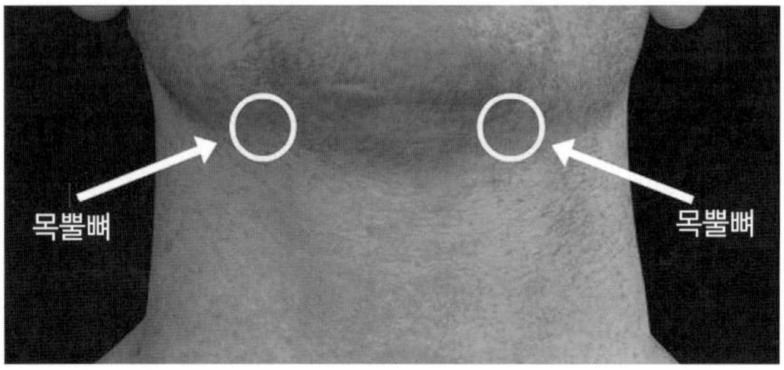

목뿔뼈는 말굽모양의 뼈로서, 아래턱의 바로 아래쪽과 방패연골의 바로 위쪽에 위치한다.

촉진의 예 (Palpation Example)

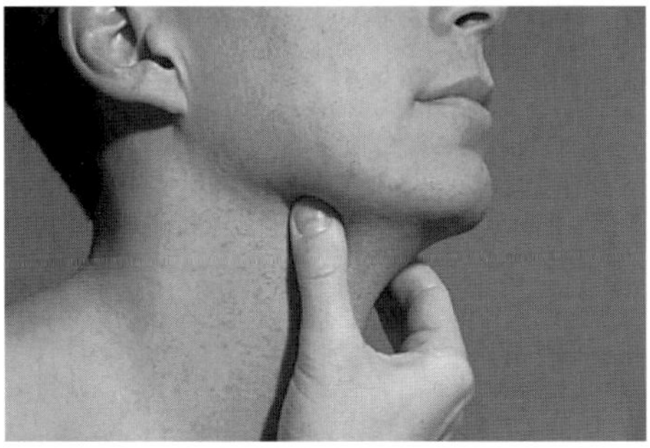

목뿔뼈를 촉진하기 위해,

1) 환자는 테이블 끝에 앉는다.
2) 검사자는 손을 환자의 목 앞쪽 부위(턱의 바로 아래쪽과 아래턱각의 바로 먼쪽 부위)에 부드럽게 배치한다.
3) 엄지와 집게손가락을 이용해 목의 양쪽 측면에 촉진하고, 양쪽에 작은 공(목뿔뼈의 양쪽 끝)이 느껴질 때까지 손가락들을 앞쪽으로 활주시킨다.
4) 목뿔뼈를 가장 잘 느낄 수 있도록 작은 원을 그리면서 부드럽게 안쪽으로 압박을 적용한다.

팁(Tip)

삼키기

환자에게 삼키기를 하도록 하면, 검사자의 손가락 밑에 있는 목뿔뼈가 움직일 것이다. 목뿔뼈의 움직임이 일어나면, 제대로 촉진하고 있는 것이다.

옆으로 활주

목뿔뼈를 찾았으면, 목뿔뼈를 찾을 수 있도록 가쪽으로 압박하면서 옆으로 활주한다.

● 눈물뼈 (누골, lacrimal bone) Lacrimal Bone

뼈대 표식점과 해부학 표식점 (Skeletal and Anatomical Landmarks)

뼈대 표식점 (Skeletal)

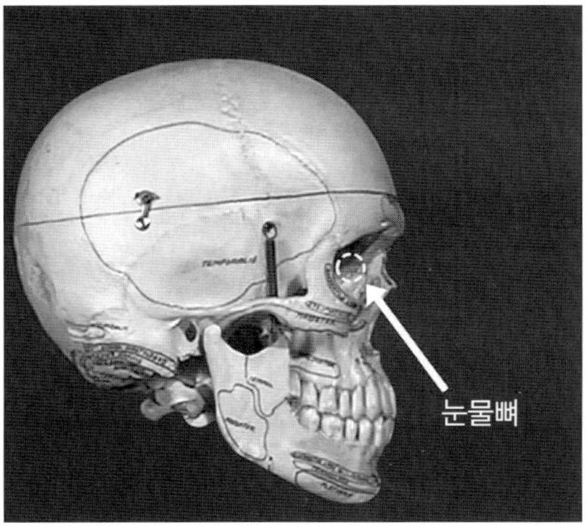

해부학 표식점 (Anatomical)

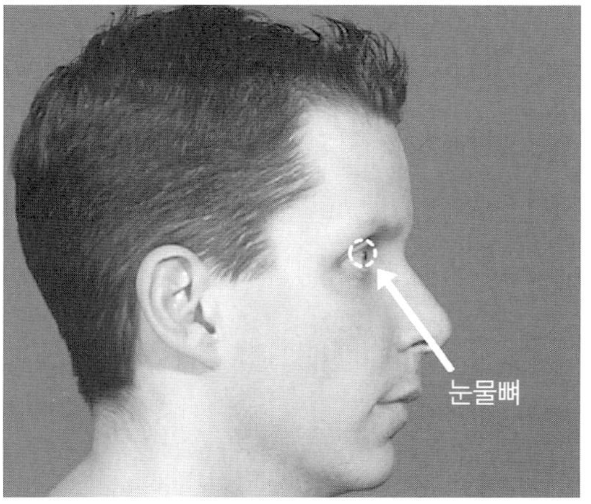

눈물뼈는 눈물관(tear duct) 근처의 눈 안쪽면에 있는 뼈이다.

촉진의 예 (Palpation Example)

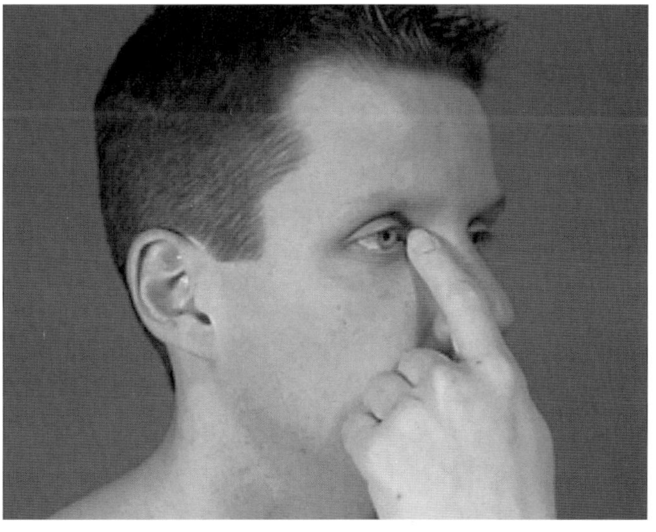

눈물뼈를 촉진하기 위해,

1) 환자는 테이블 끝에 앉는다.
2) 집게손가락을 이용하여, 눈물관 근처의 눈 안쪽면에 있는 뼈를 찾는다.
3) 이 부위를 촉진할 때 검사자는 위생용 장갑을 착용해야 한다.

아래턱 (하악골) Mandible

뼈대 표식점과 해부학 표식점 (Skeletal and Anatomical Landmarks)

뼈대 표식점 (Skeletal)

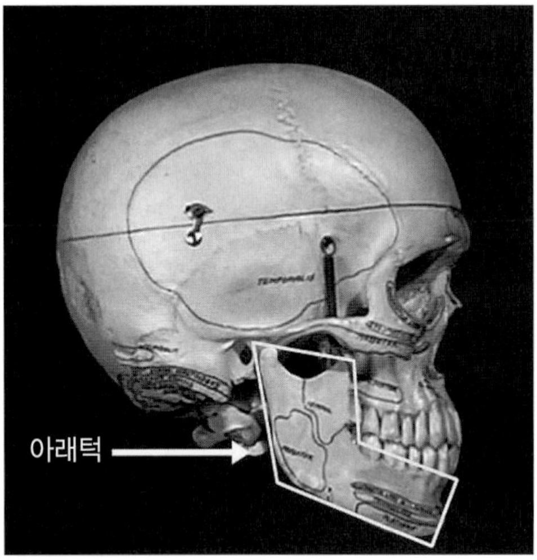

해부학 표식점 (Anatomical)

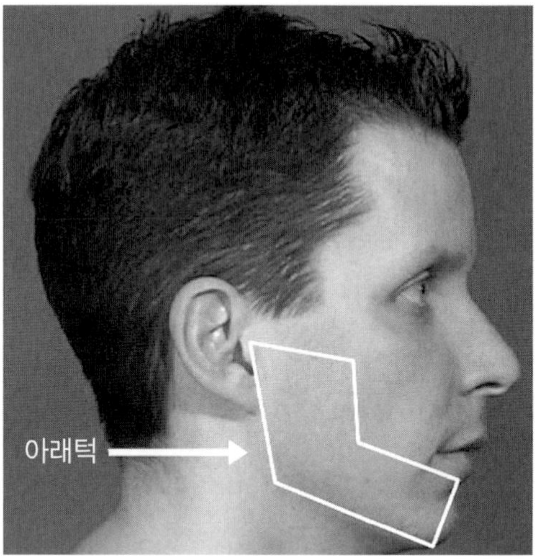

아래턱은 턱뼈이다.

촉진의 예 (Palpation Example)

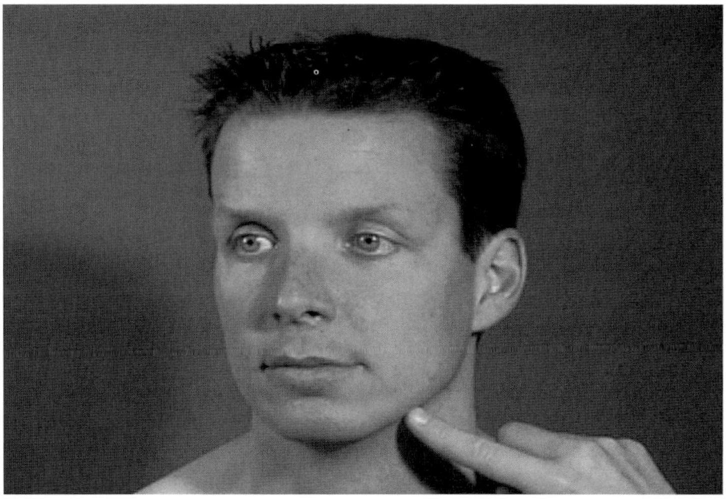

아래턱을 촉진하기 위해,

1) 환자는 테이블 끝에 앉는다.
2) 아래턱을 찾는다.
3) 손가락을 이용하여, 이주(tragus of ear)에서부터 턱의 끝까지 아래턱 전체를 촉진한다.
4) 한 손으로 머리를 고정하고, 다른 손으로 아래턱을 촉진한다.

꼭지돌기 (유양돌기) Mastoid Process

뼈대 표식점과 해부학 표식점 (Skeletal and Anatomical Landmarks)

뼈대 표식점 (Skeletal)

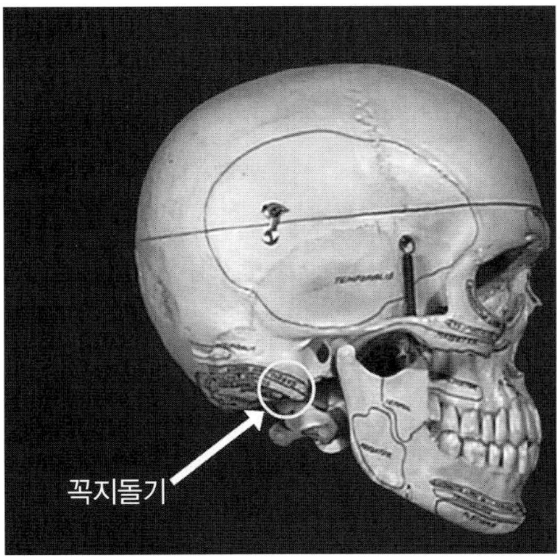

해부학 표식점 (Anatomical)

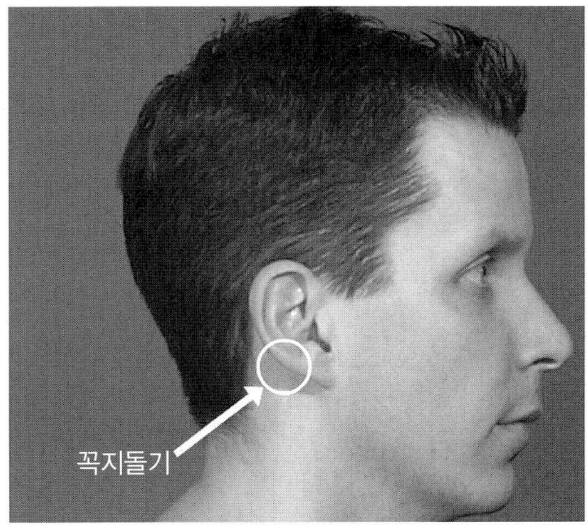

꼭지돌기는 귀 뒤쪽에 있는 뒤통수뼈의 일부이다.

촉진의 예 (Palpation Example)

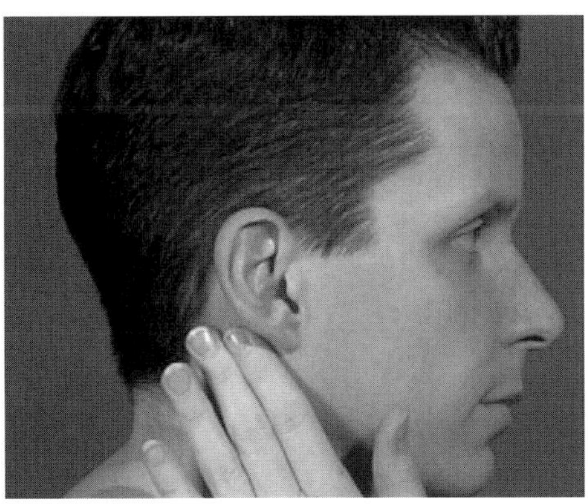

꼭지돌기를 촉진하기 위해,

1) 환자는 테이블 끝에 앉는다.
2) 귓 뒤쪽으로 손가락을 이동시켜, 귀의 뒤쪽과 아래쪽에 위치하는 작은 공처럼 생긴 머리뼈의 돌출부위를 찾는다.
3) 꼭지돌기를 촉진하기 위해 작은 원을 그리면서 돌출부위를 찾는다.
4) 머리를 고정시키기 위해 양쪽 꼭지돌기를 동시에 촉진한다.

뒷면 (Posterior View)

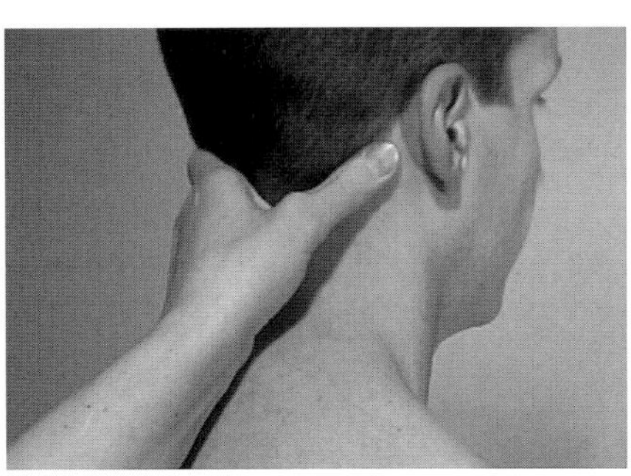

꼭지돌기를 촉진하기 위해, 귀 바로 뒤쪽에 있는 공처럼 생긴 돌출부위를 찾는다.

윗턱 (상악골) Maxilla

뼈대 표식점과 해부학 표식점 (Skeletal and Anatomical Landmarks)

뼈대 표식점 (Skeletal)

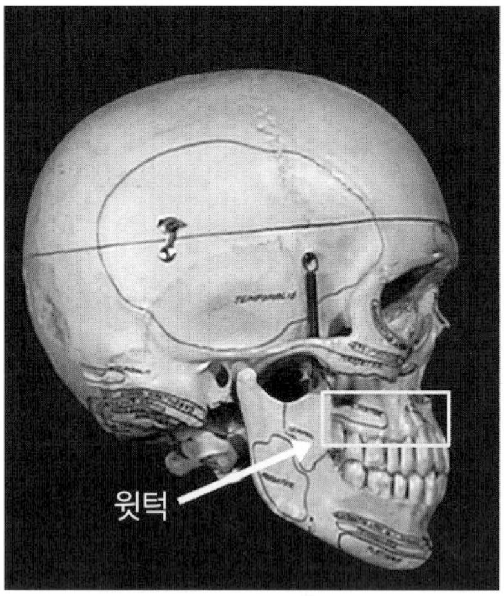

해부학 표식점 (Anatomical)

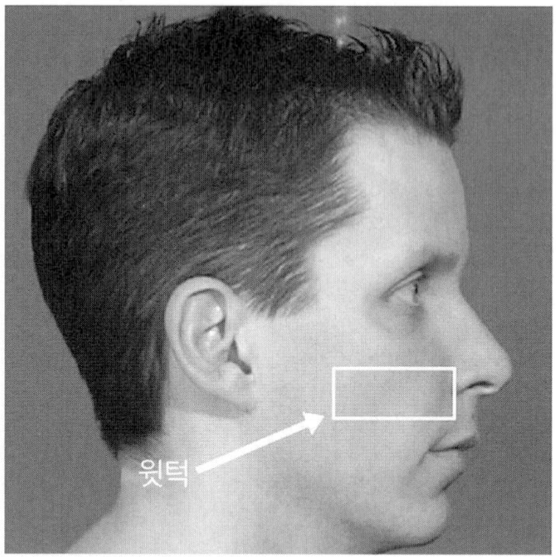

윗턱은 위쪽 치아를 고정하는 뼈이다.

촉진의 예 (Palpation Example)

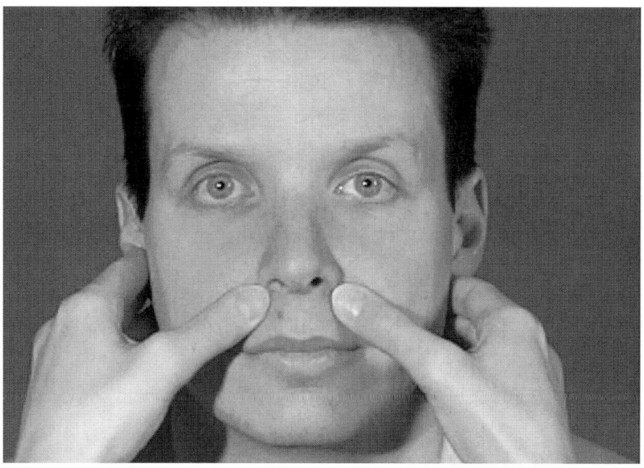

윗턱을 촉진하기 위해,

1) 환자는 테이블 끝에 앉는다.
2) 손가락끝이나 엄지를 이용하여, 위쪽 치아의 위쪽에 있는 뼈를 찾는다.
3) 촉진은 코 바로 밑에 있는 얼굴의 정중앙 부위에서 시작하여, 가쪽으로 이동하면서 촉진한다. 치아와 잇몸의 위쪽에서 멈춘다.

코뼈 (비골) Nasal Bone

뼈대 표식점과 해부학 표식점 (Skeletal and Anatomical Landmarks)

뼈대 표식점 (Skeletal)

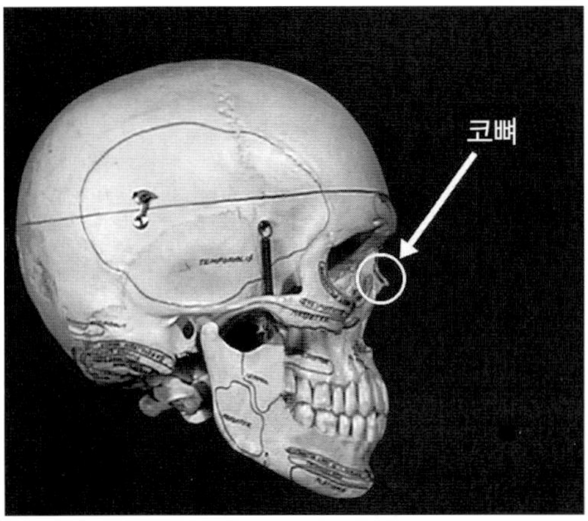

해부학 표식점 (Anatomical)

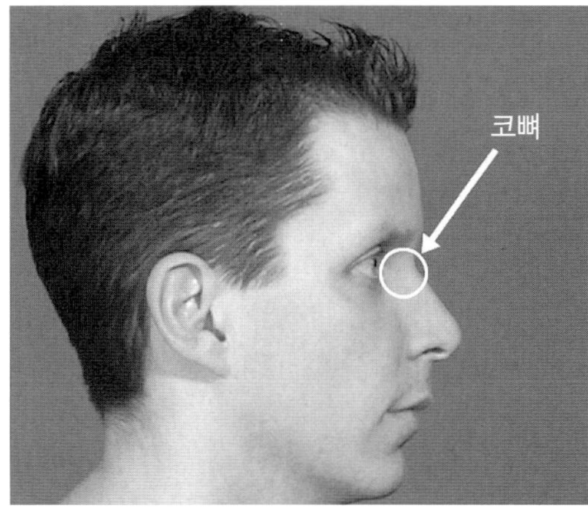

코뼈는 코의 몸쪽 절반에 위치한다.

촉진의 예 (Palpation Example)

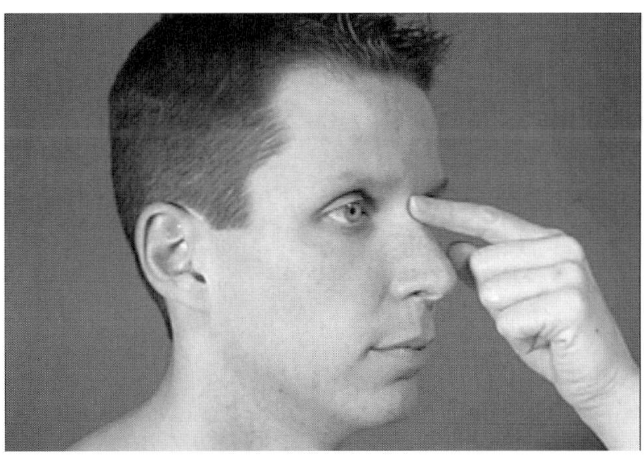

코뼈를 촉진하기 위해,

1) 환자는 테이블 끝에 앉는다.
2) 코뼈는 코의 몸쪽 절반에 위치한다. 엄지, 집게손가락 및 가운데손가락을 이용하여, 코를 부드럽게 잡고, 이마와 코를 잇는 이음부에서 시작하여 코의 중간 지점까지 촉진한다.
3) 검사자는 다른 손을 이용해 환자의 뒤쪽 머리를 고정할 필요가 있다.

눈확 (안와) Orbit

뼈대 표식점과 해부학 표식점 (Skeletal and Anatomical Landmarks)

뼈대 표식점 (Skeletal)

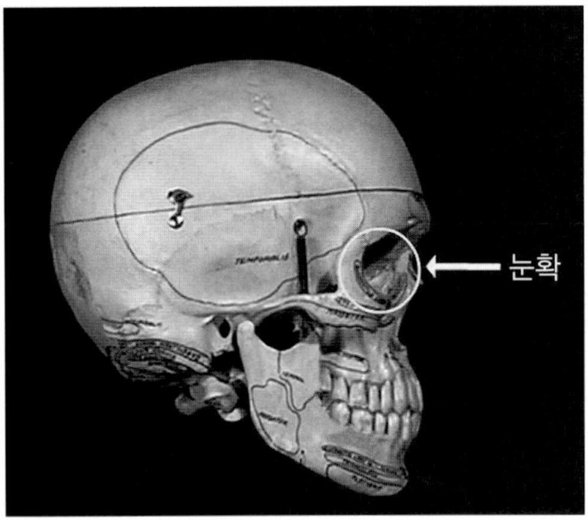

해부학 표식점 (Anatomical)

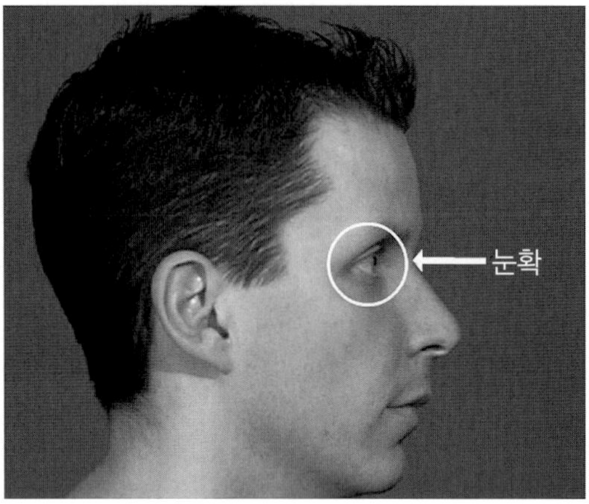

눈확은 눈의 소켓을 형성하는 뼈이다.

촉진의 예 (Palpation Example)

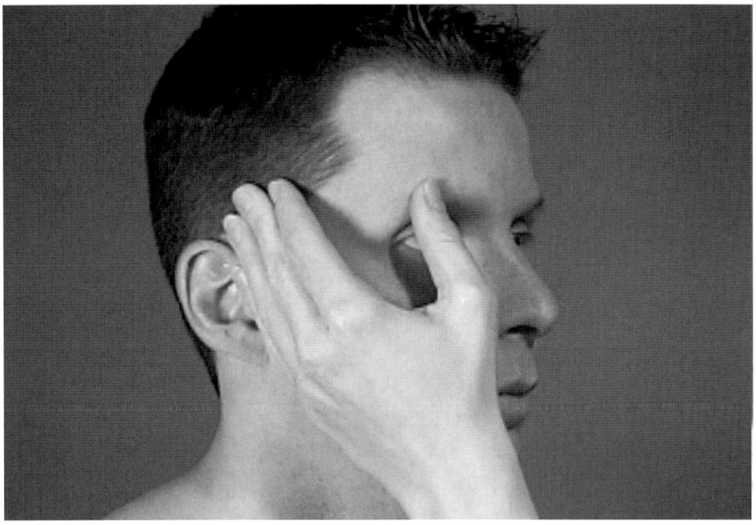

눈확을 촉진하기 위해,

1) 환자는 테이블 끝에 앉는다.
2) 한 손으로 환자의 머리를 고정하고, 다른 손으로 눈확을 촉진한다.
3) 필요하다면, 환자의 얼굴에 닿아 있는 손가락을 부드럽게 접촉함으로써 촉진 손을 고정한다.
4) 눈 전체를 둘러싸고 있는 뼈 능선을 부드럽게 촉진하기 위해 엄지를 이용한다.

목갈비근 (사각근) Scalene Muscles

뼈대 표식점과 해부학 표식점 (Skeletal and Anatomical Landmarks)

뼈대 표식점 (Skeletal)

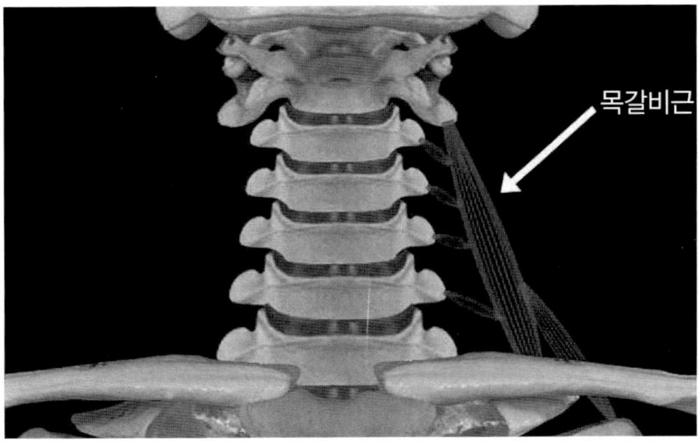

해부학 표식점 (Anatomical)

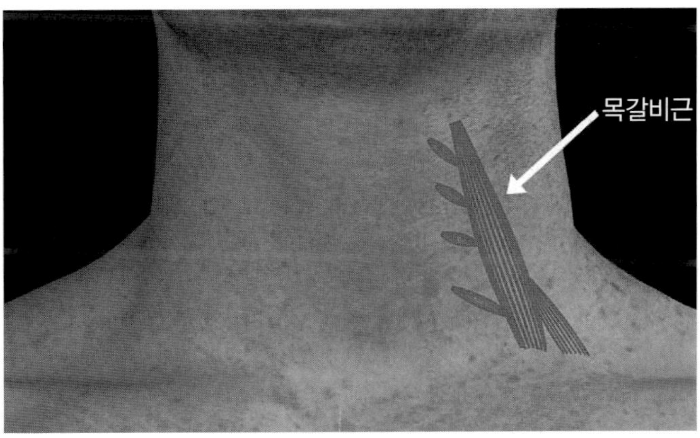

목갈비근은 목의 가쪽, 목빗근의 뒤쪽, 그리고 위등세모근의 앞쪽이 형성하는 삼각 영역 안에 위치한다.

촉진의 예 (Palpation Example)

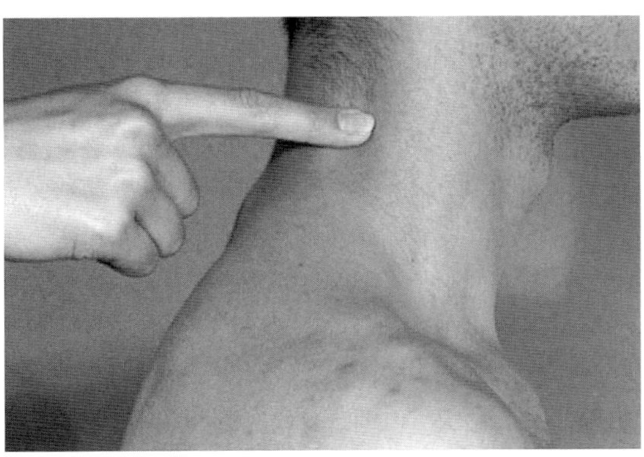

목갈비근을 촉진하기 위해,

1) 환자는 테이블 끝에 앉는다.
2) 2~3개의 손가락을 이용하여, 목빗근의 뒤쪽, 위등세모근의 앞쪽, 그리고 목의 가쪽 부위가 형성하는 삼각 부위의 안쪽을 압박한다.
3) 목갈비근은 이런 삼각 영역의 깊은 곳에 위치한다.

복장뼈 패임 (경정맥 절흔) Sternal (Jugular) Notch

뼈대 표식점과 해부학 표식점 (Skeletal and Anatomical Landmarks)

뼈대 표식점 (Skeletal)

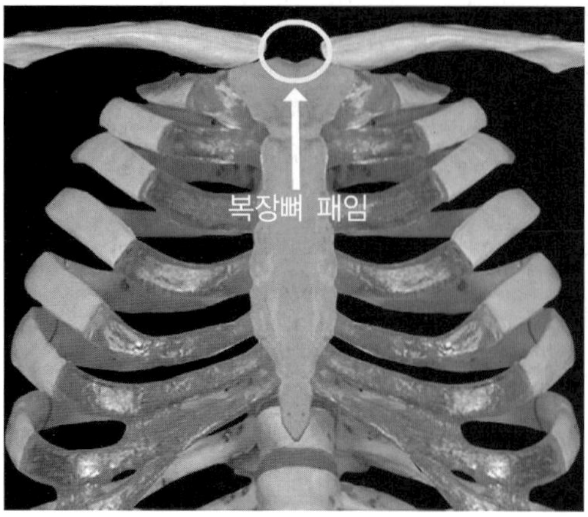

해부학 표식점 (Anatomical)

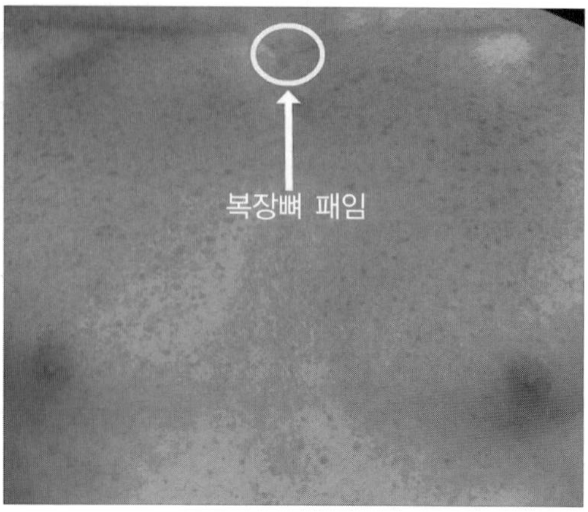

복장뼈 패임(목정맥 패임)은 복장뼈자루 위쪽에 있는 "V"자 모양의 오목 부위이다.

촉진의 예 (Palpation Example)

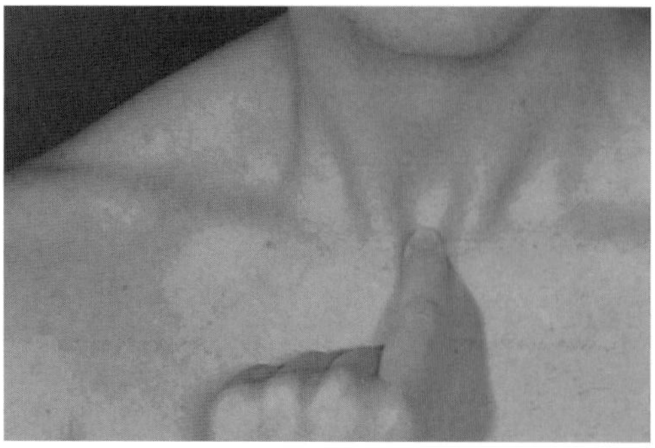

복장뼈 패임을 촉진하기 위해,

1) 환자는 테이블 끝에 앉는다.
2) 목의 앞쪽 바닥에 있는 "V"자 모양의 오목 부위에 손가락을 부드럽게 배치한다.
3) 뼈의 패임을 느끼기 위해 아래쪽으로 압박을 가한다.
4) 복장뼈 패임을 더욱 뚜렷하게 만들기 위해, 환자에게 목을 굽힘하도록 지시한다(필요하다면, 저항을 가할 수도 있다).
5) 목빗근이 복장뼈 패임의 가쪽 가장자리를 형성한다.

팁(Tip)

목을 굽힘한다.

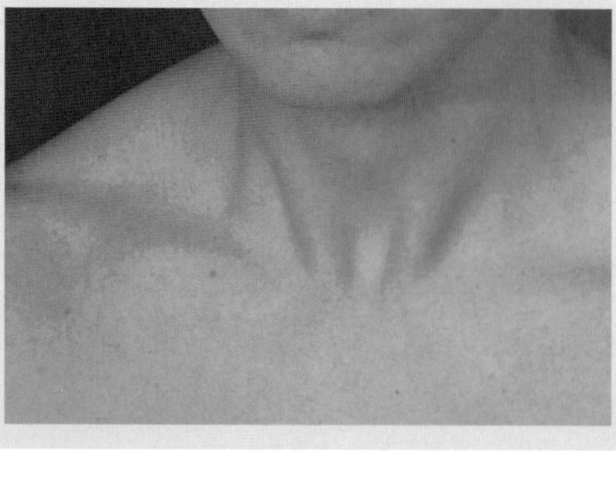

복장뼈 패임을 더욱 뚜렷하게 만들기 위해, 환자에게 목을 굽힘하도록 지시한다 (필요하다면, 저항을 가할 수도 있다).

목빗근 (흉쇄유돌근) Sternocleidomastoid Muscle

뼈대 표식점과 해부학 표식점 (Skeletal and Anatomical Landmarks)

뼈대 표식점 (Skeletal)

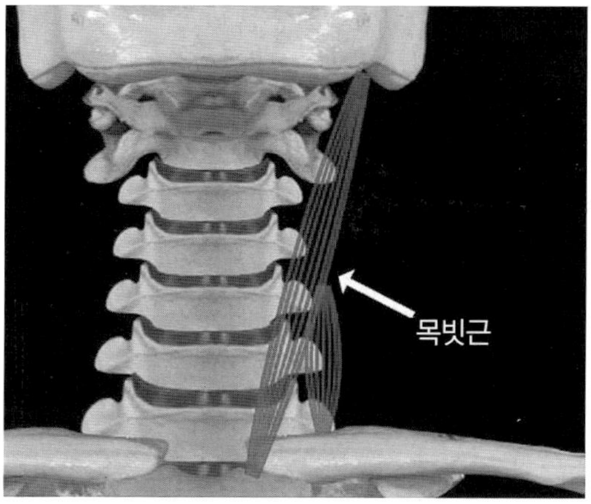

해부학 표식점 (Anatomical)

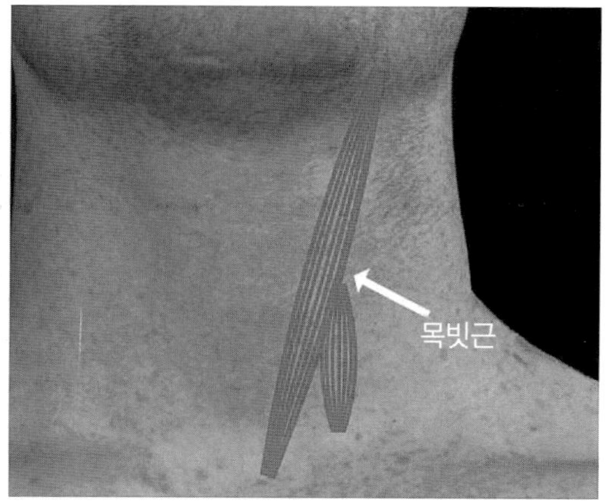

목빗근은 안쪽 빗장뼈와 복장뼈에서 각각 시작하는 두 갈래를 가지고 있다. 이들 두 갈래는 합쳐져서 꼭지돌기에서 부착한다.

촉진의 예 (Palpation Example)

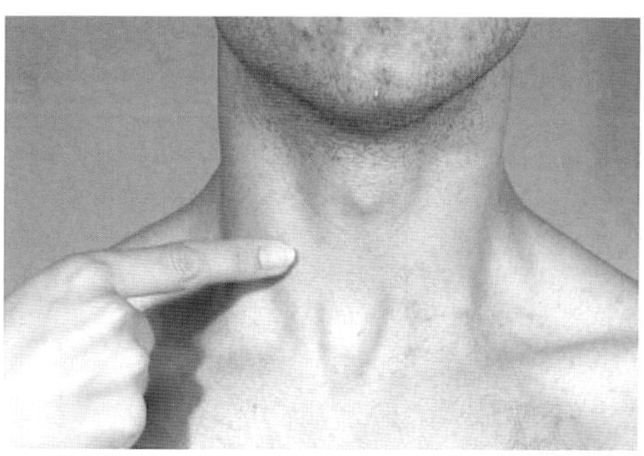

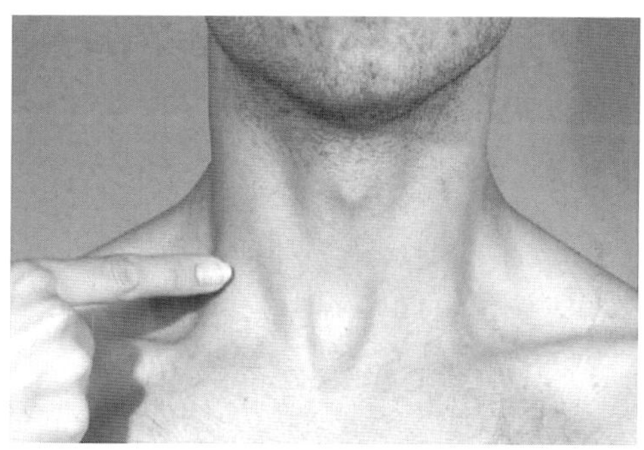

목빗근을 촉진하기 위해,

1) 환자는 테이블 끝에 앉는다.
2) 환자에게 목을 굽힘하고 머리를 약간 반대쪽으로 돌리도록 지시한다.
3) 부드러운 저항을 가하면, 목빗근을 더욱 잘 확인할 수 있다.
4) 손가락을 이용하여, 꼭지돌기에서 빗장뼈와 복장뼈자루까지 목의 앞가쪽에서 두드러진 목빗근을 촉진한다.

턱관절 (측두하악관절) Temporomandibular Joint

뼈대 표식점과 해부학 표식점 (Skeletal and Anatomical Landmarks)

뼈대 표식점 (Skeletal)

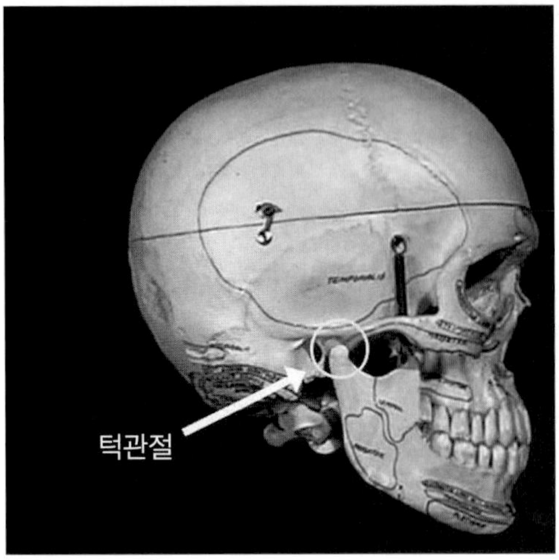

해부학 표식점 (Anatomical)

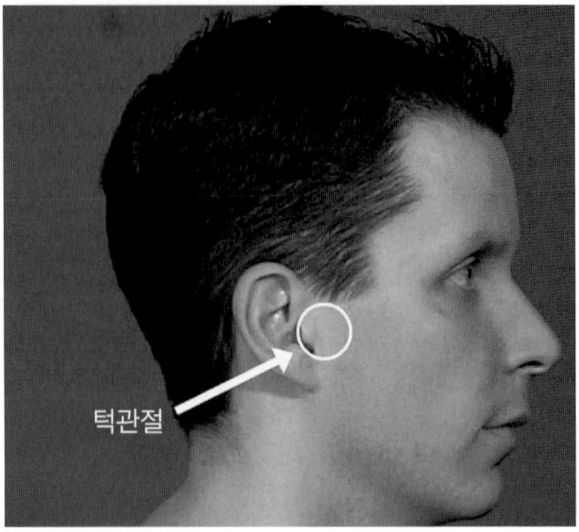

턱관절은 귀구슬(이주, tragus of ear) 바로 앞에 위치하고, 아래턱 융기와 관자뼈가 이루는 관절이다.

촉진의 예 (Palpation Example)

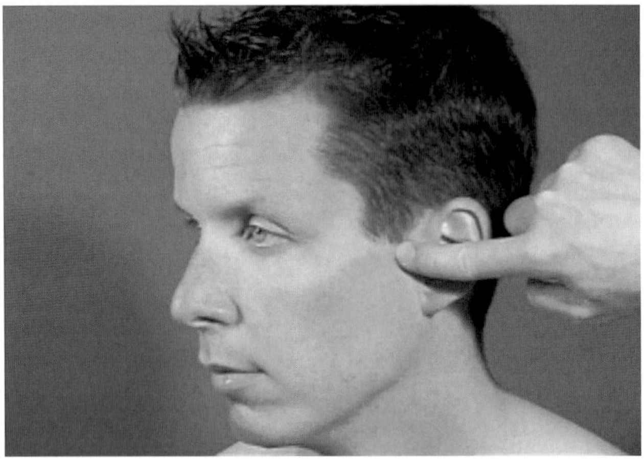

턱관절을 촉진하기 위해,

1) 환자는 테이블 끝에 앉는다.
2) 귀구슬의 위치를 찾는다.
3) 그 다음, 뼈성 손잡이(bony knob)까지 손가락 1개의 폭만큼 앞쪽으로 이동한다.
4) 뼈성 손잡이는 아래턱융기이다.
5) 환자에게 턱을 벌리고 닫도록 지시한다.
6) 턱을 벌릴 때, 검사자는 앞쪽과 아래쪽으로 움직이는 아래턱융기를 느낄 수 있을 것이고, 턱을 벌릴 때 아래턱융기가 관절 소켓에서 빠져나올 것이다.

다른 면 (Alternate View)

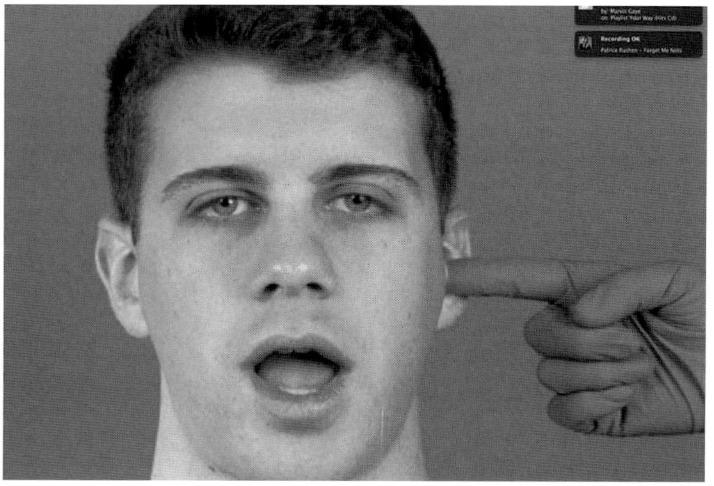

C1 가로돌기를 촉진하기 위해,

1) 위생용 장갑을 끼고, 귀 속에 집게손가락을 부드럽게 넣고 귀구슬 근처의 앞쪽 부위를 압박해 본다.
2) 환자에게 입을 벌리고 다물도록 지시한다.
3) 턱을 움직일 때, 턱관절이 느껴질 것이다.

팁(Tip)

턱을 내림하고 올림한다.

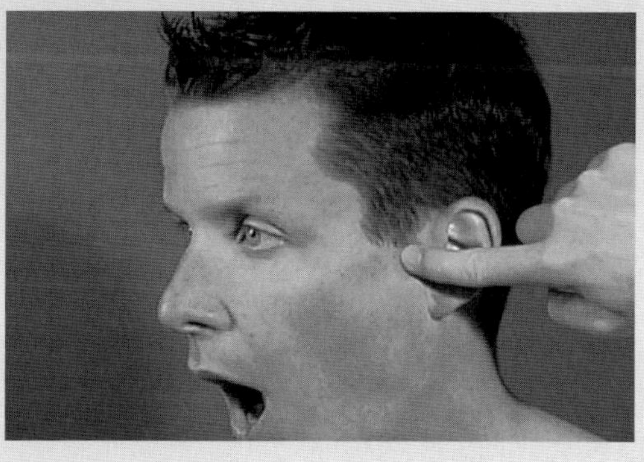

턱관절 위에 손가락을 배치한 후, 환자에게 입을 벌리고 다물도록 지시한다. 검사자는 관절이 열리고 커다란 오목 부위를 느끼면, 정확하게 촉진하고 있다는 것이다.

방패연골 (갑상연골) Thyroid Cartilage

뼈대 표식점과 해부학 표식점 (Skeletal and Anatomical Landmarks)

뼈대 표식점 (Skeletal)

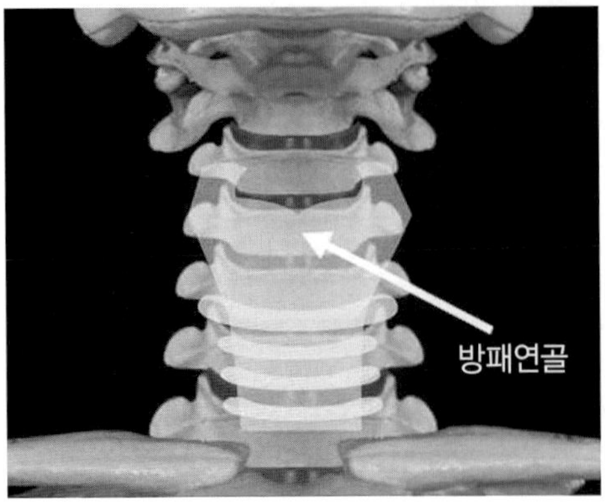

해부학 표식점 (Anatomical)

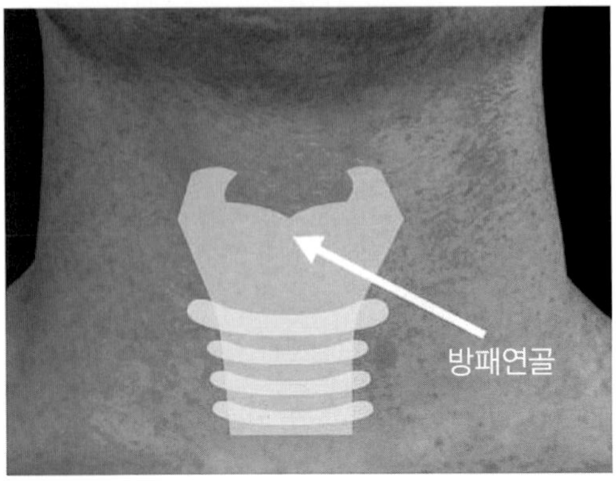

방패연골은 목의 앞쪽에 위치한다. 방패연골의 위쪽 부분은 "아담의 사과"로 알려진 튀어나온 부위 때문에 쉽게 촉진될 수 있다.

촉진의 예 (Palpation Example)

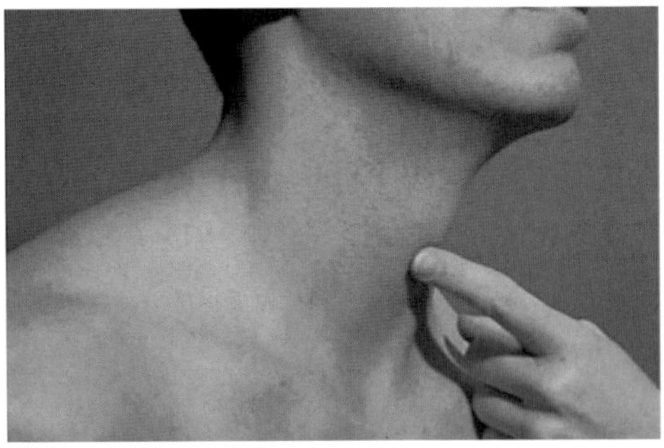

방패연골을 촉진하기 위해,

1) 환자는 테이블 끝에 앉는다.
2) 패임이 느껴질 때까지 목의 앞쪽을 부드럽게 압박한다.
3) 그 다음, 큰 돌출부로 진행한다. 이 돌출부는 방패연골의 위쪽 입술/패임이고, 아담의 사과로 알려져 있다.
4) 방패연골의 아래쪽 부위는 방패연골의 위쪽 입술 바로 아래에 위치하고, 1~2개 손가락 폭만큼 아래쪽으로 뻗어 있다.

팁(Tip)

삼키기

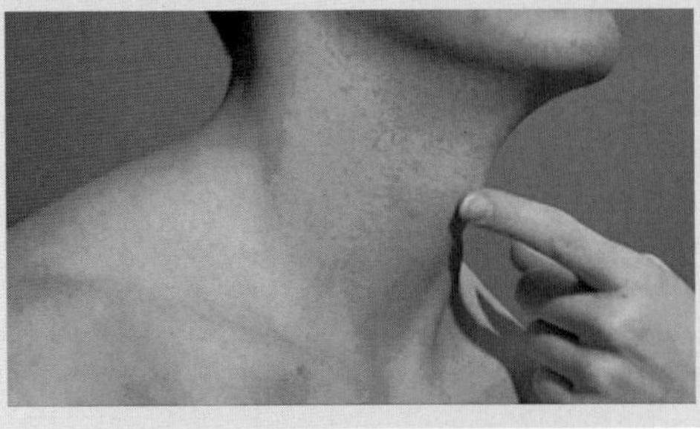

방패연골을 더 잘 보기 위해서는, 환자에게 삼키기를 하도록 지시한다. 방패연골은 삼키기를 할 때 위쪽과 아래쪽으로 움직일 것이다.

광대활 (관골궁) Zygomatic Arch

뼈대 표식점과 해부학 표식점 (Skeletal and Anatomical Landmarks)

뼈대 표식점 (Skeletal)

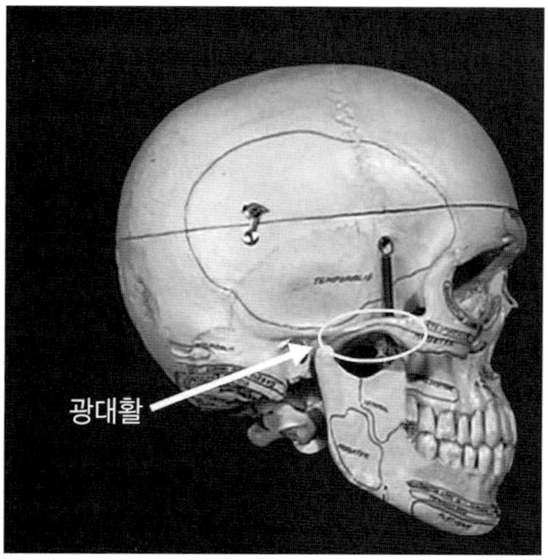

해부학 표식점 (Anatomical)

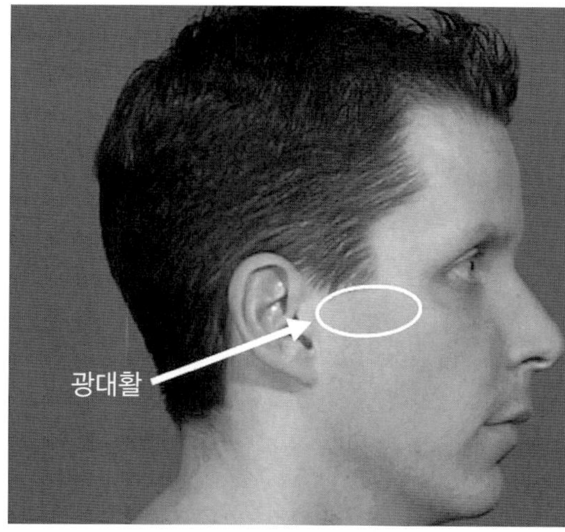

광대활은 종종 뺨의 뼈로 간주되고, 눈확에서 시작하여 귀쪽으로 향하는 뼈 능선이다.

촉진의 예 (Palpation Example)

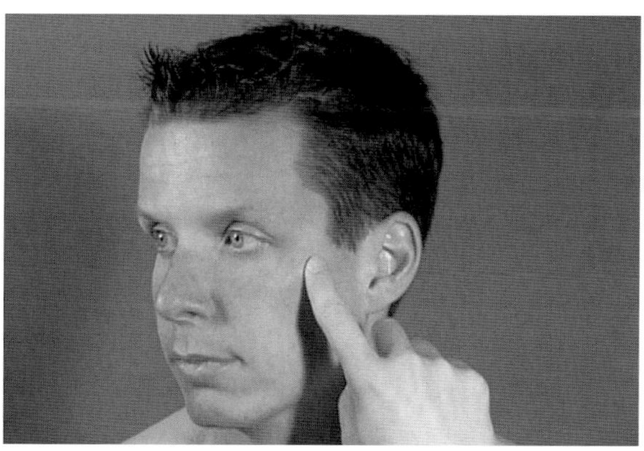

광대활을 촉진하기 위해,

1) 환자는 테이블 끝에 앉는다.
2) 손가락을 이용하여, 뺨의 뼈와 귀 사이의 놓여 있는 긴 능선 형태의 뼈를 찾는다.
3) 머리카락선(턱관절의 위쪽과 앞쪽에 있는)에서 눈확의 가쪽과 아래쪽에 있는 광대뼈까지 광대활이 촉진될 수 있다.

● 복장뼈자루 (흉골병, Manubrium)

뼈대 표식점과 해부학 표식점 (Skeletal and Anatomical Landmarks)

뼈대 표식점 (Skeletal)

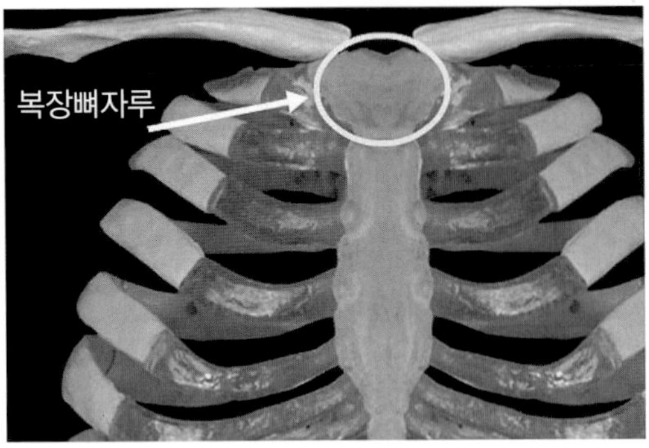

해부학 표식점 (Anatomical)

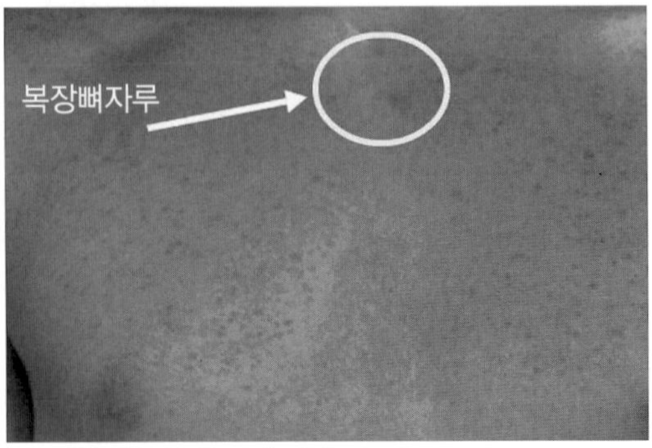

복장뼈자루는 복장뼈의 위쪽 부분이다.

촉진의 예 (Palpation Example)

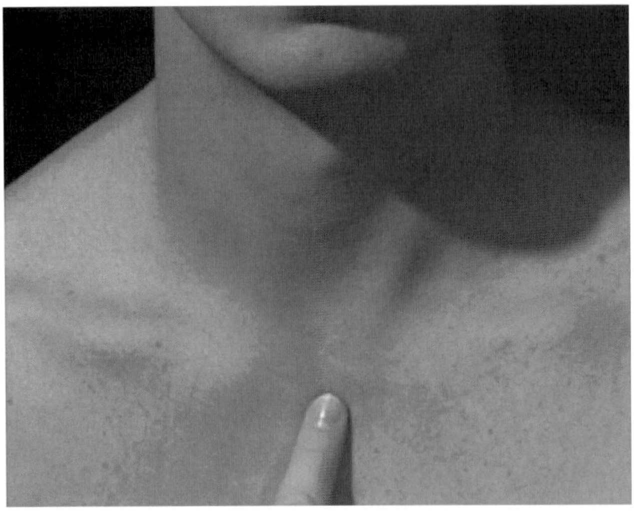

복장뼈자루를 촉진하기 위해,

1) 환자는 테이블 끝에 앉는다.
2) 복장뼈 패임의 위치를 찾는다. 복장뼈 패임은 복장뼈자루의 가장 위쪽 부분이다.
3) 검사자의 손가락을 아래쪽으로 평편한 뼈 부위를 움직인다.
4) 복장뼈자루는 복장뼈의 위쪽 부분이고, 2~3개 손가락 폭만큼 복장뼈 패임에서 아래쪽으로 촉진될 수 있다.

복장뼈 (흉골, Sternum)

뼈대 표식점과 해부학 표식점 (Skeletal and Anatomical Landmarks)

뼈대 표식점 (Skeletal)

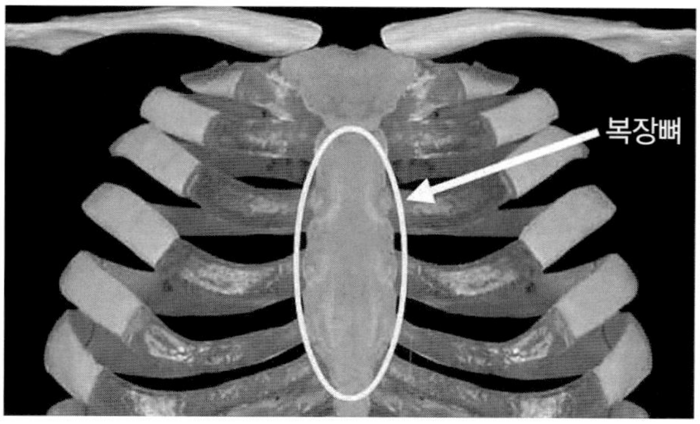

해부학 표식점 (Anatomical)

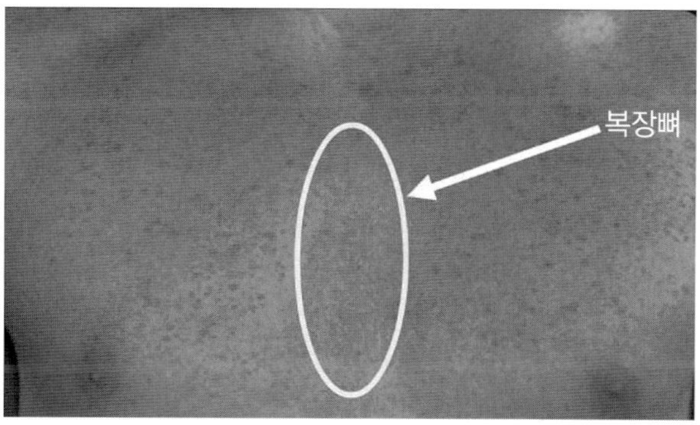

복장뼈는 "breast bone"으로 불린다

촉진의 예 (Palpation Example)

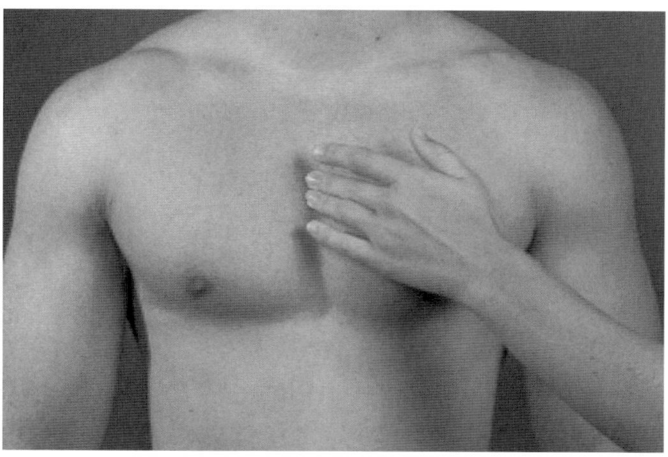

복장뼈를 촉진하기 위해,

1) 환자는 테이블 끝에 앉는다.
2) 복장뼈자루 바로 아래쪽에 있는 뼈의 위치를 찾는다.
3) 복장뼈자루에서 아래쪽의 칼돌기까지 복장뼈(가슴뼈로 불리는 뼈)를 촉진한다.

칼돌기 (검상돌기, Xiphoid Process)

뼈대 표식점과 해부학 표식점 (Skeletal and Anatomical Landmarks)

뼈대 표식점 (Skeletal)

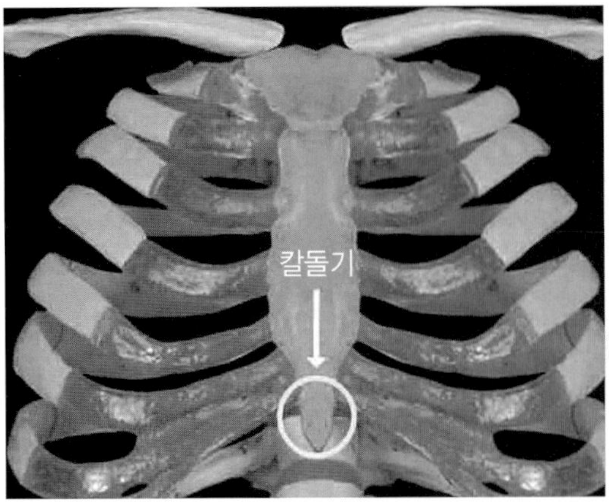

해부학 표식점 (Anatomical)

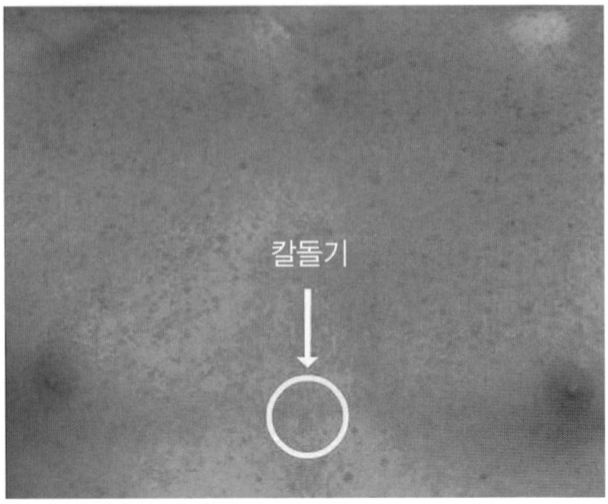

칼돌기는 복장뼈의 먼쪽 끝단에 있는 작고 뾰족한 연골성 구조물이다.

촉진의 예 (Palpation Example)

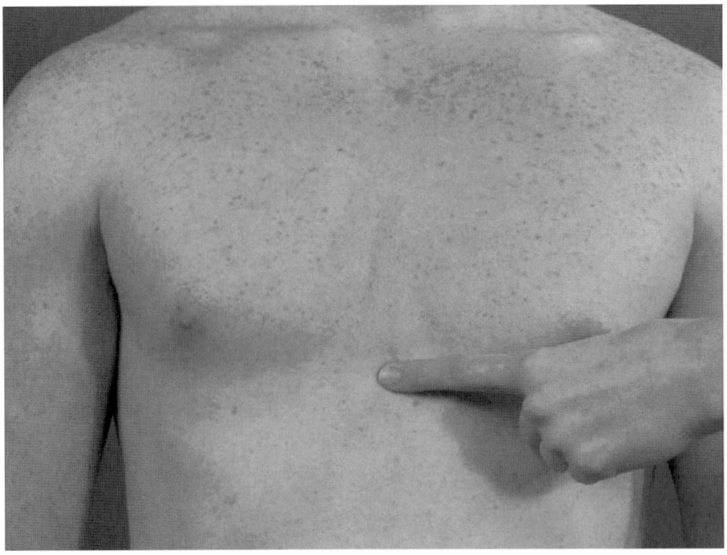

칼돌기를 촉진하기 위해,

1) 환자는 테이블 끝에 앉거나 선 자세를 취한다.
2) 오른쪽 갈비뼈와 왼쪽 갈비뼈가 연결되는 패임의 몸쪽에 있는 갈비뼈를 따라 칼돌기의 위치를 찾는다.
3) 칼돌기는 작은 패임 안에 위치하고, 이 지점에서 먼쪽으로 손가락 2개의 폭만큼 뻗어 있다.

3 어깨 (Shoulder)

● 봉우리빗장관절 (견쇄관절) Acromioclavicular Joint

뼈대 표식점과 해부학 표식점 (Skeletal and Anatomical Landmarks)

뼈대 표식점 (Skeletal)

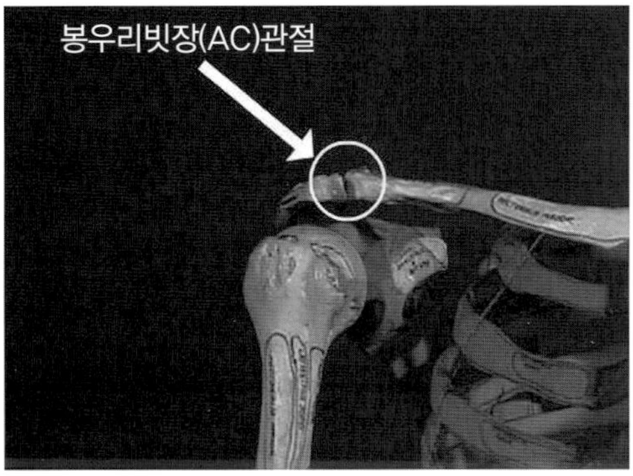

해부학 표식점 (Anatomical)

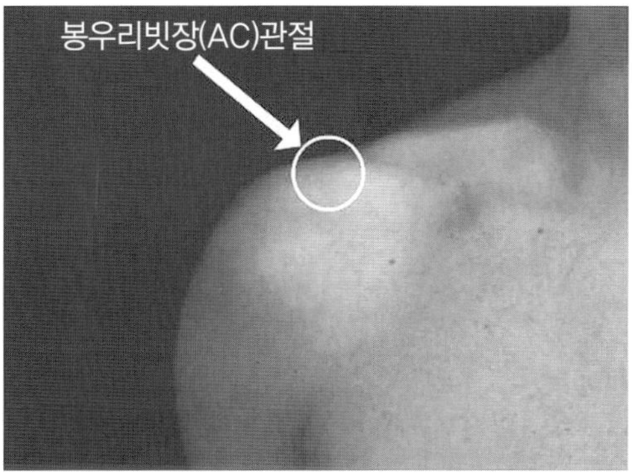

봉우리빗장(AC)관절은 어깨의 위쪽면에 위치하고, 봉우리돌기와 빗장뼈 사이의 관절이다.

촉진의 예 (Palpation Example)

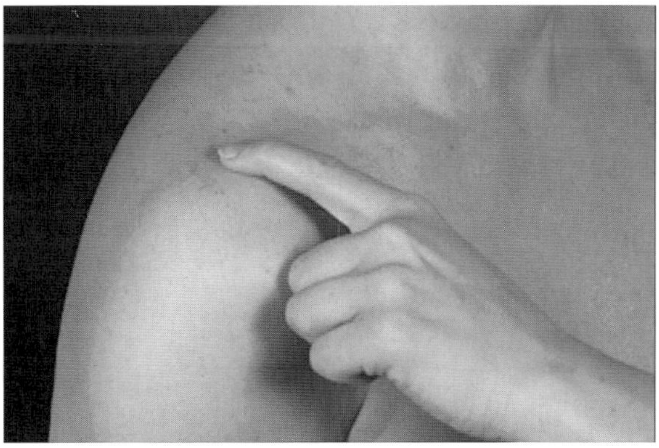

봉우리빗장(AC)관절을 촉진하기 위해,

1) 환자는 테이블 끝에 앉고, 검사자는 환자의 앞쪽이나 측면에서 선 자세를 취한다.
2) 빗장뼈를 찾고, 빗장뼈의 가쪽 끝단으로 이동한다.
3) 빗장뼈의 끝단은 어깨 위쪽에 있는 커다란 뼈 덩어리에 의해 빗장뼈몸통과 구분된다.
4) 고랑이나 절벽이 느껴질 때까지, 뼈 덩어리를 지난 후 몇 mm 더 가쪽으로 이동한다.
5) 고랑을 따라 앞쪽과 뒤쪽으로 검사자의 손가락을 이동하면, 봉우리빗장관절을 가로지르는 AC 인대를 촉진할 수 있다.

팁(Tip)

#1: 어깨관절을 벌림한다.

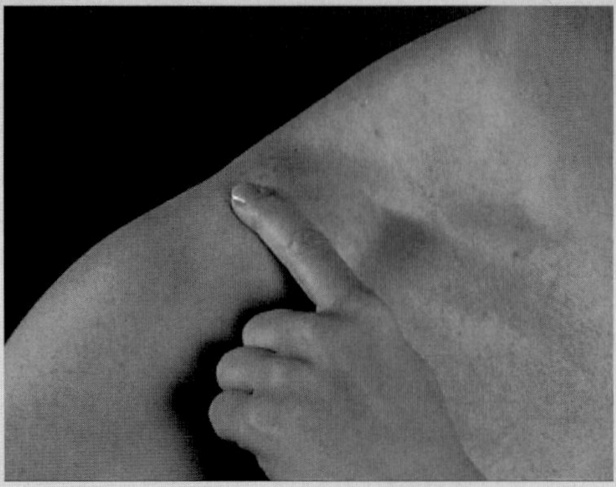

AC 관절을 제대로 촉진하고 있는지를 알기 위해서는, 손가락을 그 관절 위에 올려놓고 환자에게 팔을 벌림하고 모음하도록 지시한다. 검사자는 손가락 밑에 있는 관절의 움직임을 느껴야 한다.

#2: 어깨관절을 벌림하고 내림한다.

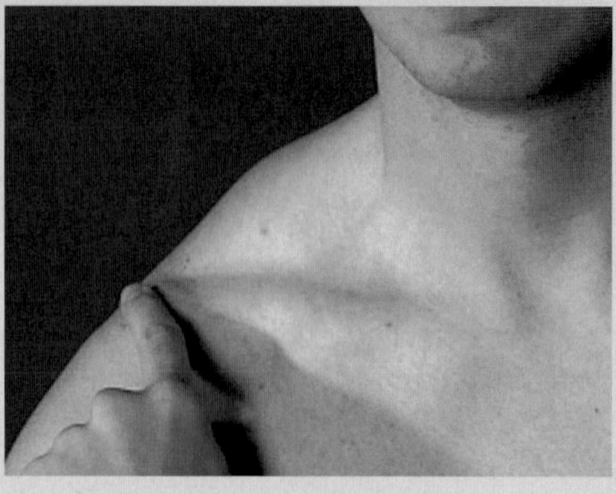

AC 관절을 제대로 촉진하고 있는지를 알기 위해서는, 손가락을 그 관절 위에 올려놓고 환자에게 어깨를 내림하고 팔을 벌림하도록 지시한다. 검사자는 손가락 밑에 있는 관절의 움직임을 느껴야 한다.

● 봉우리돌기 (견봉) Acromion Process

뼈대 표식점과 해부학 표식점 (Skeletal and Anatomical Landmarks)

뼈대 표식점 (Skeletal)

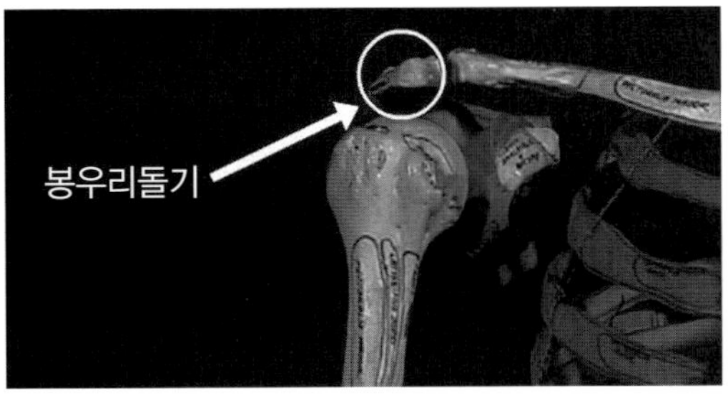

해부학 표식점 (Anatomical)

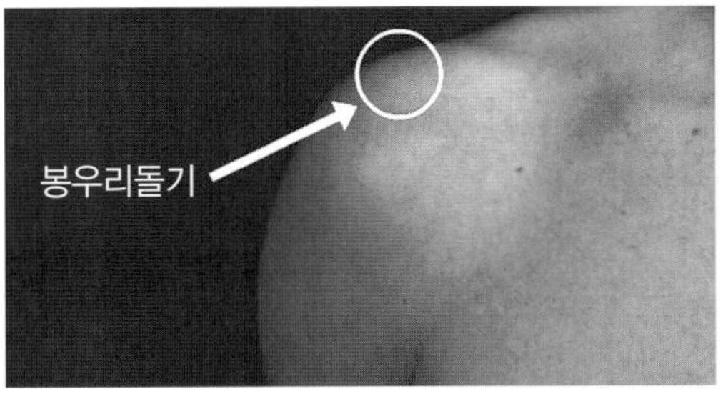

봉우리돌기는 어깨뼈가시의 연장부이며, 어깨관절 끝의 빗장뼈끝단의 가쪽에 위치한다.

촉진의 예 (Palpation Example)

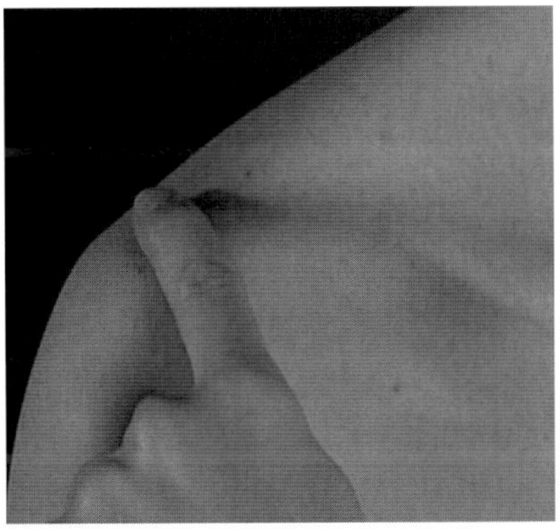

봉우리돌기를 촉진하기 위해,

1) 환자는 테이블 끝에 앉고, 검사자는 환자의 앞쪽이나 측면에서 선 자세를 취한다.
2) 엄지와 손가락으로 어깨의 위앞쪽과 뒤쪽을 잡는다.
3) 어깨의 가뒤쪽 가장자리에 있는 뼈 돌출부를 찾는다. 이 뼈 돌출부는 봉우리돌기의 뒤가쪽 부위이다.
4) 손가락으로 이 지점으로부터 가쪽 가장자리를 따라 뼈 능선을 촉진한 후, 그 손가락을 커다란 납작한 뼈 위로 굴린다. 납작한 뼈 부위는 봉우리돌기의 위쪽면이다.

팁(Tip)

#1: 가쪽 가장자리

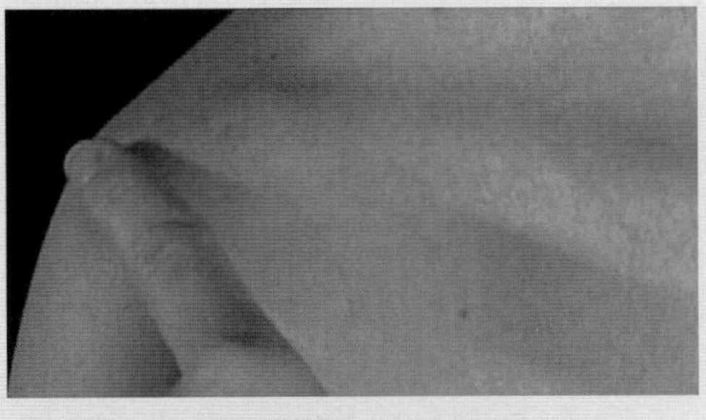

검사자는 어깨의 위가쪽 가장자리에 있는 뚜렷한 뼈 절벽을 느낌으로써 제대로 봉우리돌기를 촉진하고 있는지를 확신할 수 있다. 이런 뼈의 가장자리를 찾은 후, 다시 평편한 부위로 이동한다. 이런 평편한 뼈 부위가 봉우리돌기이다.

#2: 오목부위

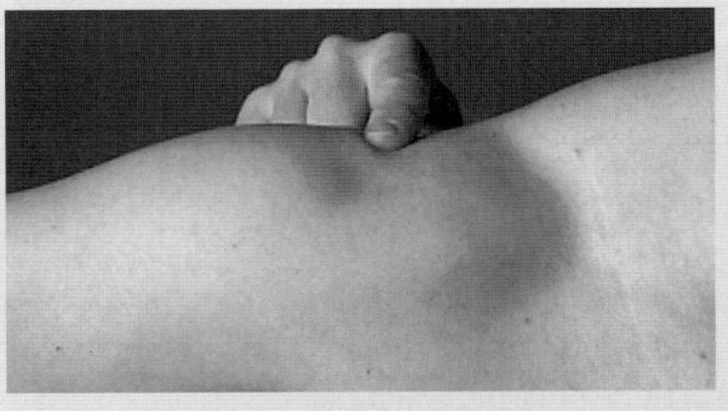

팔을 벌림했을 때, 어깨세모근의 안쪽에서 생긴 오목한 부위에 손가락을 배치한다. 이 지점이 봉우리돌기이다. 검사자의 손가락을 제 위치에 잘 고정하고, 환자에게 팔을 아래쪽으로 내림하도록 지시한다. 그 다음, 봉우리돌기의 가쪽 가장자리를 느낌으로써 봉우리돌기를 제대로 촉진하고 있는지를 확인한다.

팁(Tip)

#3: 뒤쪽 가장자리

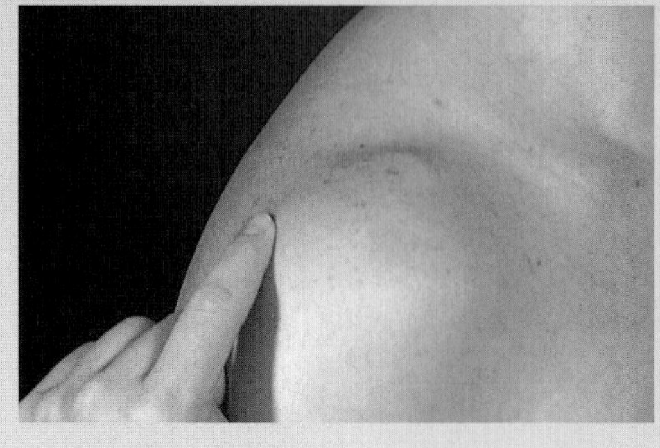

봉우리돌기의 뒤가쪽 가장자리는 가장 많이 튀어나온 부위이고, 검사자가 뼈의 나머지 부분을 찾는데 도움을 줄 것이다. 어깨의 뒤가쪽 모서리에서 뼈 돌출부위를 찾을 때까지 촉진한다. 어깨의 중간지점에서, 검사자의 손가락을 평편한 뼈 위로 활주시킨다. 검사자는 봉우리돌기의 중심을 촉진하게 될 것이다.

● 앞어깨세모근 (전삼각근) Anterior Deltoid Muscle

뼈대 표식점과 해부학 표식점 (Skeletal and Anatomical Landmarks)

뼈대 표식점 (Skeletal)

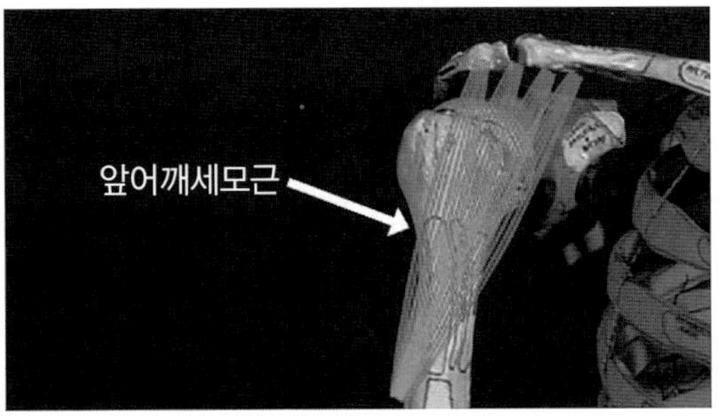

해부학 표식점 (Anatomical)

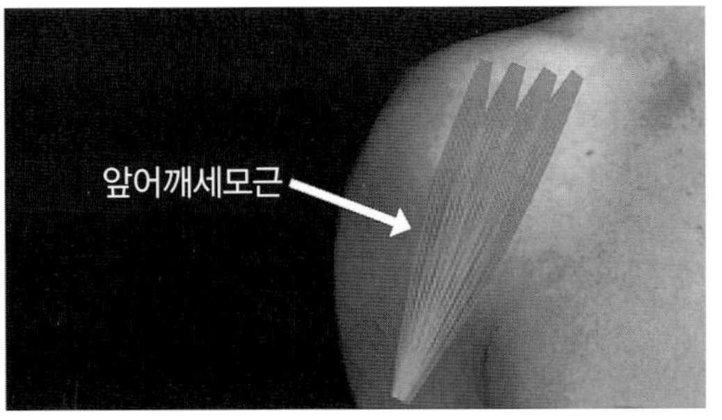

앞어깨세모근은 몸쪽 위팔뼈에 있는 커다란 근육덩이의 앞쪽 1/3를 차지한다. 이 근육은 빗장뼈에서 시작하여 어깨세모근결절에 부착한다.

촉진의 예 (Palpation Example)

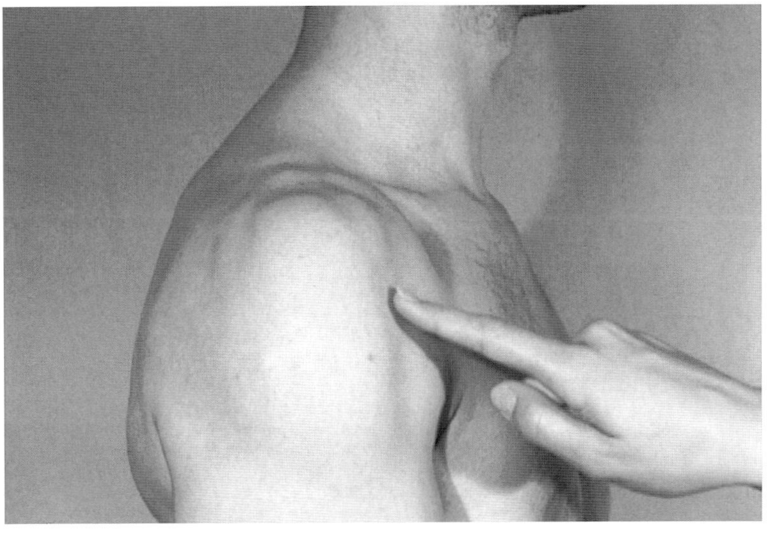

앞어깨세모근을 촉진하기 위해,

1) 환자는 테이블 끝에 앉고, 검사자는 환자의 앞쪽이나 측면에서 선 자세를 취한다.
2) 어깨를 감싸고 있는 근육의 앞쪽 부분을 노출시킨 저항에 대항해, 환자에게 어깨를 부드럽게 굽힘하도록 지시한다.
3) 가쪽 빗장뼈에서 시작하는 근육을 찾은 후, 어깨세모근결절의 부착점까지 약 4~6 인치 정도 위팔뼈 앞쪽을 따라 아래쪽과 가쪽으로 촉진한다.
4) 1개 손가락으로 그 근육을 촉진하거나, 엄지와 손가락으로 근육을 부드럽게 잡는다.

어깨뼈의 겨드랑이 가장자리 (견갑골의 액와면)

뼈대 표식점과 해부학 표식점 (Skeletal and Anatomical Landmarks)

뼈대 표식점 (Skeletal)

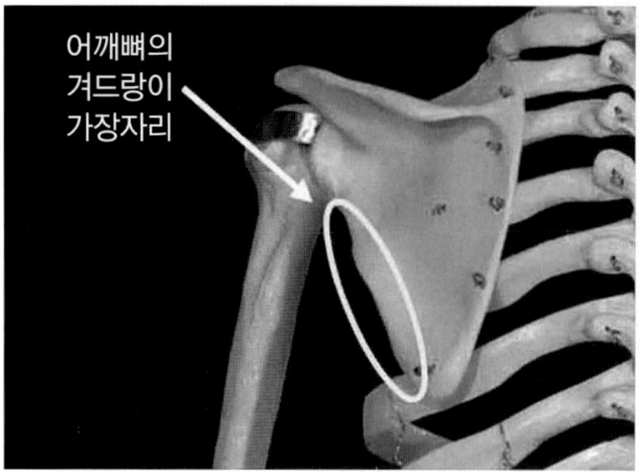

해부학 표식점 (Anatomical)

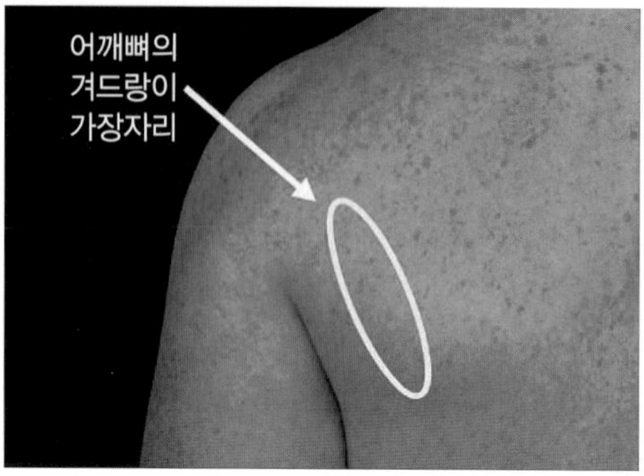

어깨뼈의 겨드랑이 가장자리는 어깨뼈의 가쪽 가장자리이다.

촉진의 예 (Palpation Example)

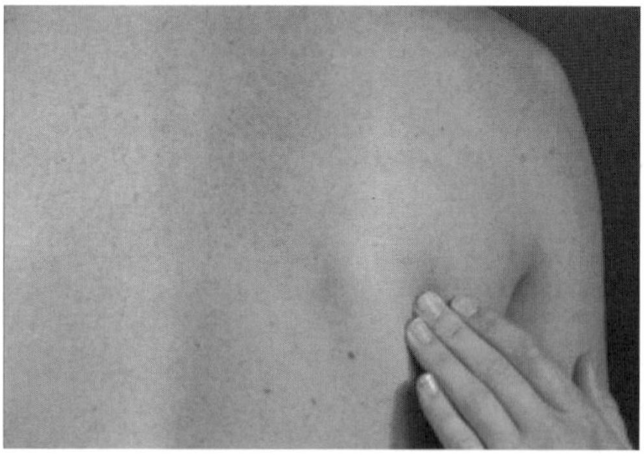

어깨뼈의 겨드랑이 가장자리를 촉진하기 위해,

1) 환자는 테이블 끝에 앉고, 검사자는 환자의 측면에서 선 자세를 취한다.
2) 환자에게, 촉진하고자 할 어깨뼈 쪽의 손을 등 뒤로 가져가도록 지시한다.
3) 가장 많이 튀어나온 어깨뼈의 아래각을 찾는다.
4) 그 아래각에서 어깨뼈의 가쪽 면을 따라 위쪽으로 몇 인치 올라간다.

팁(Tip)

팔을 뒤쪽으로 편한다.

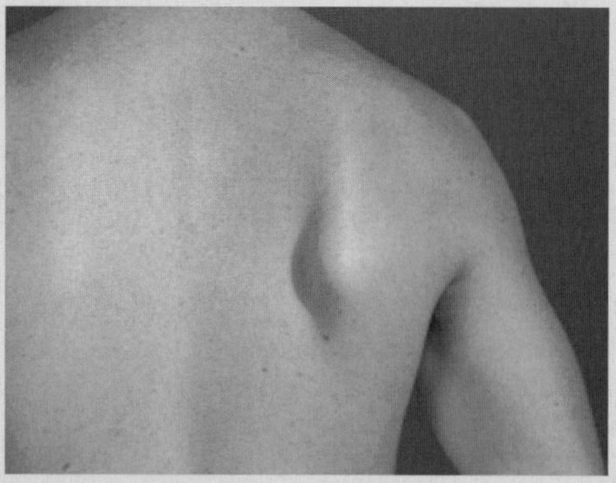

어깨뼈가 뒤쪽으로 더 튀어나오도록 만들기 위해, 환자에게 아래팔을 등 뒤로 움직이도록 지시한다.

● 두갈래근고랑 (이두근구) Bicipital Groove

뼈대 표식점과 해부학 표식점 (Skeletal and Anatomical Landmarks)

뼈대 표식점 (Skeletal)

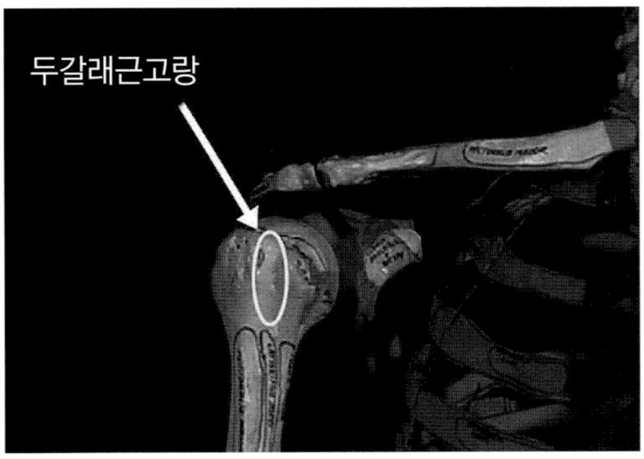

해부학 표식점 (Anatomical)

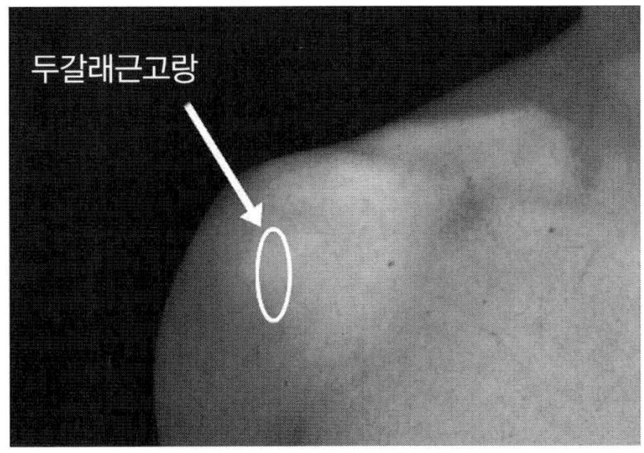

두갈래근고랑은 위팔뼈의 큰결절과 작은결절 사이에 있는 고랑이다.

촉진의 예 (Palpation Example)

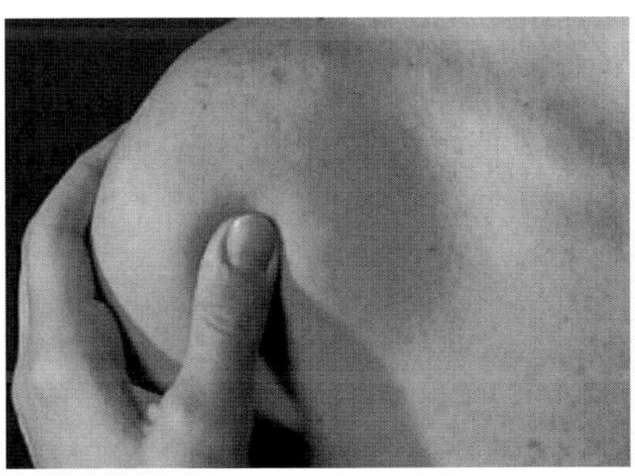

두갈래근고랑을 촉진하기 위해,

1) 환자는 테이블 끝에 앉고, 검사자는 환자의 앞쪽에서 선 자세를 취한다.
2) 환자의 아래팔을 환자 자신의 허벅지 위에 올려놓도록 하고, 큰결절을 찾는다.
3) 큰결절에서, 1개의 손가락 폭만큼 안쪽과 약간 아래쪽으로 움직인다.
4) 두갈래근고랑에 검사자의 손가락이 제대로 배치되면, 약 $\frac{1}{2}$~1인치 길이의 고랑이 느껴질 수 있을 것이다.

팁(Tip)

3개의 표식점

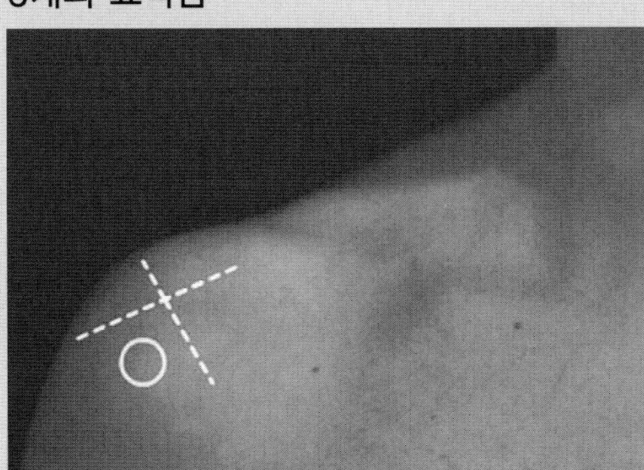

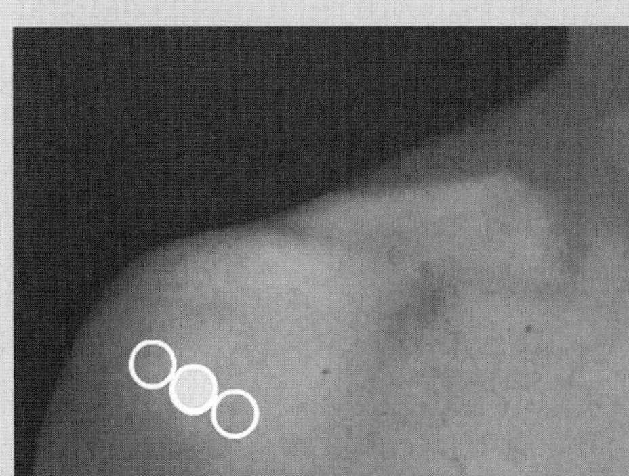

1) 두갈래근고랑은 3개의 표식점 중에서 두 번째의 표식점이다.
2) 큰결절을 찾았으면, 3개의 손가락을 나란하게 붙인 후, 아래쪽과 안쪽으로 기울어지게 배치한다.
3) 각각 손가락은 가쪽에서 안쪽 순으로, 큰결절, 두갈래근고랑 및 작은결절 위에 배치되어야 한다.

빗장뼈 (쇄골) Clavicle

뼈대 표식점과 해부학 표식점 (Skeletal and Anatomical Landmarks)

뼈대 표식점 (Skeletal)

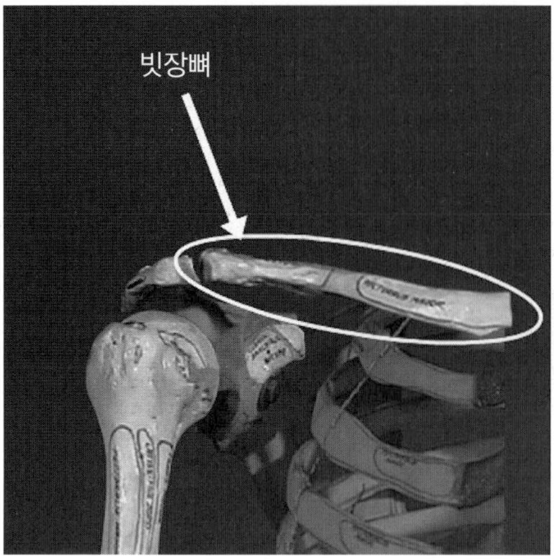

해부학 표식점 (Anatomical)

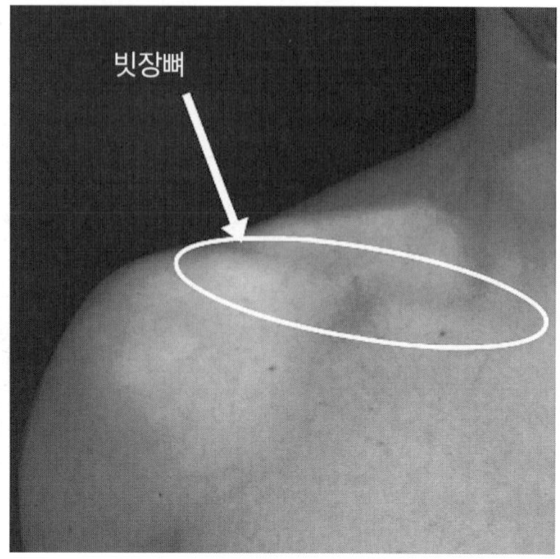

빗장뼈는 일반적으로 “collarbone”으로 간주된다.

촉진의 예 (Palpation Example)

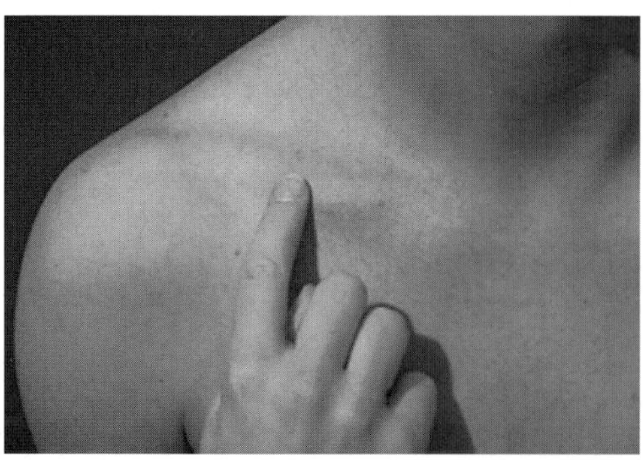

빗장뼈를 촉진하기 위해,

1) 환자는 테이블 끝에 앉고, 검사자는 환자의 앞쪽에서 선 자세를 취한다.
2) 길고 폭이 작은 뼈를 찾는다.
3) 손가락 1개 또는 2개를 이용하여, 복장빗장관절에서 봉우리빗장관절까지 빗장뼈 전체를 촉진해 본다.

팁(Tip)

#1: 어깨를 둥글게 만든다.

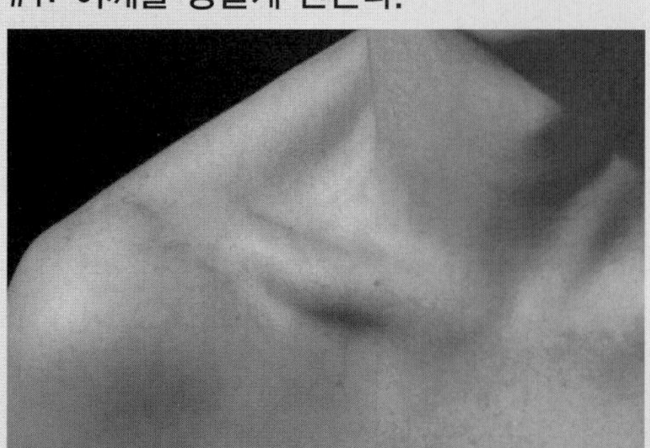

어깨를 앞쪽으로 내밀고 가슴이 움푹해지도록 어깨를 둥글게 만들면, 빗장뼈가 더 두드러지게 된다.

부리돌기 (오구돌기) Coracoid Process

뼈대 표식점과 해부학 표식점 (Skeletal and Anatomical Landmarks)

뼈대 표식점 (Skeletal)

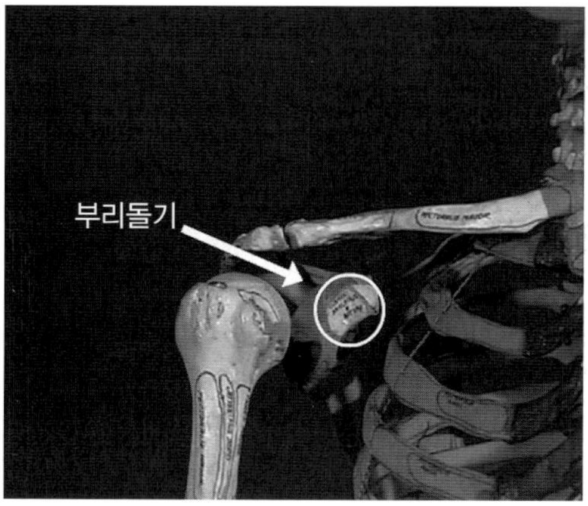

해부학 표식점 (Anatomical)

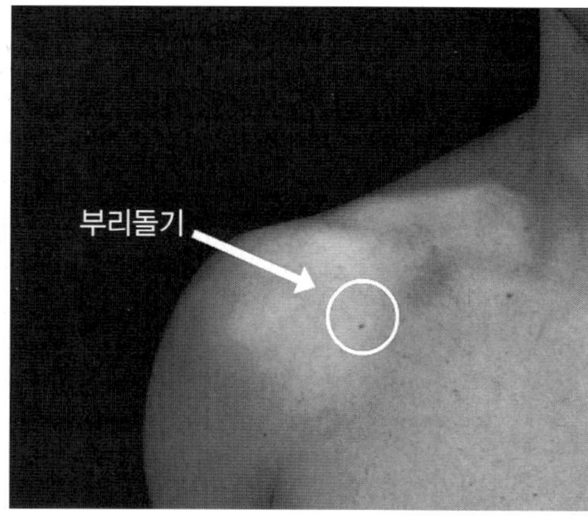

부리돌기는 빗장뼈의 아래쪽과 작은결절의 안쪽에 위치한다.

촉진의 예 (Palpation Example)

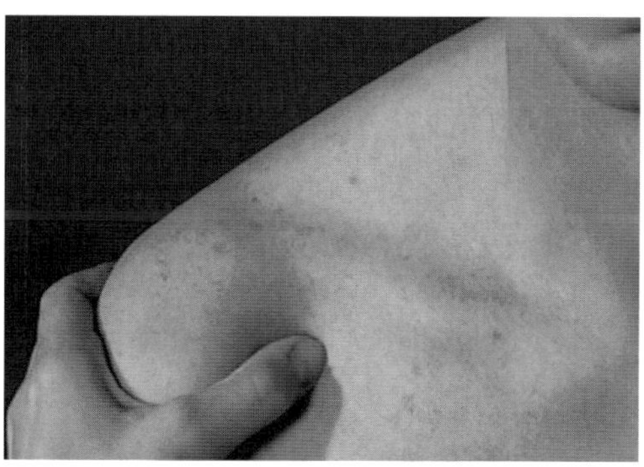

부리돌기를 촉진하기 위해,

1) 환자는 테이블 끝에 앉고, 검사자는 환자의 약간 측면에서 선 자세를 취한다.
2) 손꿈치를 앞쪽 어깨/먼쪽 빗장뼈의 아래쪽과 어깨의 안쪽에 배치하여, 부리돌기를 찾는다.
3) 손가락처럼 생긴 뼈를 느껴 본다. 그것이 부리돌기이다.
4) 부리돌기 위치를 찾았다면, 손가락이나 엄지를 이용해 부리돌기를 다시 촉진해 본다.

팁(Tip)

손꿈치

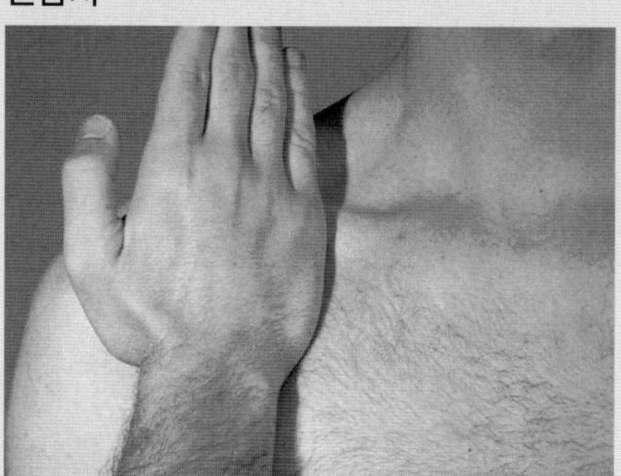

검사자가 부리돌기를 처음 찾을 때는, 자신의 손꿈치를 어깨/가슴의 앞쪽에 배치하여 튀어나온 뼈돌기를 느껴본다.

어깨세모근결절 (삼각근결절) Deltoid Tubercle

뼈대 표식점과 해부학 표식점 (Skeletal and Anatomical Landmarks)

뼈대 표식점 (Skeletal)

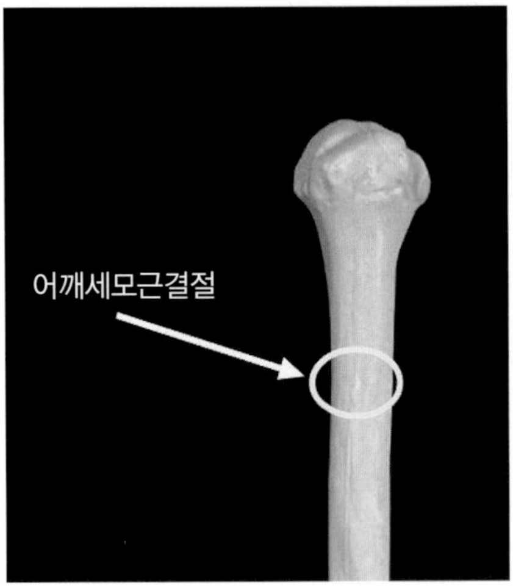

해부학 표식점 (Anatomical)

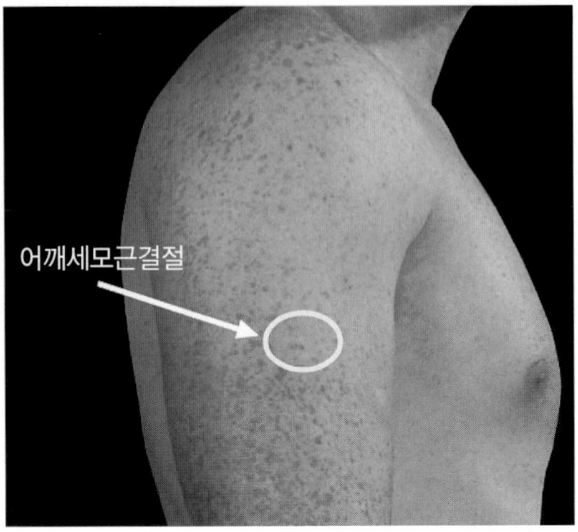

어깨세모근결절은 위팔뼈 가쪽면의 위쪽 1/3지점에 위치하고, 어깨세모근의 부착점으로 작용한다.

촉진의 예 (Palpation Example)

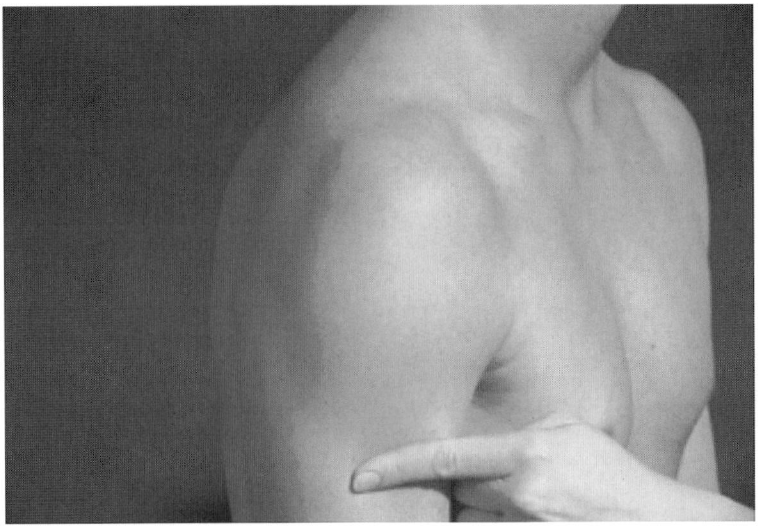

어깨세모근결절을 촉진하기 위해,

1) 환자는 테이블 끝에 앉고, 검사자는 환자의 앞쪽이나 측면에서 선 자세를 취한다.
2) 가운데어깨세모근에 손가락을 배치한 후, 부드럽게 압박을 가하면서 손가락을 아래쪽으로 움직인다.
3) 검사자는 위팔뼈의 약 1/3지점~1/2지점인 어깨세모근의 아래 가장자리에서 고랑이나 함몰된 부위를 느낄 것이다.
4) 어깨세모근결절은 그 고랑의 중심에 위치한다.

큰결절 (대결절) Greater Tubercle

뼈대 표식점과 해부학 표식점 (Skeletal and Anatomical Landmarks)

뼈대 표식점 (Skeletal)

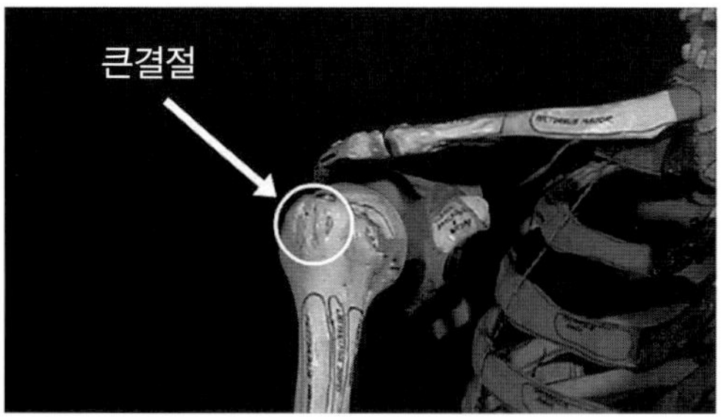

해부학 표식점 (Anatomical)

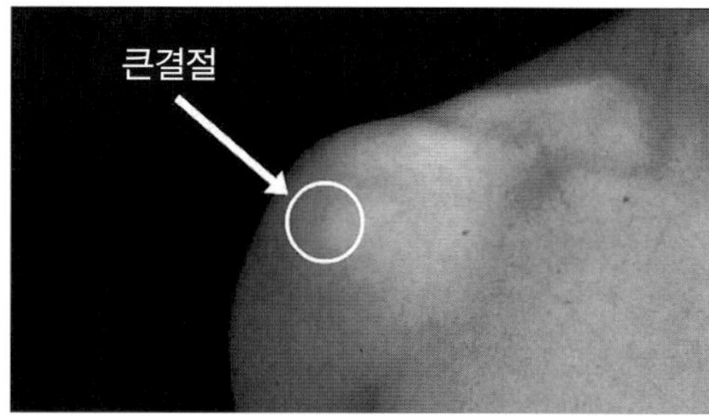

큰결절은 봉우리돌기의 앞가쪽 가장자리인 위팔뼈의 위쪽에 위치하고, 시상면과 이마면 사이의 45° 방향으로 향하고 있다.

촉진의 예 (Palpation Example)

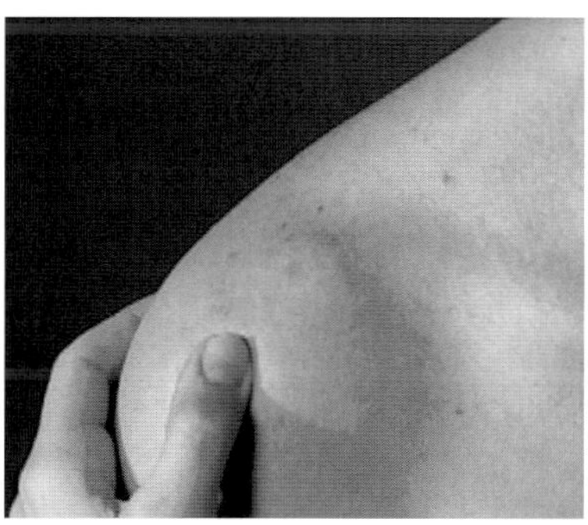

큰결절을 촉진하기 위해,

1) 환자는 테이블 끝에 앉는다.
2) 먼저, 봉우리돌기의 앞가쪽면을 찾는다.
3) 손가락 1개의 폭만큼 시상면과 이마면 사이의 45° 방향으로 손가락을 움직인다.
4) 큰결절은 가장 많이 튀어나온 부위처럼 느껴질 것이다.
5) 검사자가 큰결절을 제대로 촉진하고 있는지를 확인하기 위해, 환자에게 팔을 안쪽과 가쪽으로 돌림하도록 지시한다. 검사자는 손가락 밑에서 큰결절이 앞뒤로 굴러가는 느낌을 가질 것이다.

팁(Tip)

표식점을 확인한다.

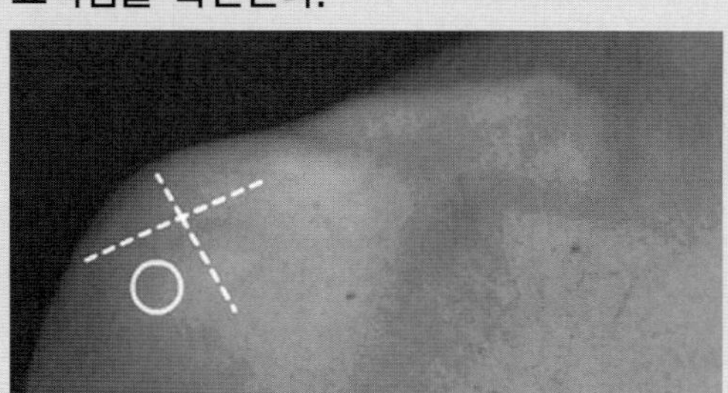

표식점의 배열

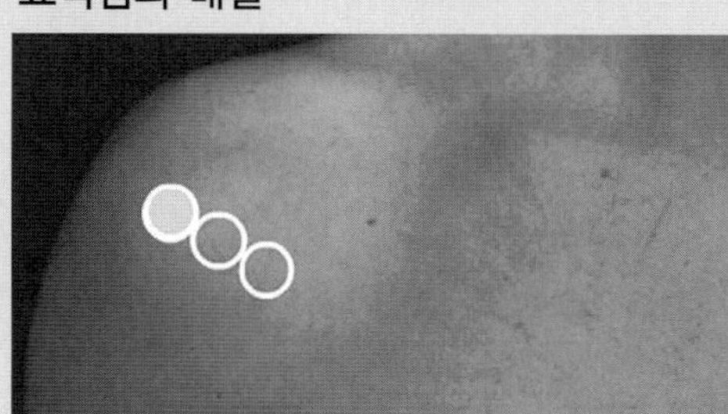

1) 큰결절은 3개의 표식점 중에서 첫 번째 표식점이다.
2) 큰결절을 찾은 다음, 3개의 손가락을 나란하게 붙인 후, 아래쪽과 안쪽으로 기울어지게 배치한다.
3) 각각 손가락은 가쪽에서 안쪽 순으로, 큰결절, 두갈래근고랑 및 작은결절 위에 배치되어야 한다.

● 어깨뼈 아래각 (견갑골 하각) Inferior Angle of Scapula

뼈대 표식점과 해부학 표식점 (Skeletal and Anatomical Landmarks)

뼈대 표식점 (Skeletal)

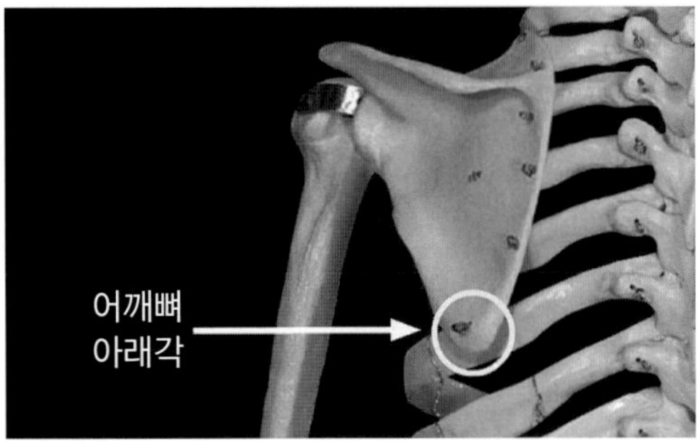

해부학 표식점 (Anatomical)

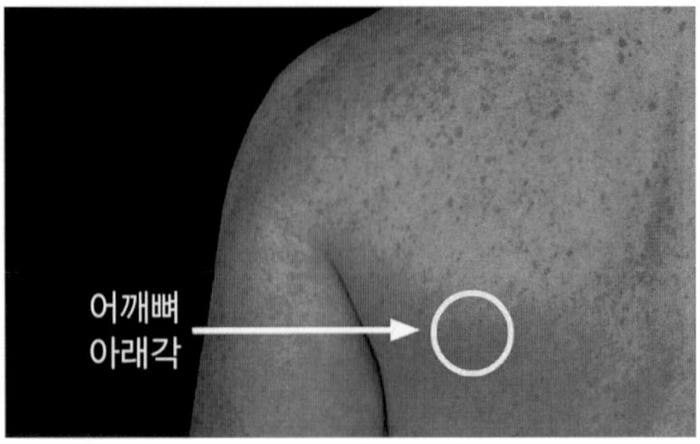

어깨뼈 아래각은 먼쪽 어깨뼈에서 튀어나온 부위이다.

촉진의 예 (Palpation Example)

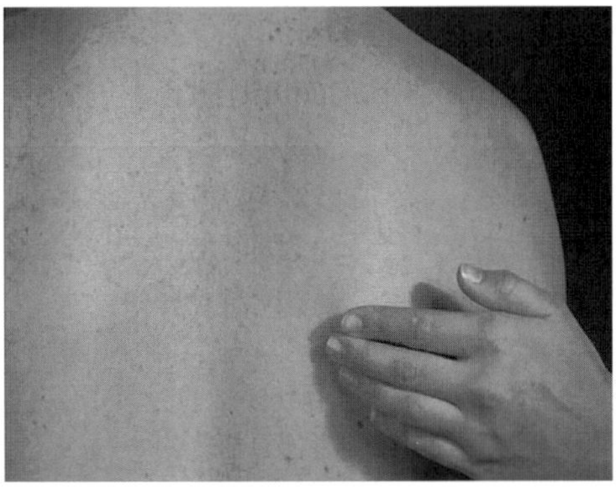

어깨뼈 아래각을 촉진하기 위해,

1) 환자는 테이블 끝에 앉고, 검사자는 환자의 측면이나 뒤쪽에서 선 자세를 취한다.
2) 어깨뼈 중에서 가장 많이 튀어나온 부위를 찾는다. 이렇게 각진 뼈가 아래각이다.
3) 어깨뼈 아래각을 쉽게 찾으려면, 환자에게 아래팔을 등 뒤로 가져가도록 지시하면 된다. 팔을 등 뒤쪽으로 가져가는 동작은 어깨뼈 아래각을 튀어나오게 만든다.

팁(Tip)

팔을 뒤쪽으로 움직인다.

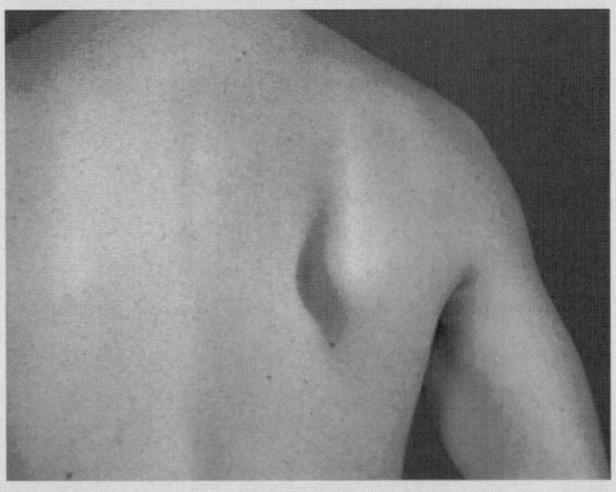

어깨뼈를 더 많이 튀어나오게 만들려면, 환자에게 아래팔을 등 뒤로 가져가도록 지시하면 된다.

● 가시아래근 (극하근) Infraspinatus Muscle

뼈대 표식점과 해부학 표식점 (Skeletal and Anatomical Landmarks)

뼈대 표식점 (Skeletal)

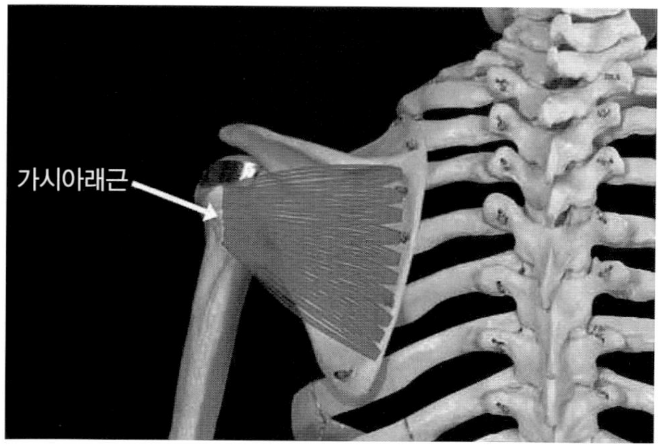

해부학 표식점 (Anatomical)

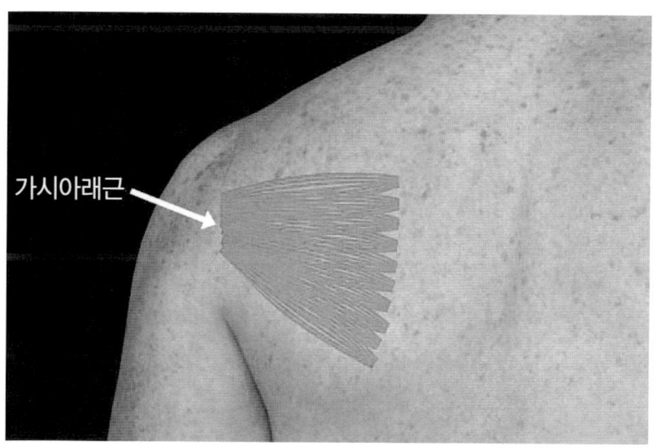

가시아래근은 어깨뼈의 가시아래오목에 위치하고, 큰결절에 부착된다. 가시아래근은 어깨관절을 가쪽돌림하는 근육이다.

촉진의 예 (Palpation Example)

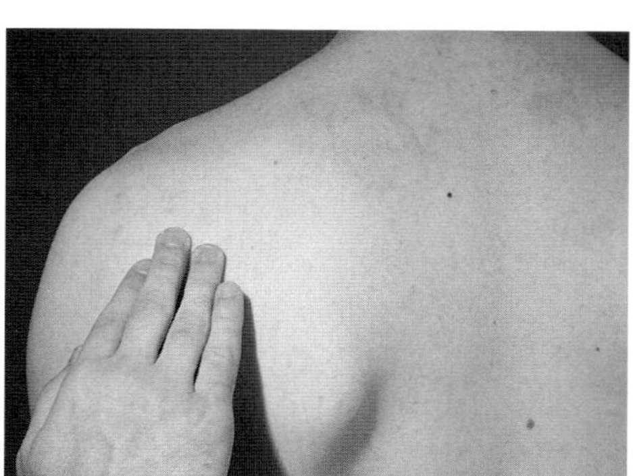

가시아래근을 촉진하기 위해,

1) 환자는 테이블 끝에 앉고, 검사자는 환자의 측면이나 뒤쪽에서 선 자세를 취한다.
2) 어깨뼈가시를 찾는다.
3) 아랫방향인 가시아래오목으로 움직인다.
4) 가시아래근은 가시아래오목의 많은 영역을 덮고 있다.
5) 가시아래오목의 전체 영역을 촉진한다.

넓은등근 (광배근) Latissimus Dorsi Muscle

뼈대 표식점과 해부학 표식점 (Skeletal and Anatomical Landmarks)

뼈대 표식점 (Skeletal)

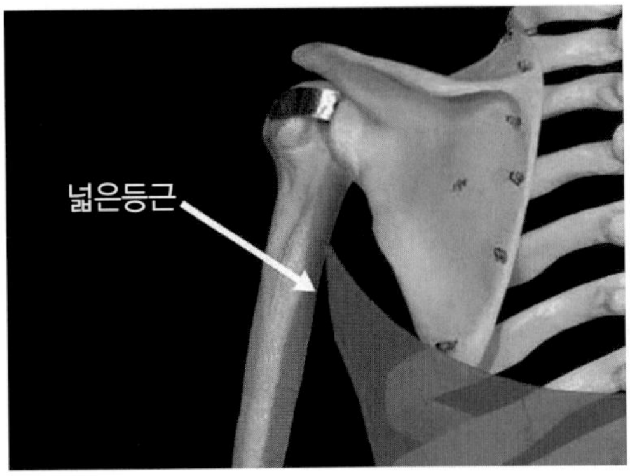

해부학 표식점 (Anatomical)

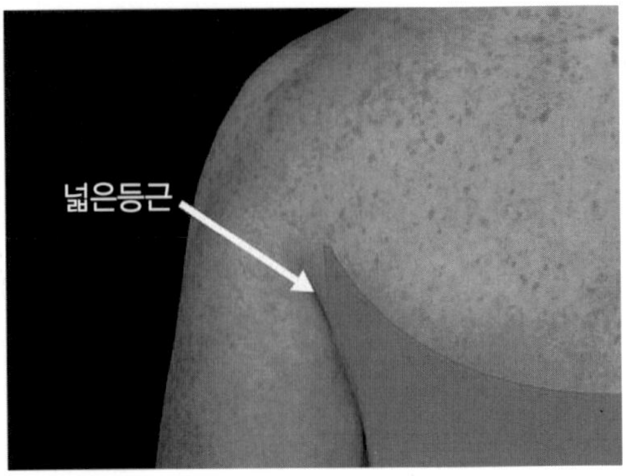

넓은등근은 몸통 측면에 위치한 가장 큰 근육이다. 넓은등근은 아래쪽 등뼈와 허리뼈에서 시작하여, 위팔뼈의 결절사이고랑 안으로 부착한다.

촉진의 예 (Palpation Example)

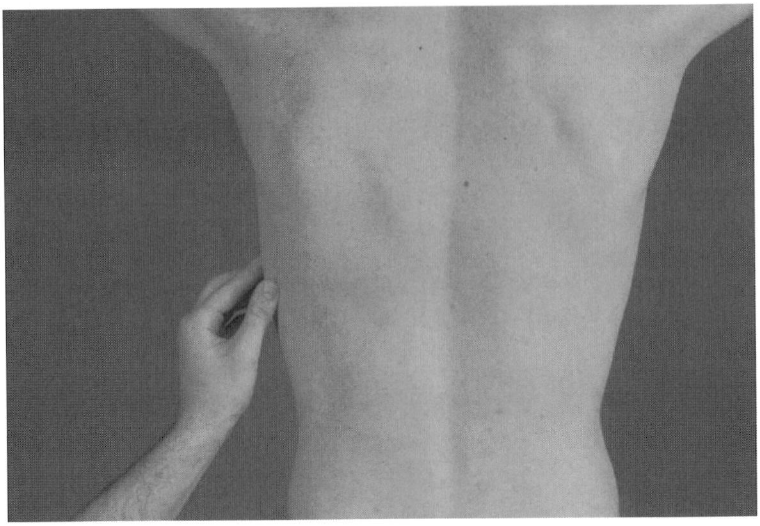

넓은등근을 촉진하기 위해,

1) 환자는 테이블 끝에 앉거나 선 자세를 취한다.
2) 몸통 가쪽에서 불쑥 튀어나온 근육을 찾는다.
3) 환자의 팔을 90°로 벌림시킨 후, 환자에게 팔을 모음하도록 지시하고 저항을 가하면, 넓은등근이 더욱 선명하게 보일 것이다.
4) 위팔뼈에서 몸통까지 넓은등근의 전체 길이를 촉진해 본다.
5) 엄지와 손가락으로 넓은등근의 가쪽 부위를 부드럽게 잡음으로써 촉진할 수 있다.

작은결절 (소결절) Lesser Tubercle

뼈대 표식점과 해부학 표식점 (Skeletal and Anatomical Landmarks)

뼈대 표식점 (Skeletal)

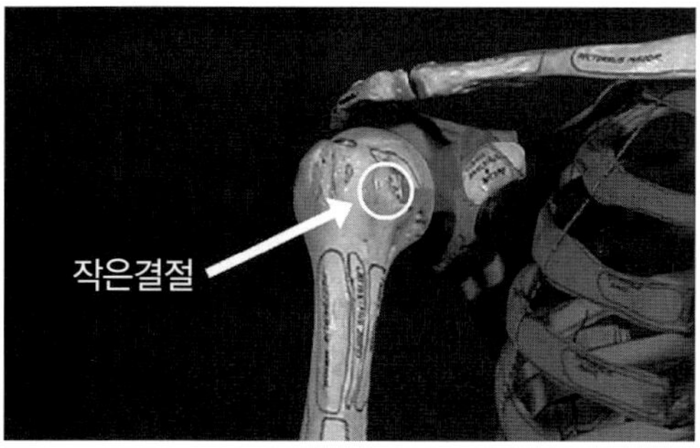

해부학 표식점 (Anatomical)

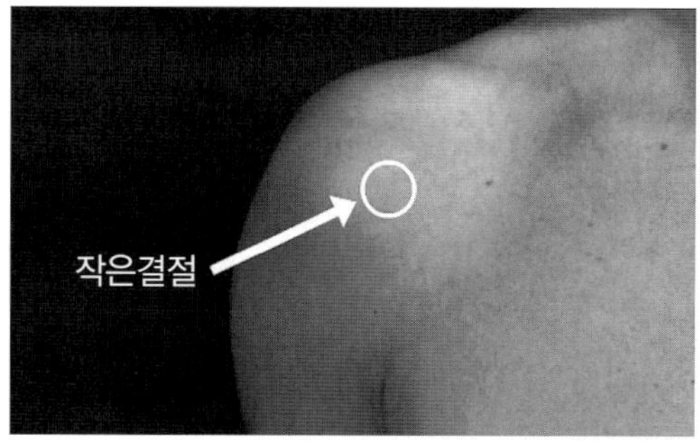

작은결절은 위팔뼈 위쪽 부분에 있는 작은 돌출부로서, 두갈래고랑의 안쪽에 위치한다. 어깨밑근이 작은 결절에 부착되어 있다.

촉진의 예 (Palpation Example)

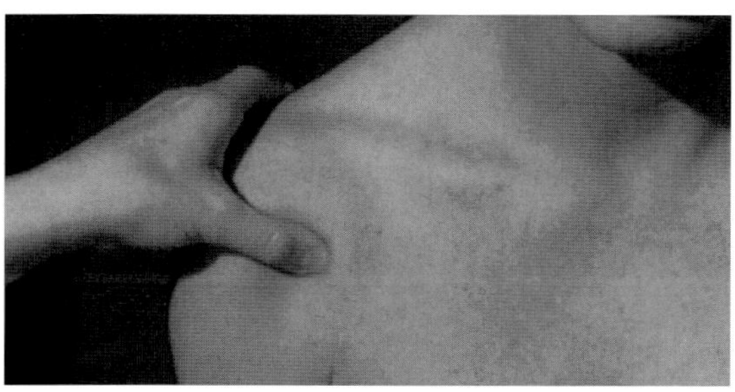

작은결절을 촉진하기 위해,

1) 환자는 테이블 끝에 앉는다.
2) 큰결절을 찾는다.
3) 손가락 2개의 폭만큼 안쪽과 약간 아래쪽으로 움직인다.
4) 작은결절은 작은 돌기처럼 느껴질 것이고, 팔을 안쪽과 가쪽으로 돌림하면, 더 쉽게 느껴질 것이다.

팁(Tip)

3개 표식점의 배열

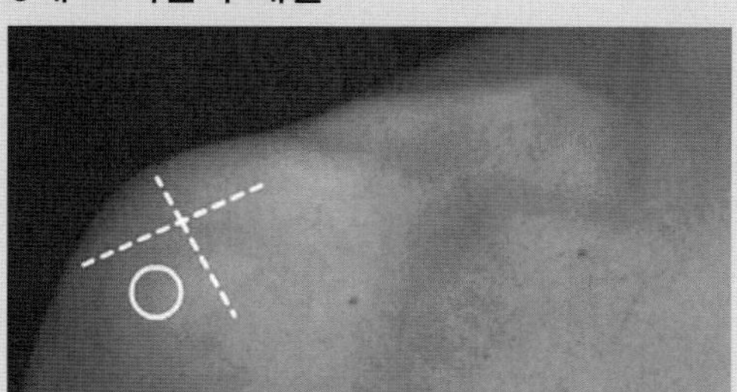

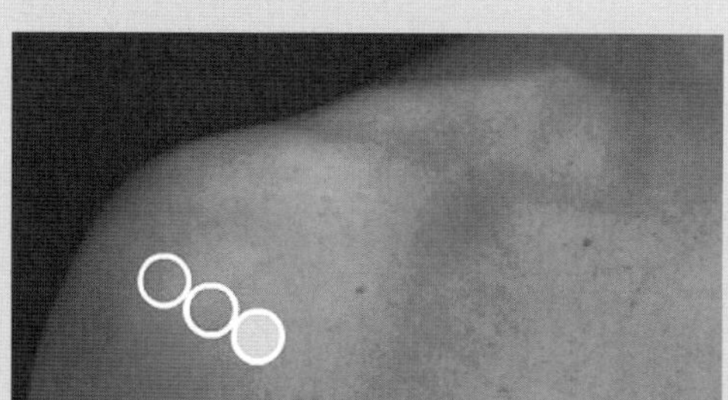

1) 작은결절은 3개의 표식점 중에서 3 번째 표식점이다.
2) 큰결절을 찾은 다음, 3개의 손가락을 나란하게 붙인 후, 아래쪽과 안쪽으로 기울어지게 배치한다.
3) 각각 손가락은 가쪽에서 안쪽 순으로, 큰결절, 두갈래근고랑 및 작은결절 위에 배치되어야 한다.

중간어깨세모근 (중삼각근) Mid Deltoid Muscle

뼈대 표식점과 해부학 표식점 (Skeletal and Anatomical Landmarks)

뼈대 표식점 (Skeletal)

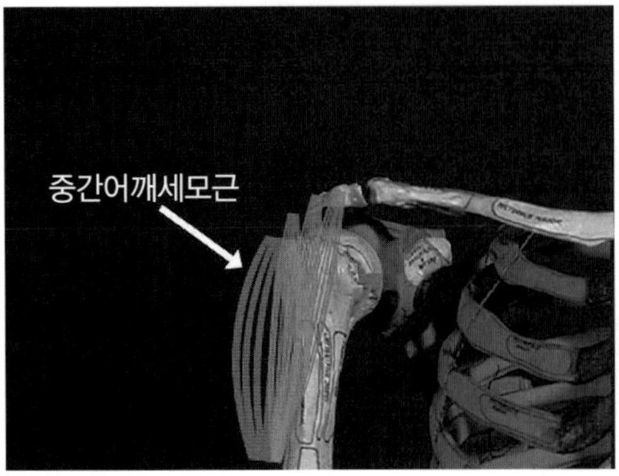

해부학 표식점 (Anatomical)

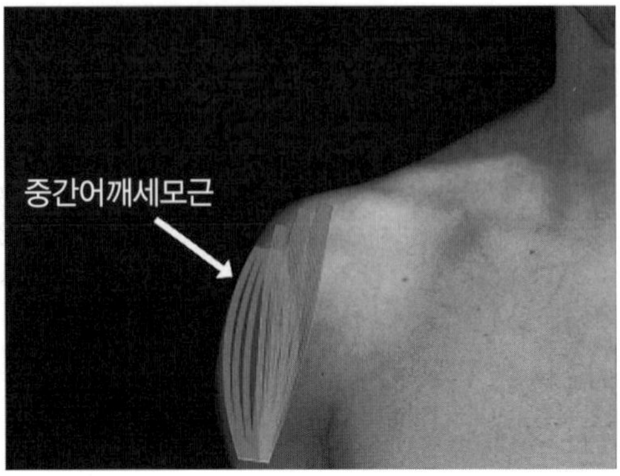

중간어깨세모근은 어깨세모근 중에서 가장 중앙과 가쪽에 있는 근육이다.

촉진의 예 (Palpation Example)

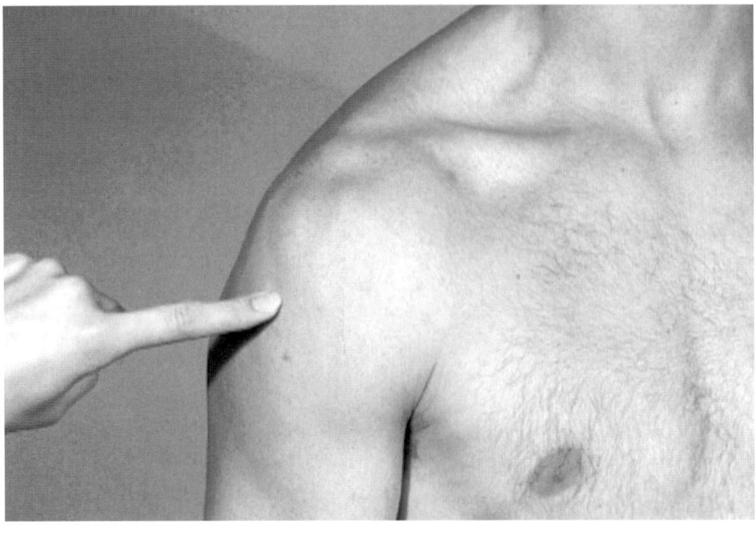

중간어깨세모근을 촉진하기 위해,

1) 환자는 테이블 끝에 앉는다.
2) 봉우리돌기를 찾는다.
3) 봉우리돌기에서 가쪽으로 중간어깨세모근 쪽으로 움직인다.
4) 위팔뼈 위쪽 1/3~1/2 지점의 봉우리돌기에서 어깨세모근결절까지 이르는 근육을 촉진한다.

큰가슴근 (대흉근) Pectoralis Major Muscle

뼈대 표식점과 해부학 표식점 (Skeletal and Anatomical Landmarks)

뼈대 표식점 (Skeletal)

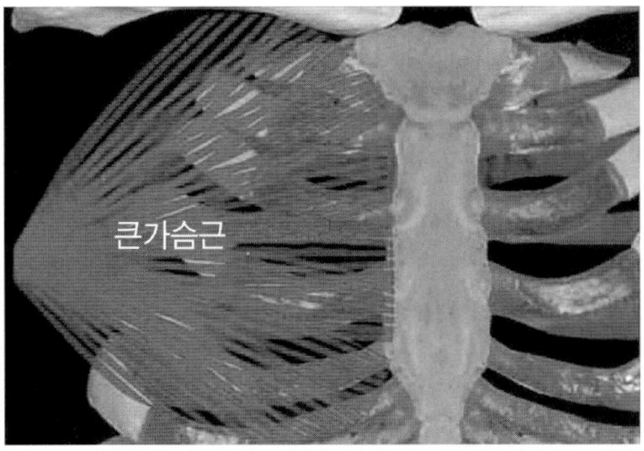

해부학 표식점 (Anatomical)

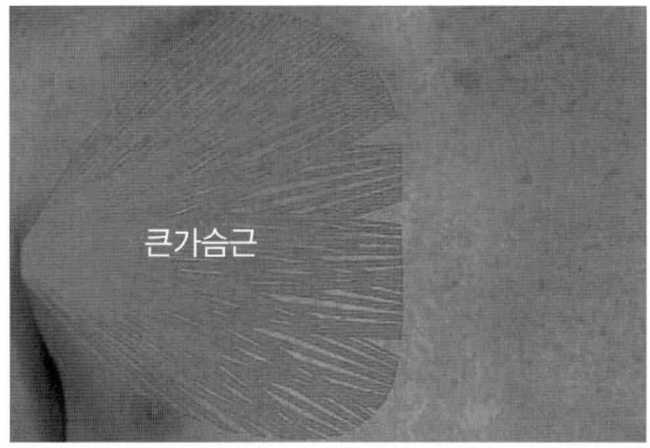

큰가슴근은 가슴 앞쪽에 있는 큰 부채처럼 생긴 근육이다. 큰가슴근은 두 개의 갈래(복장갈래와 빗장갈래)를 가지고 있다. 큰가슴근은 안쪽 빗장뼈, 복장뼈 및 2~6번 갈비연골에서 시작하여, 두갈래근고랑의 가쪽 입술에서 착지한다.

촉진의 예 (Palpation Example)

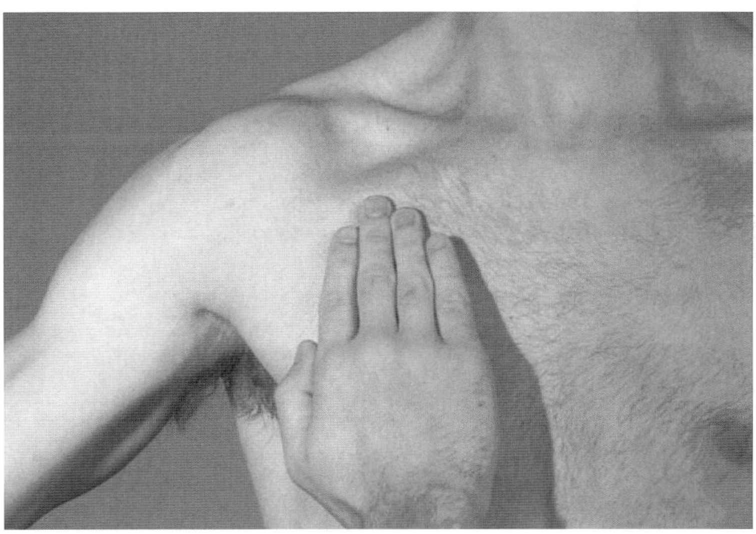

큰가슴근을 촉진하기 위해,

1) 환자는 테이블 끝에 앉거나 선 자세를 취한다.
2) 커다란 앞쪽 가슴 근육을 찾는다.
3) 빗장뼈와 복장뼈를 따라 큰가슴근의 가장자리를 촉진하고, 또 위팔뼈 위쪽의 부착점까지 전체 근육을 촉진해 본다.

뒤어깨세모근 (후삼각근) Posterior Deltoid Muscle

뼈대 표식점과 해부학 표식점 (Skeletal and Anatomical Landmarks)

뼈대 표식점 (Skeletal)

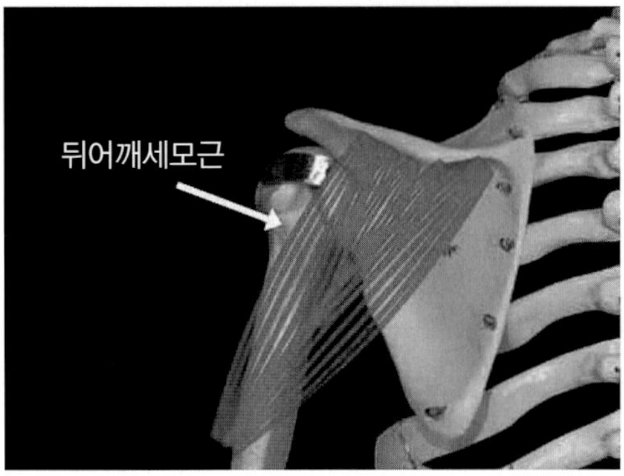

해부학 표식점 (Anatomical)

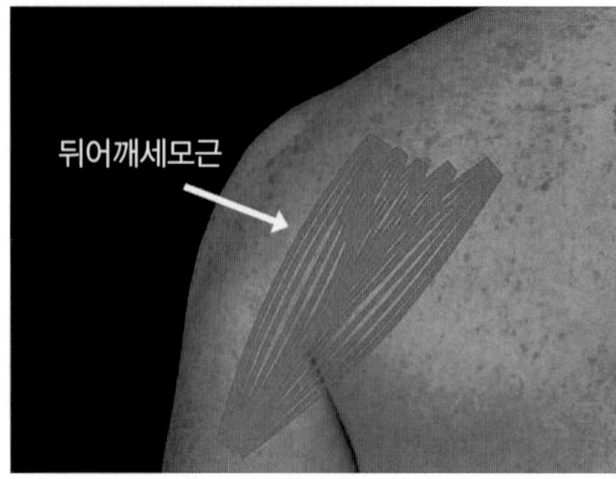

뒤어깨세모근은 어깨세모근의 뒤쪽 1/3에 해당하는 근육이다. 이 근육은 어깨뼈가시에서 시작하여, 어깨세모근결절에서 착지한다.

촉진의 예 (Palpation Example)

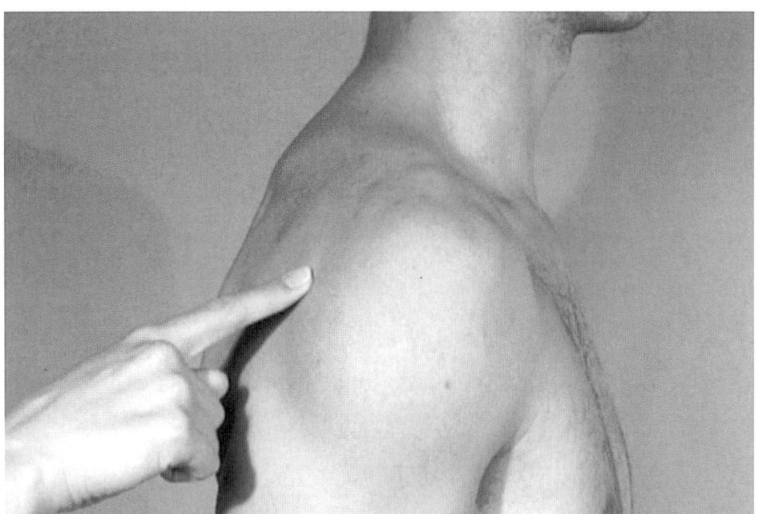

뒤어깨세모근을 촉진하기 위해,

1) 환자는 테이블 끝에 앉고, 검사자는 환자의 측면에서 선 자세를 취한다.
2) 뒤어깨세모근은 어깨를 감싸는 커다란 근육의 뒤쪽 부위를 찾음으로써 촉진될 수 있다.
3) 어깨뼈가시에서 어깨세모근결절까지 근육을 촉진해 본다.

● 어깨뼈가시 (견갑극) Spine of Scapula

뼈대 표식점과 해부학 표식점 (Skeletal and Anatomical Landmarks)

뼈대 표식점 (Skeletal)

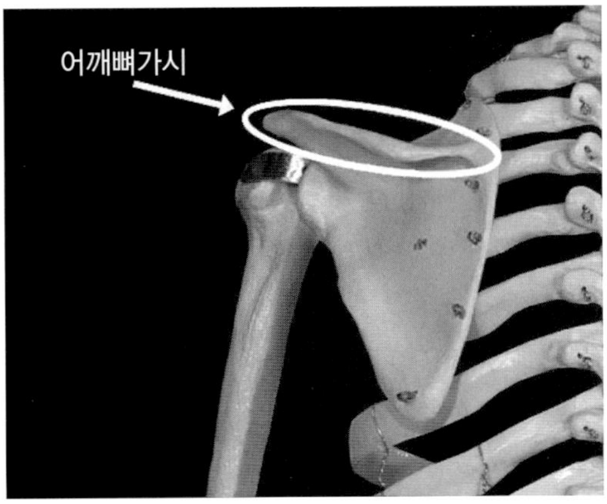

해부학 표식점 (Anatomical)

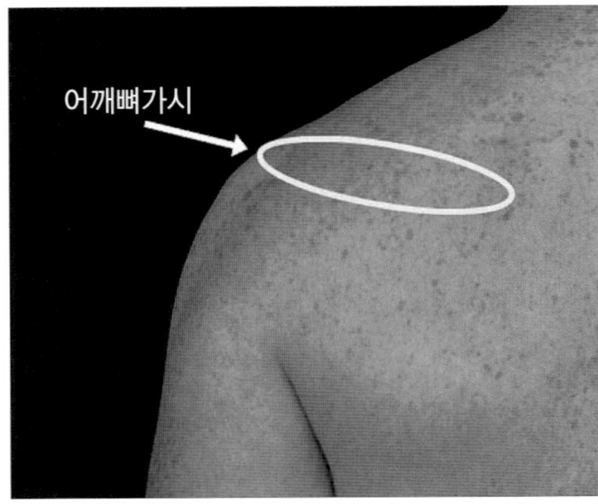

어깨뼈가시는 어깨뼈 뒤쪽과 위쪽에 있는 길다란 가로 능선이다.

촉진의 예 (Palpation Example)

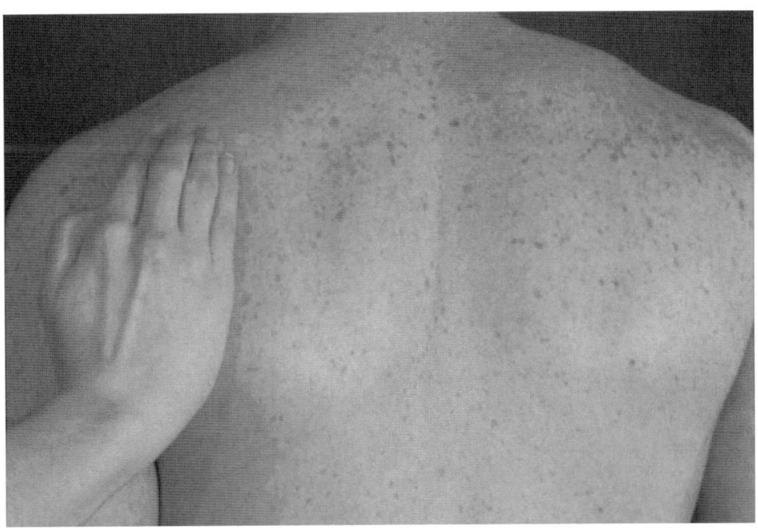

어깨뼈가시를 촉진하기 위해,

1) 환자는 테이블 끝에 앉고, 검사자는 환자의 측면에서 선 자세를 취한다.
2) 위등세모근의 중간 지점에 3개 또는 4개의 손가락을 배치하여, 어깨뼈 아래쪽으로 촉진하는 손을 이동시킨다.
3) 어깨뼈가시는 어깨뼈 위쪽에 있는 뼈 능선처럼 느껴질 것이다.
4) 어깨뼈 척추면에서 봉우리돌기까지 어깨뼈가시 전체를 촉진한다.

복장빗장관절 (흉쇄관절) Sternoclavicular Joint

뼈대 표식점과 해부학 표식점 (Skeletal and Anatomical Landmarks)

뼈대 표식점 (Skeletal)

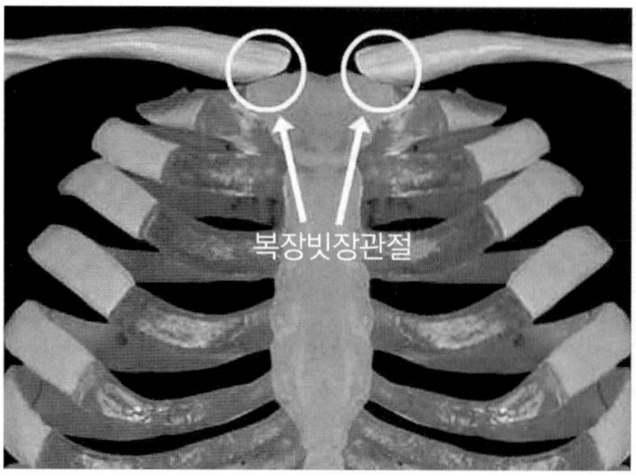

해부학 표식점 (Anatomical)

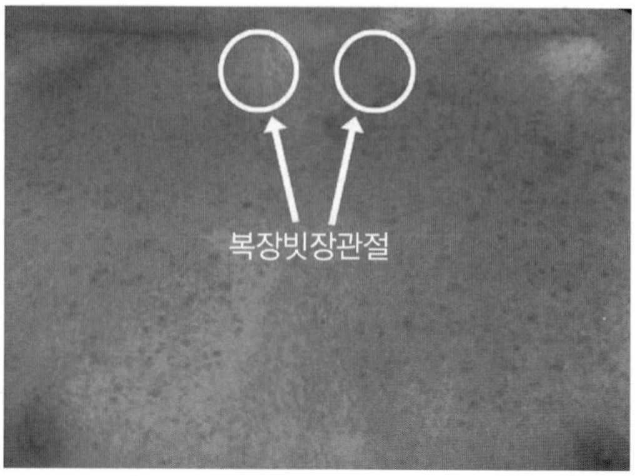

복장빗장관절은 빗장뼈의 안쪽 끝단에 위치하고, 복장뼈과 빗장뼈가 이루는 관절이다.

촉진의 예 (Palpation Example)

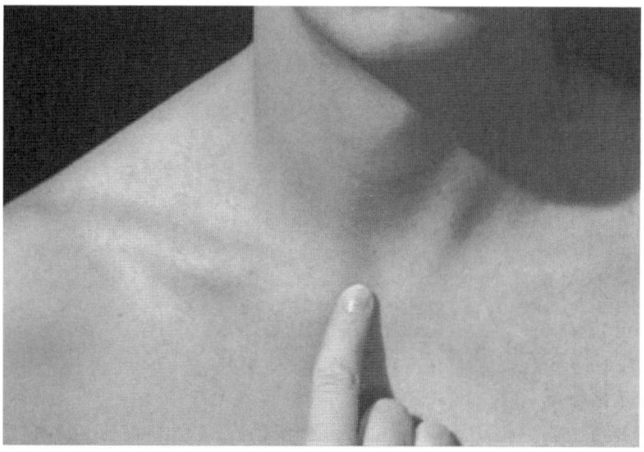

복장빗장관절을 촉진하기 위해,

1) 환자는 테이블 끝에 앉는다.
2) 공처럼 느껴지는 빗장뼈의 안쪽 끝단을 찾는다.
3) 복장빗장관절은 공처럼 생긴 부위의 바로 안쪽에 위치한다.

팁(Tip)

복장빗장관절의 위치를 제대로 촉진하고 있는지를 알기 위해서는,

1) 그 관절에 손가락을 배치한 후, 환자에게 양쪽 어깨를 으쓱하도록 지시한다.
2) 손가락 밑에서 관절의 움직임을 느껴야 한다.
3) 복장빗장관절을 더 많이 튀어나오게 하려면, 환자에게 어깨를 둥글게 만들도록 지시한 후, 목을 약간 굽힘하고 머리를 반대쪽으로 돌림하도록 지시한다.
4) 이런 동작은 빗장뼈와 목빗근을 두드러지게 만든다.
5) 복장빗장관절은 빗장뼈와 목빗근의 이음부에 위치한다.

● 봉우리밑윤활주머니 (견봉하 점액낭) Subacromial Bursa

뼈대 표식점과 해부학 표식점 (Skeletal and Anatomical Landmarks)

뼈대 표식점 (Skeletal)

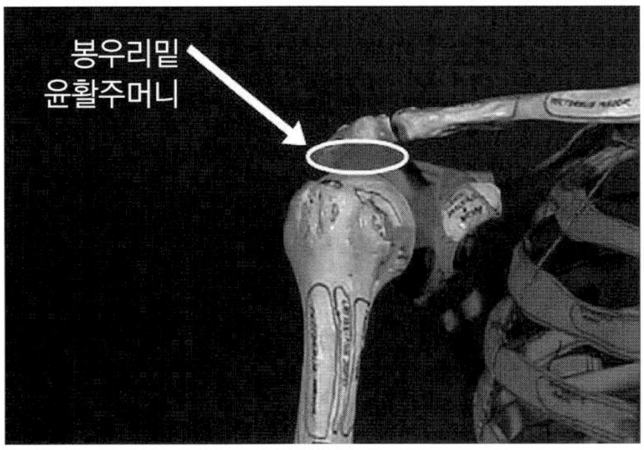

해부학 표식점 (Anatomical)

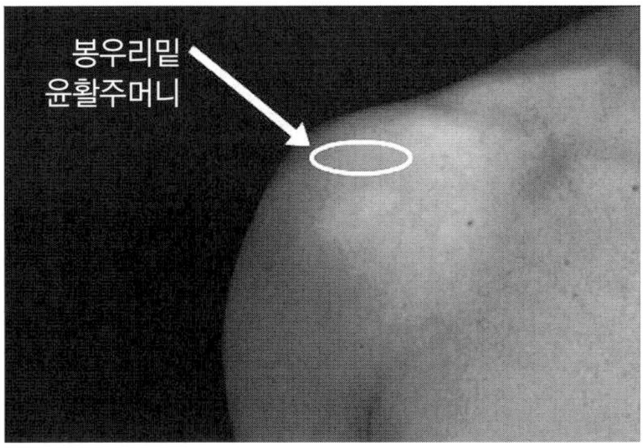

봉우리밑윤활주머니는 봉우리돌기와 위팔뼈머리 사이에 위치한다.

촉진의 예 (Palpation Example)

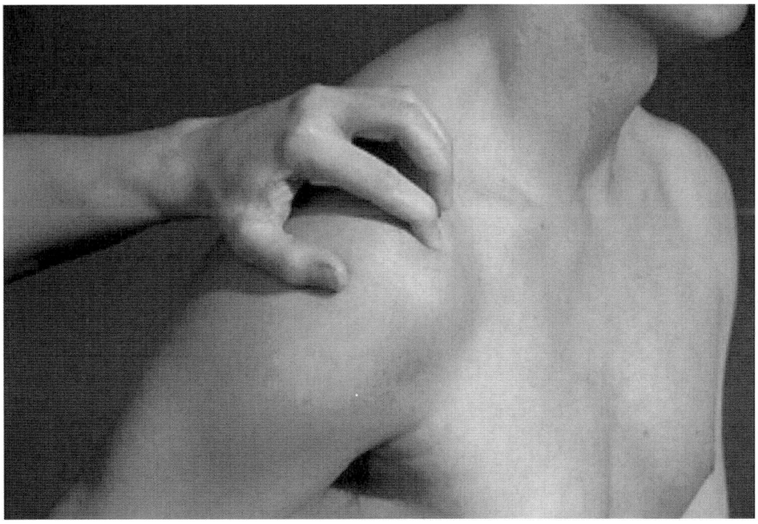

봉우리밑윤활주머니를 촉진하기 위해,

1) 환자는 테이블 끝에 앉는다.
2) 봉우리돌기의 앞쪽면을 찾는다.
3) 위팔뼈머리의 앞쪽면에서 절벽이 느껴질 때까지 손가락을 앞쪽으로 이동한다.
4) 손가락을 제 위치에 고정시킨 후, 환자에게 어깨관절을 펴하도록 지시한다.
5) 이런 동작은 봉우리돌기 밑에 있는 윤활주머니를 움직일 것이다.
6) 윤활주머니에 염증이 없다면, 구분하기가 쉽지 않을 것이다.

어깨뼈 윗각 (견갑골 상각) Superior Angle of Scapula

뼈대 표식점과 해부학 표식점 (Skeletal and Anatomical Landmarks)

뼈대 표식점 (Skeletal)

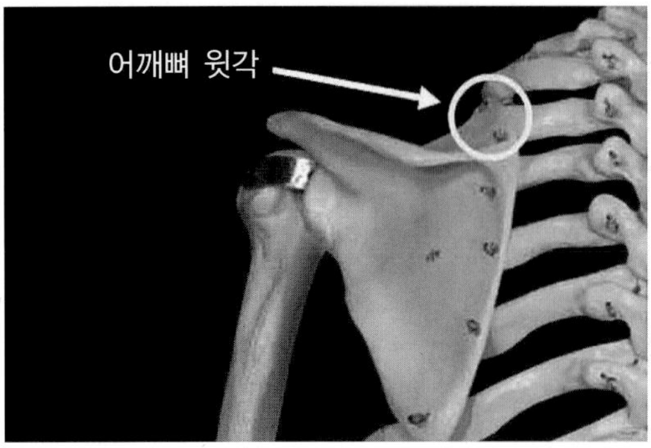

해부학 표식점 (Anatomical)

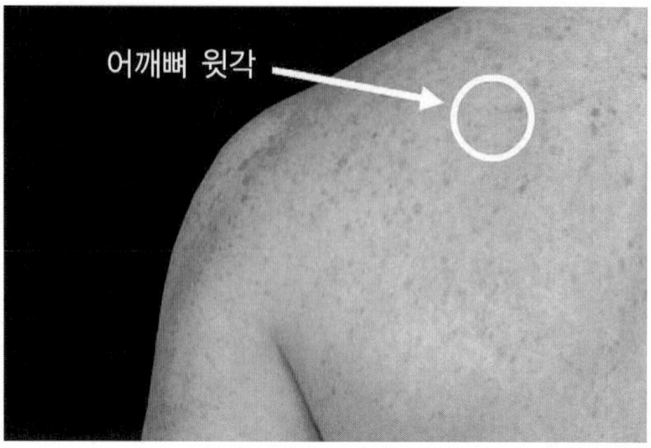

어깨뼈 윗각은 어깨뼈가시의 위쪽과 가시위오목의 앞쪽에 있는 뼈이다. 어깨뼈 윗각은 어깨올림근의 부착점으로 작용한다.

촉진의 예 (Palpation Example)

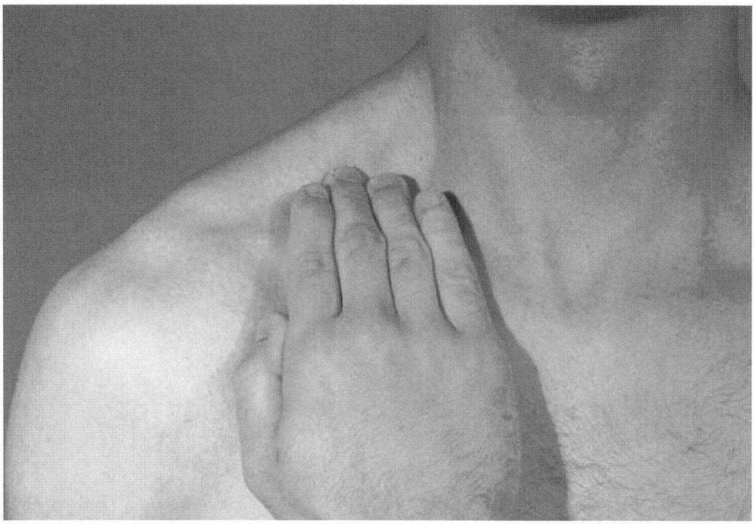

어깨뼈 윗각을 촉진하기 위해,

1) 환자는 테이블 끝에 앉는다.
2) 환자에게 팔을 뒤쪽으로 움직여 어깨뼈를 앞쪽경사지게 하도록 지시한다.
3) 2개 또는 3개의 손가락을 이용하여, 빗장뼈와 위등세모근 사이의 오목한 부위를 촉진한다.
4) 어깨뼈 윗각은 등세모근 바로 아래쪽의 오목한 부위에서 딱딱한 혹처럼 느껴진다.

● 가시위근 (극상근) Supraspinatus Muscle

뼈대 표식점과 해부학 표식점 (Skeletal and Anatomical Landmarks)

뼈대 표식점 (Skeletal)

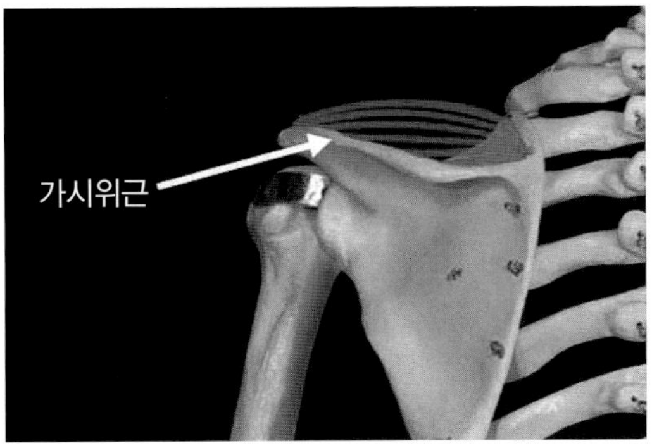

해부학 표식점 (Anatomical)

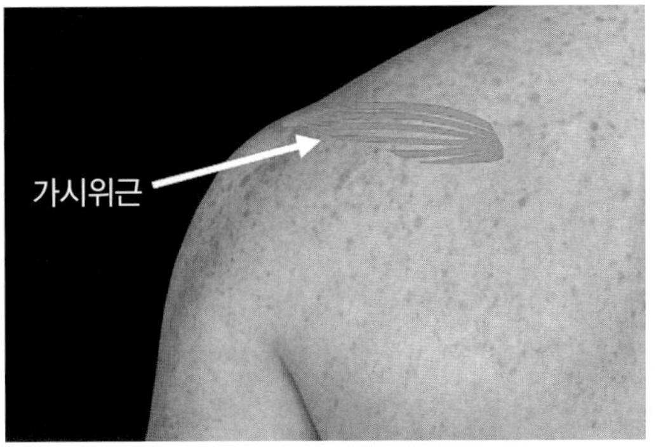

가시위근은 어깨뼈의 가시위오목에서 시작하여, 큰결절에 착지한다.

촉진의 예 (Palpation Example)

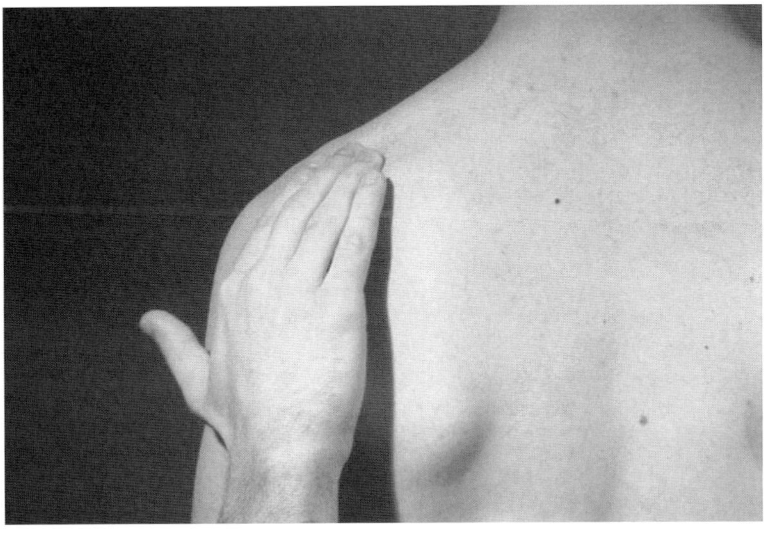

가시위근을 촉진하기 위해,

1) 환자는 테이블 끝에 앉는다.
2) 검사자는 환자의 측면에서 선 자세를 취한다.
3) 어깨뼈가시를 찾은 다음, 위쪽 방향인 가시위오목으로 이동한다.
4) 가시위근은 등세모근 밑에 위치하고, 가시위오목 전체를 촉진해야 한다.

큰원근 (대원근) Teres Major Muscle

뼈대 표식점과 해부학 표식점 (Skeletal and Anatomical Landmarks)

뼈대 표식점 (Skeletal)

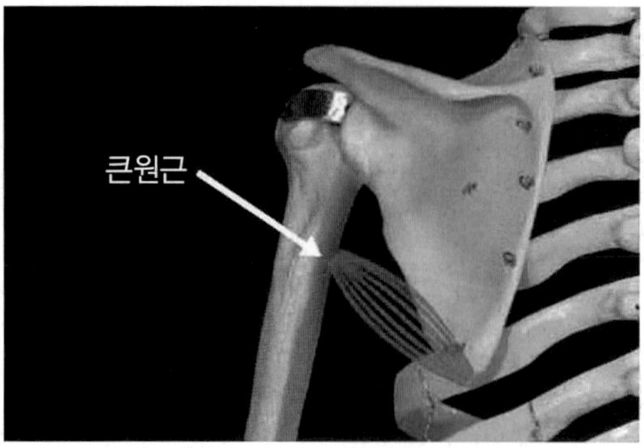

해부학 표식점 (Anatomical)

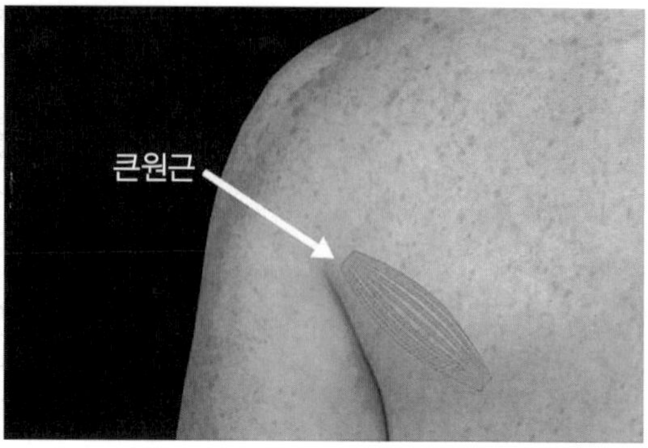

큰원근은 어깨뼈 아래각에서 시작하여, 두갈래근고랑의 안쪽입술에서 착지한다.

촉진의 예 (Palpation Example)

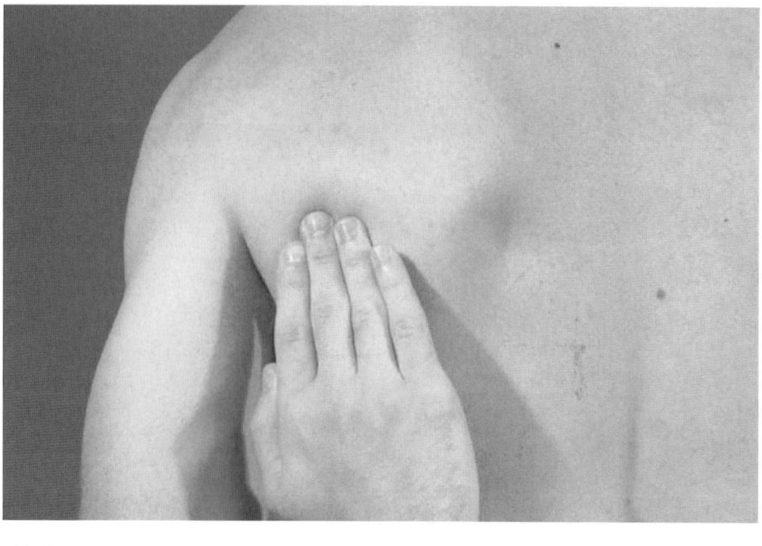

큰원근을 촉진하기 위해,

1) 환자는 테이블 끝에 앉고, 검사자는 환자의 측면에서 선 자세를 취한다.
2) 어깨뼈가시 아래쪽에 있는 가시아래근을 찾는다.
3) 아래쪽과 가쪽으로 손가락을 움직여 어깨뼈 가쪽면 쪽으로 이동한다.
4) 큰원근은 어깨뼈 아래각에서 몸쪽 위팔뼈로 뻗어 있는 근육으로써 커다란 능선을 형성한다.

작은원근 (소원근) Teres Minor Muscle

뼈대 표식점과 해부학 표식점 (Skeletal and Anatomical Landmarks)

뼈대 표식점 (Skeletal)

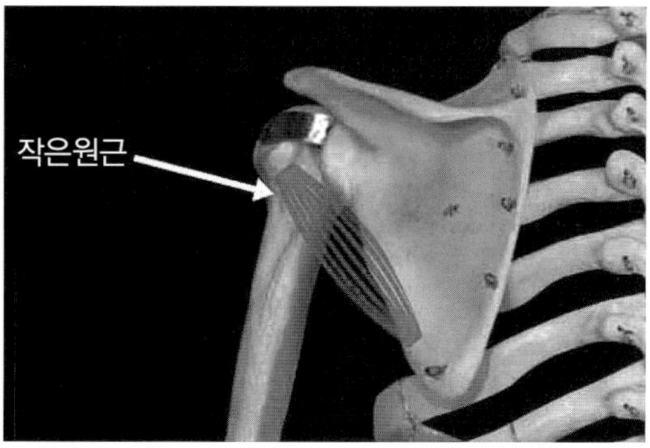

해부학 표식점 (Anatomical)

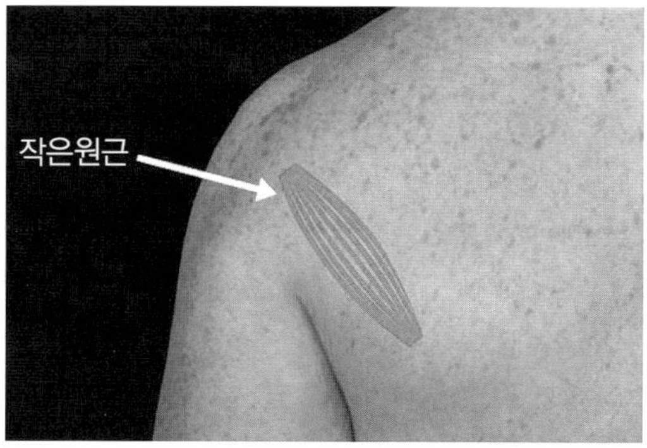

작은원근은 어깨뼈 겨드랑이면에서 시작하여, 위팔뼈의 큰결절에 부착하고, 어깨관절을 가쪽돌림하는 근육이다.

촉진의 예 (Palpation Example)

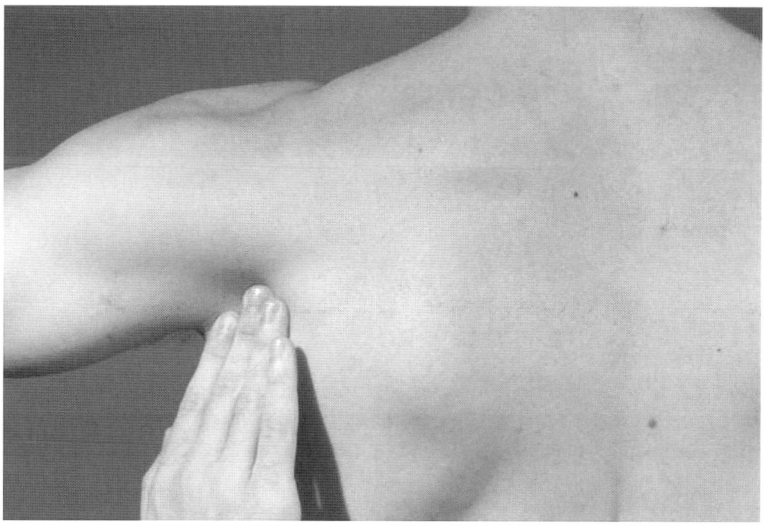

작은원근을 촉진하기 위해,

1) 환자는 테이블 끝에 앉거나 선 자세를 취하고, 검사자는 환자의 측면에서 선 자세를 취한다.
2) 환자의 팔을 90°로 벌림시킴으로써, 뒤어깨세모근의 아래쪽에서 형성되는 오목 부위와 큰원근을 확인한다.
3) 작은원근은 그 오목 부위의 바로 안쪽과 큰원근의 바로 위쪽에서 촉진될 수 있다.

위등세모근(상승모근) Trapezius Muscle (Upper)

뼈대 표식점과 해부학 표식점 (Skeletal and Anatomical Landmarks)

뼈대 표식점 (Skeletal)

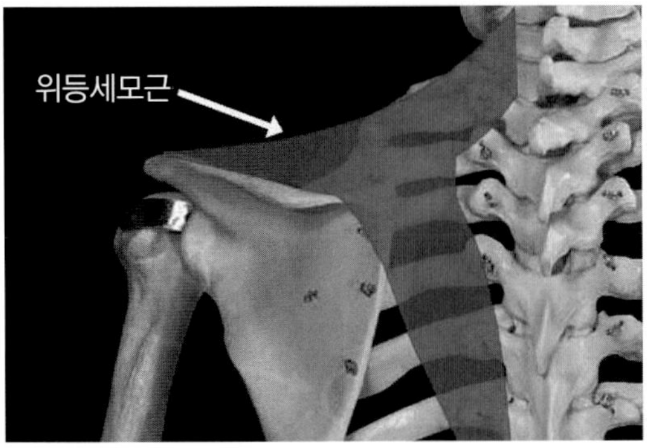

해부학 표식점 (Anatomical)

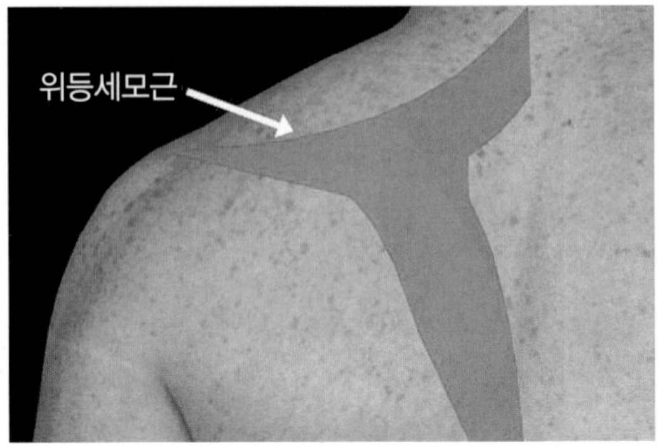

등세모근은 3개의 영역을 가지고 있다. 등세모근은 뒤통수뼈, 목덜미인대, 목뼈와 등뼈에서 시작하여, 가쪽 빗장뼈, 봉우리돌기 및 어깨뼈가시에 부착한다.

촉진의 예 (Palpation Example)

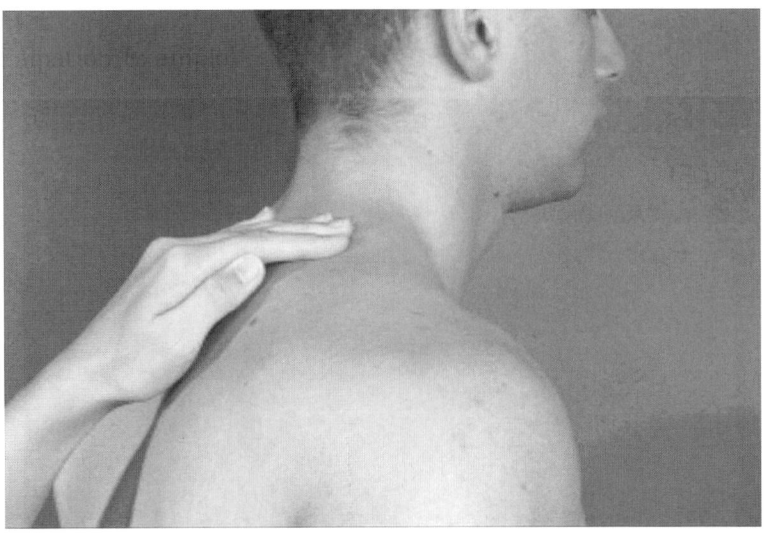

위등세모근을 촉진하기 위해,

1) 환자는 테이블 끝에 앉는다.
2) 어깨 위쪽의 평편하고 큰 근육을 찾는다. 바로 이 근육이 위등세모근이다.
3) 머리뼈에서 가쪽빗장뼈까지 근육 전체 길이를 촉진한다. 손가락으로 근육을 촉진하거나, 엄지와 손가락으로 근육을 부드럽게 잡음으로써 촉진할 수 있다.

● 어깨뼈의 척추가장자리 (견갑골의 추골면)

뼈대 표식점과 해부학 표식점 (Skeletal and Anatomical Landmarks)

뼈대 표식점 (Skeletal)

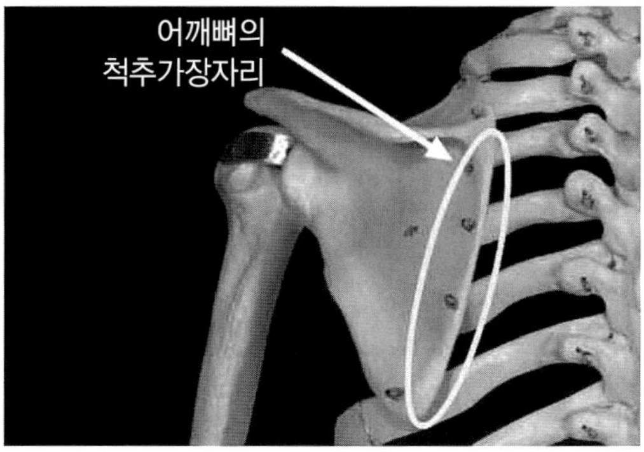

해부학 표식점 (Anatomical)

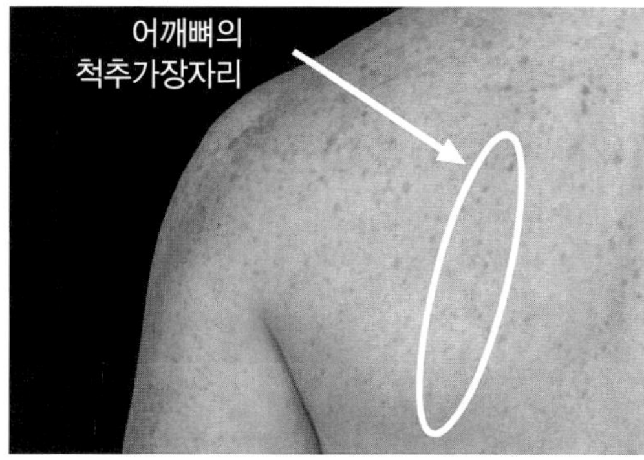

어깨뼈의 척추가장자리는 척주 근처에 있는 어깨뼈의 측면이다. 안정 자세일 때, 척추가장자리는 척추뼈와 나란하게 수직으로 배열된다.

촉진의 예 (Palpation Example)

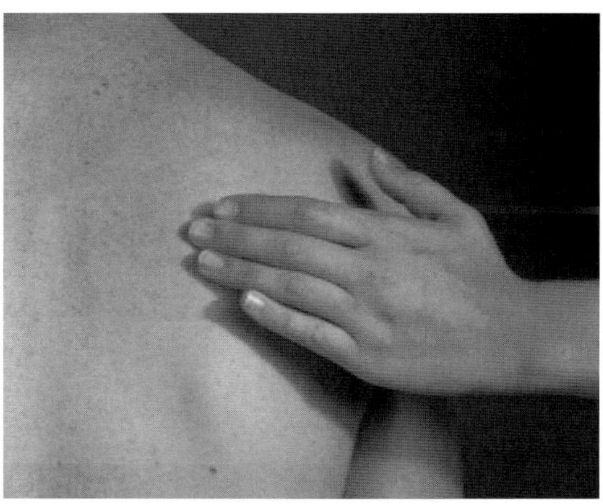

어깨뼈의 척추가장자리를 촉진하기 위해,

1) 환자는 테이블 끝에 앉고, 검사자는 환자의 측면에서 선 자세를 취한다.
2) 환자에게 촉진할 어깨뼈 쪽의 손을 등 뒤쪽으로 움직이도록 지시한다.
3) 가장 많이 튀어나온 어깨뼈 아래각을 찾는다.
4) 어깨뼈 아래각에서, 어깨뼈의 안쪽 능선을 따라 위쪽으로 몇 인치 이동하면서 촉진을 한다.

팁(Tip)

팔을 뒤쪽으로 움직인다.

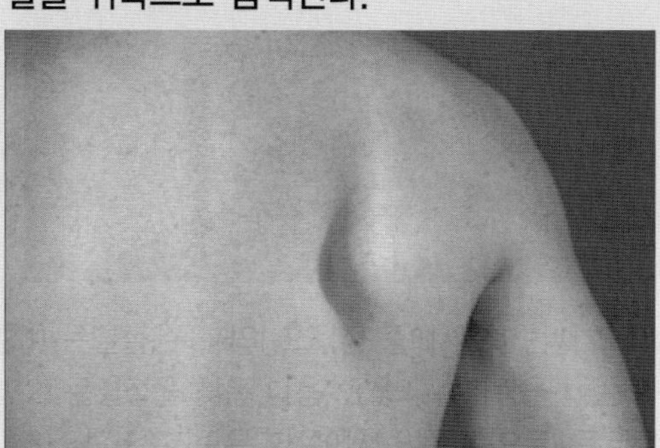

어깨뼈를 더 많이 튀어나오게 하려면, 환자에게 팔을 등 뒤쪽으로 움직이도록 지시하면 된다.

4 팔꿈치 (Elbow)

고리인대 (윤상인대) Annular Ligament

뼈대 표식점과 해부학 표식점 (Skeletal and Anatomical Landmarks)

뼈대 표식점 (Skeletal)

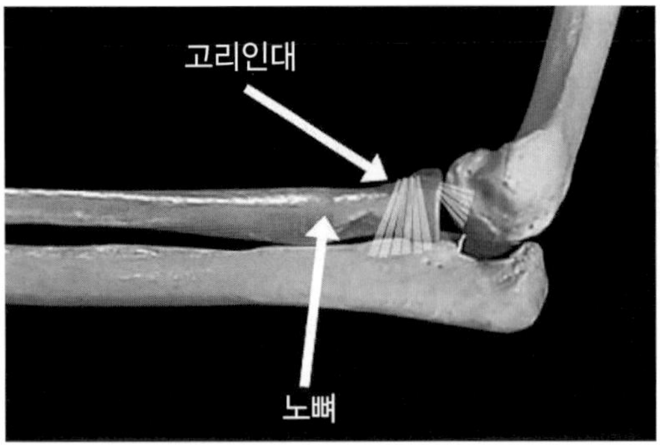

해부학 표식점 (Anatomical)

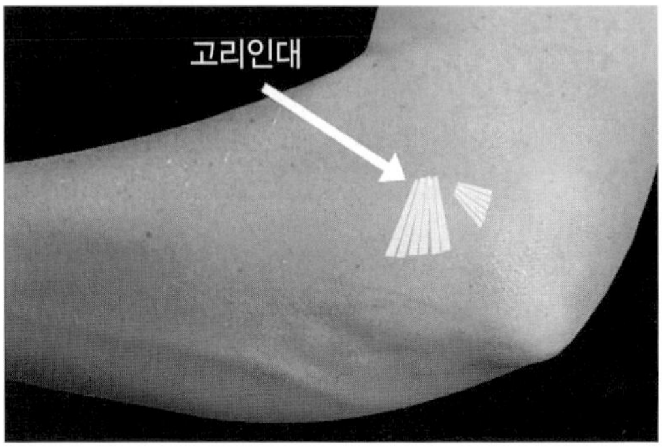

고리인대(annular ligament)는 노뼈머리와 노뼈목을 둘러싸고 있으며, 노뼈머리를 제 위치에 있도록 만든다.

촉진의 예 (Palpation Example)

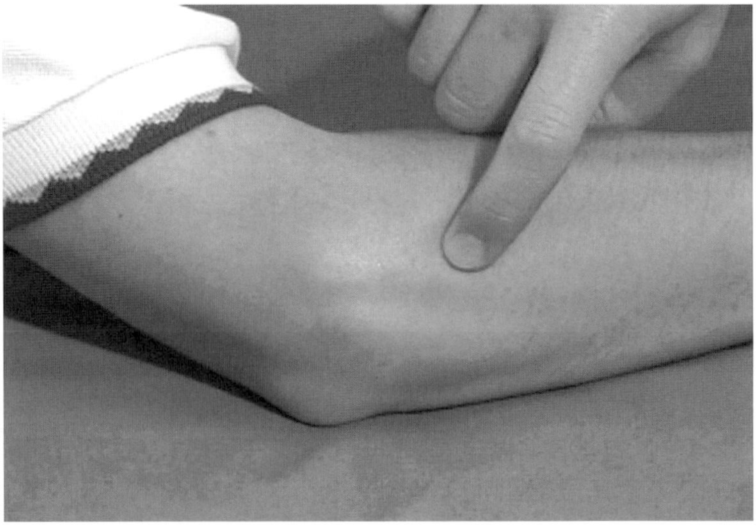

고리인대를 촉진하기 위해,

1) 환자의 팔꿈치를 굽힘시켜 테이블 위에 올려놓는다.
2) 가쪽위관절융기에서 손가락 1~2개 폭만큼 먼쪽으로 이동하여 노뼈머리를 찾는다.
3) 노뼈머리를 제대로 촉진하고 있는지를 확인하기 위해, 환자에게 아래팔을 뒤침과 엎침하도록 지시한 후, 손가락 밑에서 노뼈머리가 움직이는지를 느껴본다.
4) 노뼈머리에서, 손가락 1/2 폭만큼 먼쪽으로 이동하여 노뼈목을 찾는다.
5) 노뼈목을 감싸고 있는 고리인대가 손가락 밑에 위치할 것이다.

팁(Tip)

4개 표식점

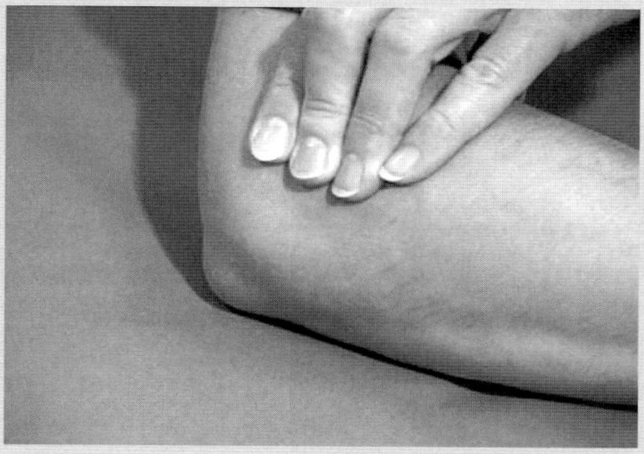

1) 가쪽위관절융기를 찾아서, 손가락 하나로 그 부위를 고정한다.
2) 손가락 3개 이상을 이용하여, 아래팔의 아래쪽으로 노뼈를 따라 배치한다.
3) 4개 손가락을 나란하게 붙인다.
4) 4개 손가락은 각각 4개의 표식점 (몸쪽에서 먼쪽 순으로)을 가리킨다: 가쪽위관절융기, 가쪽곁인대, 노뼈머리 및 고리인대.

● 위팔두갈래근 (상완이두근) 힘줄 Biceps Brachii Tendon

뼈대 표식점과 해부학 표식점 (Skeletal and Anatomical Landmarks)

뼈대 표식점 (Skeletal)

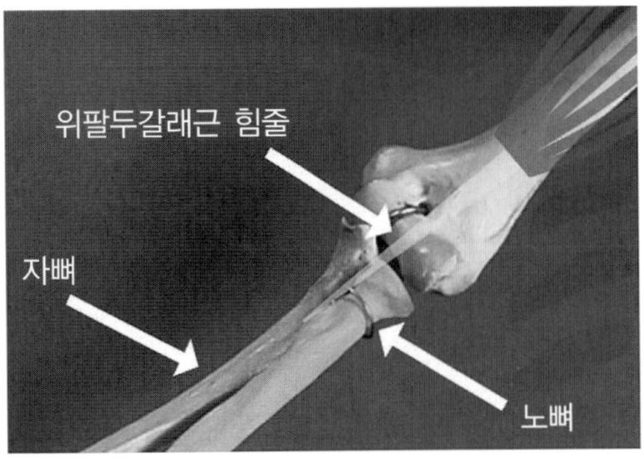

해부학 표식점 (Anatomical)

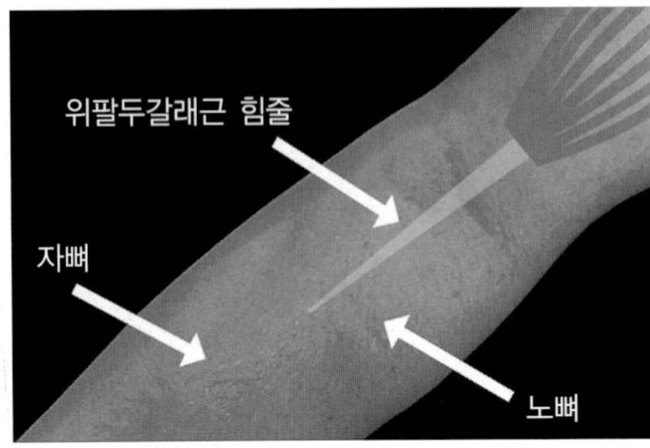

위팔두갈래근 힘줄은 팔꿈치 앞쪽오목의 중앙 부위에 위치한다.

촉진의 예 (Palpation Example)

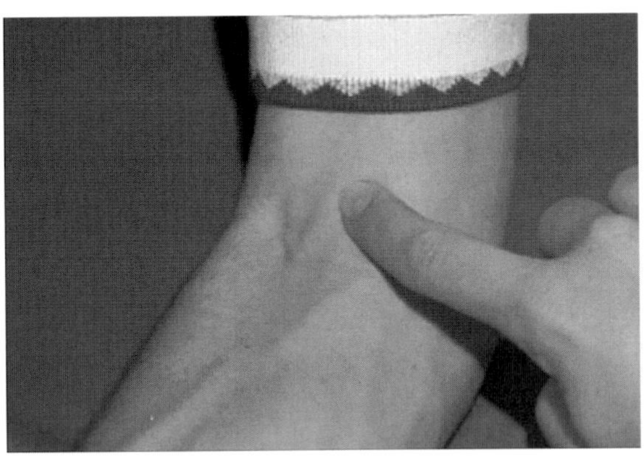

위팔두갈래근 힘줄을 촉진하기 위해,

1) 환자는 테이블 끝에 앉거나 선 자세를 취하고, 검사자는 환자의 앞쪽에서 선 자세를 취한다.
2) 환자에게 팔꿈치를 굽힘하고 아래팔을 뒤침하도록 지시한다.
3) 필요하다면, 저항을 가할 수 있다.
4) 팔꿈치 앞쪽오목 중앙지점 근처에서 힘줄이 가장 많이 튀어나온 것을 찾는다.
5) 손가락 1개로 촉진하거나 엄지와 손가락을 이용해 위팔두갈래근 힘줄을 잡을 수 있다.

팁(Tip)

저항 적용하기

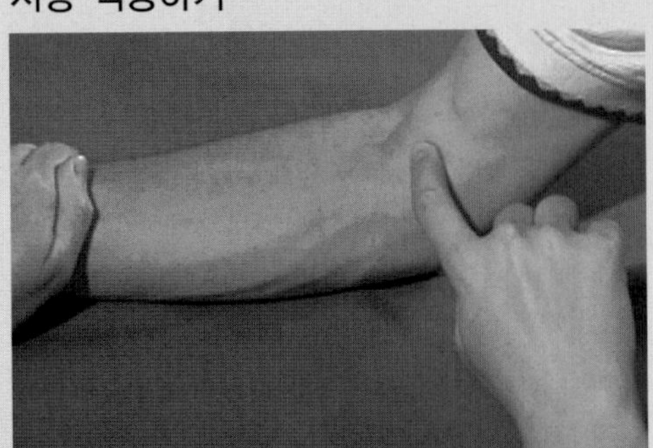

환자가 팔꿈치를 굽힘할 때 손목에 저항을 가하면, 위팔두갈래근의 힘줄이 더 많이 튀어나오게 된다.

● 팔동맥 (상완동맥) Brachial Artery

뼈대 표식점과 해부학 표식점 (Skeletal and Anatomical Landmarks)

뼈대 표식점 (Skeletal)

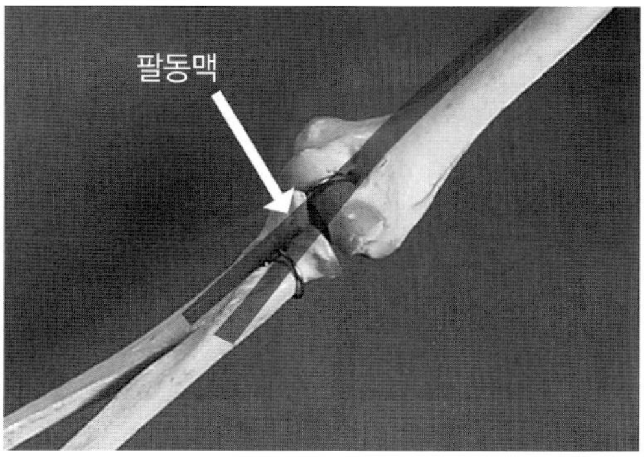

해부학 표식점 (Anatomical)

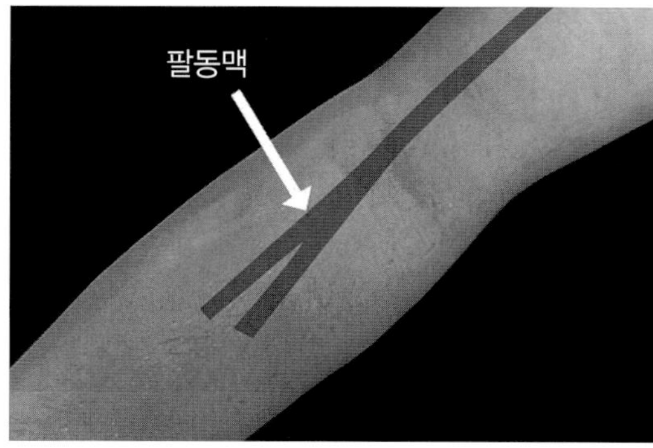

팔동맥은 위팔뼈 앞안쪽을 따라 전체 위팔뼈를 주행하고, 팔꿈치오목을 통과한다.

촉진의 예 (Palpation Example)

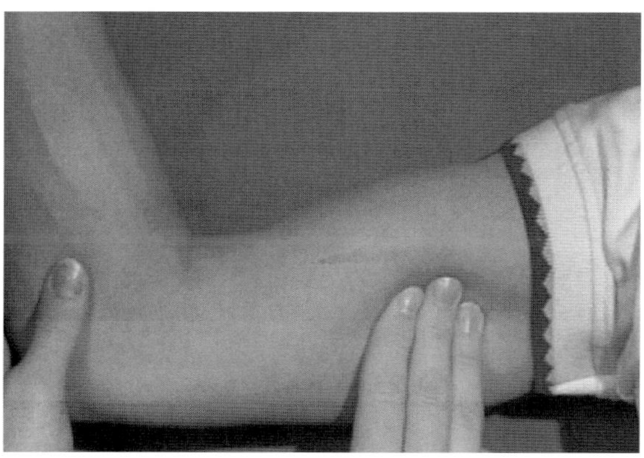

팔동맥을 촉진하기 위해,

1) 환자는 테이블 끝에 앉는다.
2) 환자에게 어깨관절을 벌림하고 가쪽돌림하도록 지시하여 위팔의 안쪽면이 노출되도록 한다.
3) 3개의 손가락을 이용하여, 위팔뼈 앞쪽면의 중간지점에 있는 고랑(위팔두갈개근 밑에 있는)을 압박한다.
4) 손가락 먼쪽마디뼈를 이용하여 맥박을 촉진한다.

다른 방법 (Alternate Method)

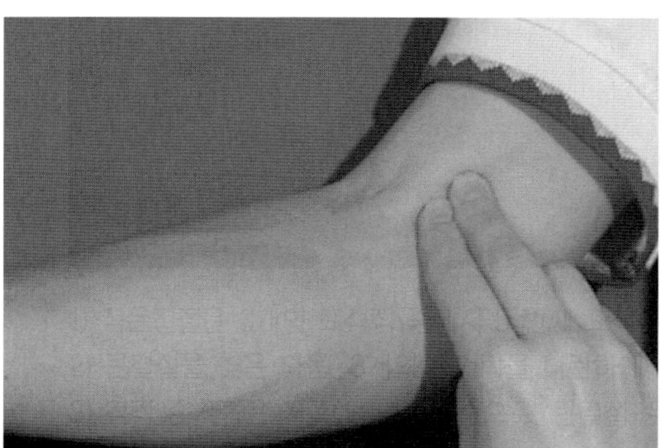

팔꿈치오목에서도 팔동맥을 촉진할 수 있다. 팔동맥을 촉진하기 위해, 손가락을 이용하여 위팔두갈래근 힘줄 바로 안쪽의 팔꿈치오목 안으로, 부드럽게 압박한다.

위팔노근 (상완요골근) Brachioradialis Muscle

뼈대 표식점과 해부학 표식점 (Skeletal and Anatomical Landmarks)

뼈대 표식점 (Skeletal)

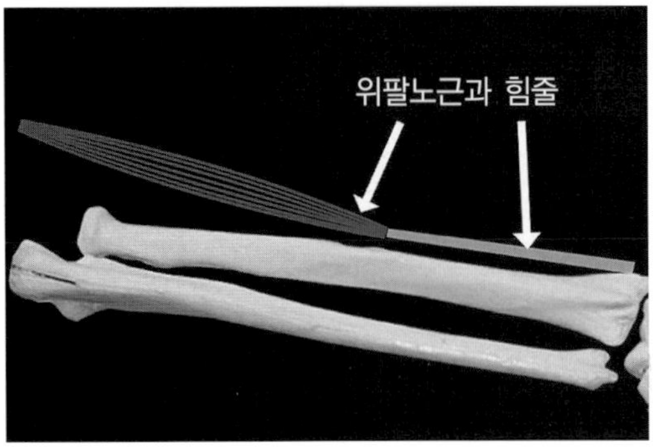

해부학 표식점 (Anatomical)

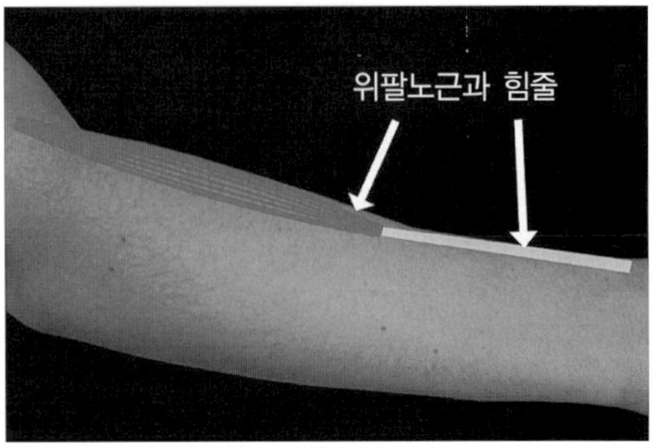

위팔노근은 위팔뼈의 가쪽관절융기위능선에서 시작하여, 노뼈 붓돌기에 착지한다.

촉진의 예 (Palpation Example)

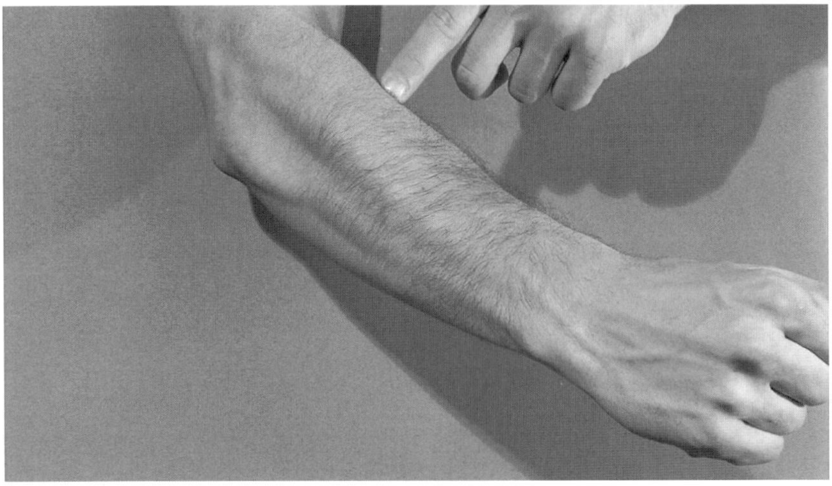

위팔노근을 촉진하기 위해,

1) 환자는 테이블 끝에 앉는다.
2) 엄지손가락이 위쪽으로 향하도록 하고, 환자에게 팔꿈치를 굽힘하도록 지시한다.
3) 가능하다면, 저항을 적용할 수도 있다.
4) 위팔노근이 몸쪽 아래팔에서 엄지손가락까지 촉진되고 확인될 수 있다.
5) 손가락으로 촉진하거나 엄지와 손가락을 이용하여 위팔노근을 잡을 수 있다.
6) 팔꿈치에서 먼쪽 힘줄까지 위팔노근이 촉진될 수 있다.

● 온폄근 (총신근) 힘줄 Common Extensor Tendon

뼈대 표식점과 해부학 표식점 (Skeletal and Anatomical Landmarks)

뼈대 표식점 (Skeletal)

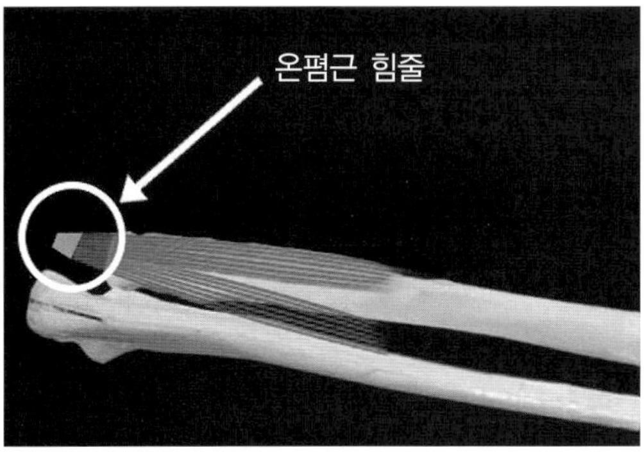

해부학 표식점 (Anatomical)

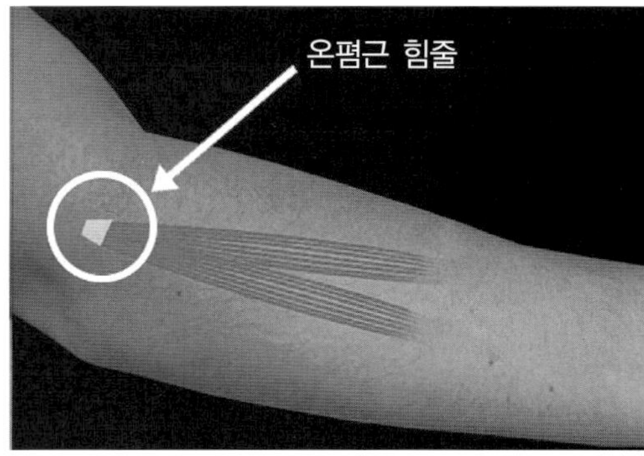

온폄근 힘줄은 손과 손목 폄근의 이는곳이고, 위팔뼈의 가쪽위관절융기와 연결되어 있다.

촉진의 예

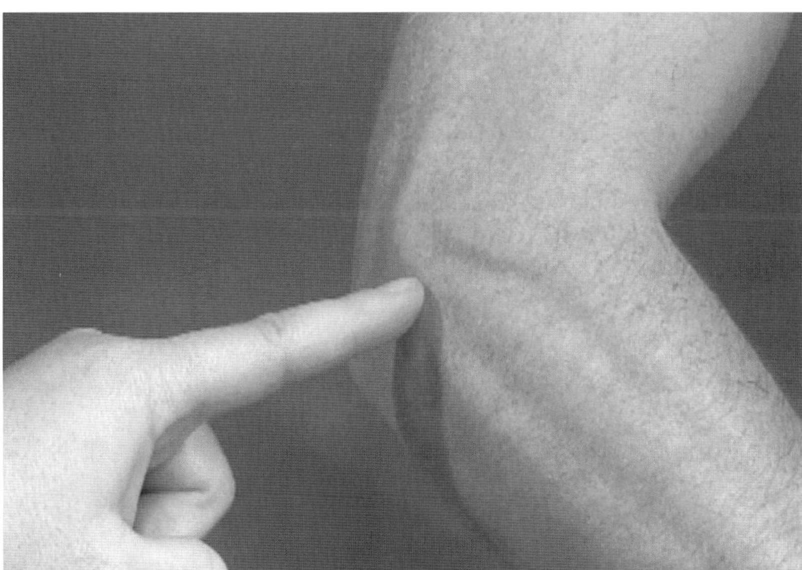

온폄근 힘줄을 촉진하기 위해,

1) 환자는 팔꿈치를 굽힘하고, 테이블 끝에 앉는다.
2) 위팔뼈의 가쪽위관절융기를 찾고, 위관절융기과 노쪽곁인대의 앞쪽으로 움직인다.
3) 온폄근 힘줄은 커다란 띠처럼 느껴질 수 있다.
4) 검사자가 힘줄을 제대로 촉진하고 있는지를 확인하기 위해, 환자에게 손목을 부드럽게 폄하도록 지시한다.
5) 힘줄이 손가락 밑에서 움직일 것이다.

온굽힘근 (총굴곡근) 힘줄 Common Flexor Tendon

뼈대 표식점과 해부학 표식점 (Skeletal and Anatomical Landmarks)

뼈대 표식점 (Skeletal)

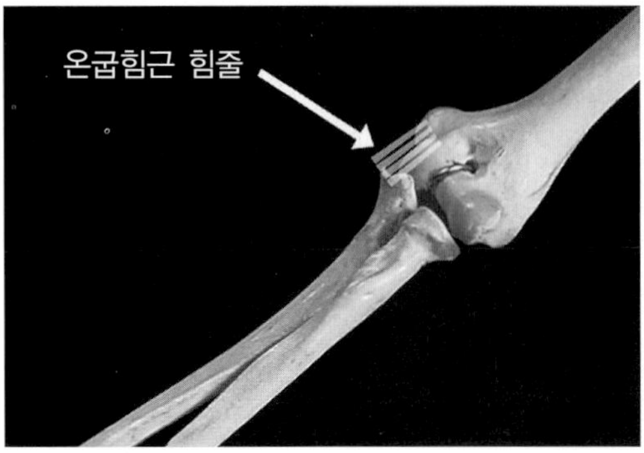

해부학 표식점 (Anatomical)

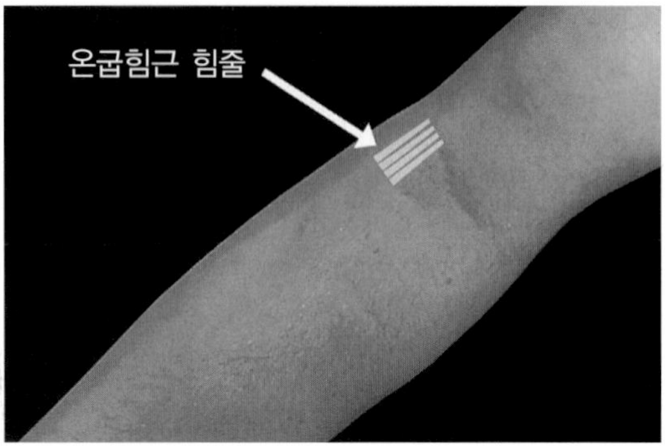

온굽힘근 힘줄은 손과 손목 굽힘근의 이는곳이고, 위팔뼈의 안쪽위관절융기와 연결되어 있다.

촉진의 예 (Palpation Example)

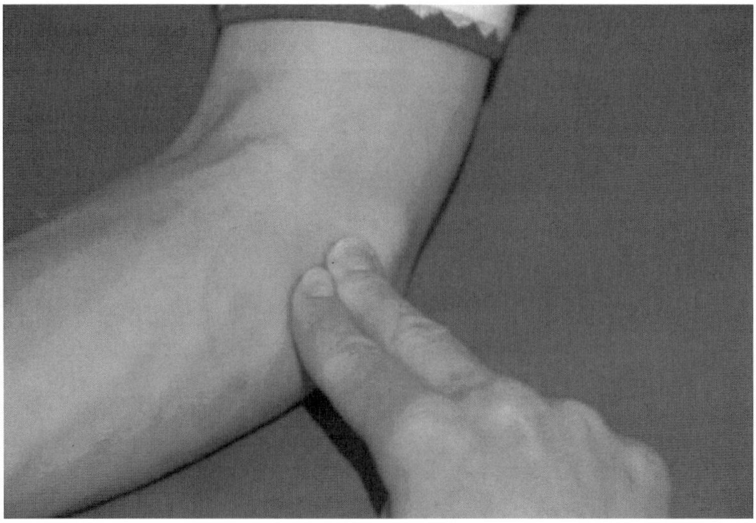

온굽힘근 힘줄을 촉진하기 위해,

1) 환자는 팔꿈치를 굽힘하고, 아래팔을 뒤침한 채로 테이블 끝에 앉는다.
2) 위팔뼈의 안쪽위관절융기를 찾고, 안쪽위관절융기의 먼쪽과 약간 앞쪽으로 움직인다.
3) 온굽힘 힘줄은 두꺼운 띠처럼 느껴질 수 있고, 1~2 인치 정도 촉진될 수 있다.
4) 검사자가 힘줄을 제대로 촉진하고 있는지를 확인하기 위해, 환자에게 손목을 부드럽게 굽힘하도록 지시한다. 그러면, 힘줄이 손가락 밑에서 움직일 것이다.

● 팔꿈치오목 (주관절와) Cubital Fossa

뼈대 표식점과 해부학 표식점 (Skeletal and Anatomical Landmarks)

뼈대 표식점 (Skeletal)

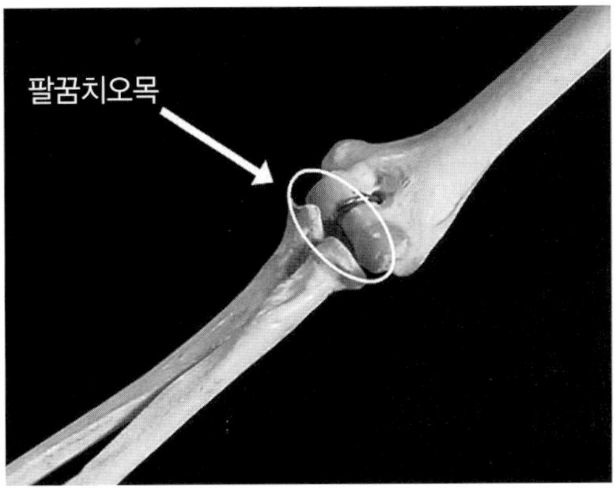

해부학 표식점 (Anatomical)

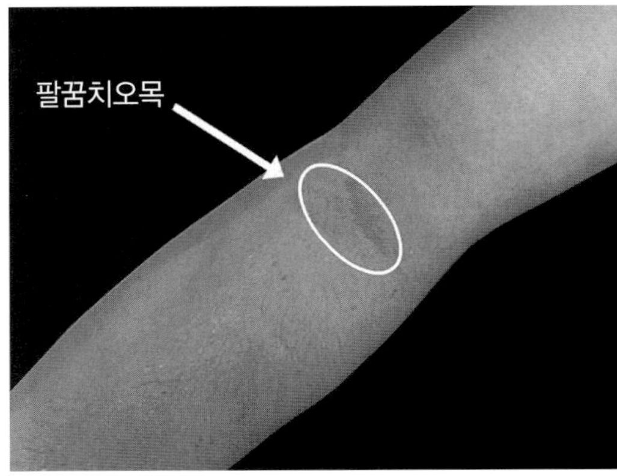

팔꿈치오목은 팔꿈치 앞쪽 주름에 있는 함몰 부위이다.

촉진의 예 (Palpation Example)

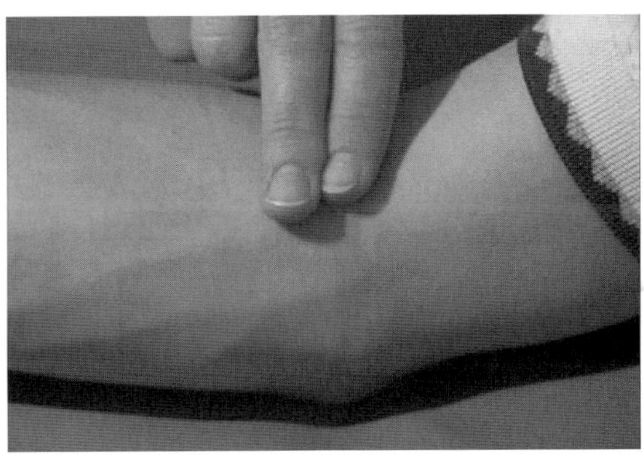

팔꿈치오목을 촉진하기 위해,

1) 환자는 팔꿈치를 약간 굽힘하고, 뒤침한 자세를 취한다.
2) 팔꿈치오목은 팔꿈치의 앞쪽 주름 부위에 있는 함몰부위이다.
3) 함몰 부위를 찾고, 전체 폭을 촉진한다.

팔꿈치의 가쪽위관절융기 (외측상과)

뼈대 표식점과 해부학 표식점 (Skeletal and Anatomical Landmarks)

뼈대 표식점 (Skeletal)

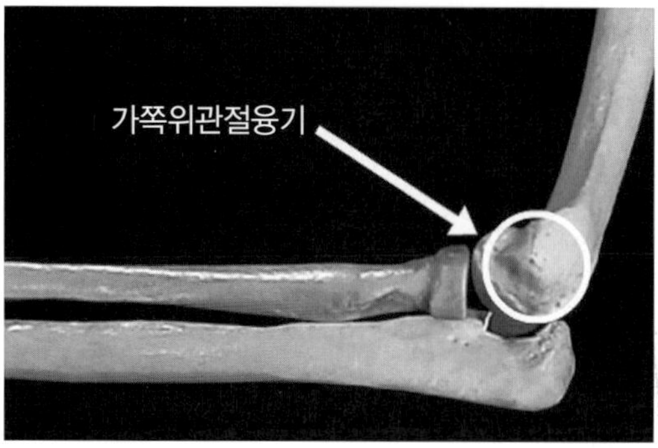

해부학 표식점 (Anatomical)

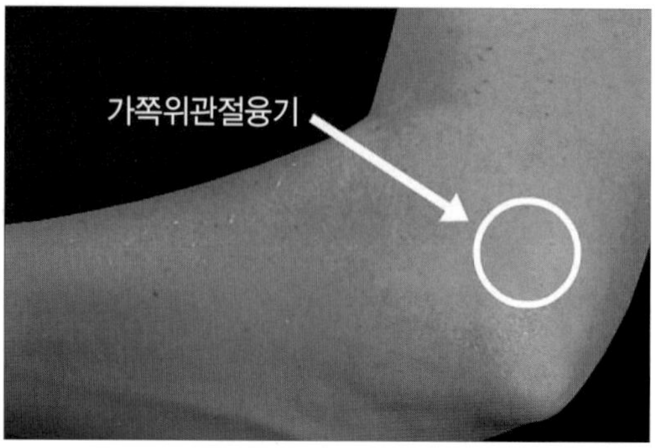

가쪽위관절융기는 팔꿈치의 뒤가쪽면에 위치한다.

촉진의 예 (Palpation Example)

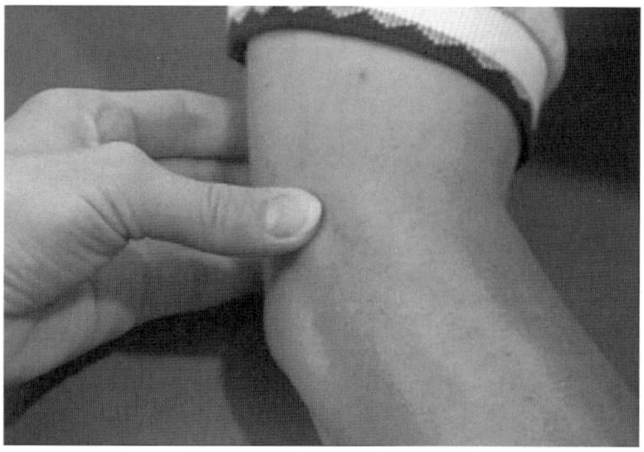

가쪽위관절융기를 촉진하기 위해,

1) 환자는 팔꿈치의 가쪽면이 보이도록 팔을 편안하게 몸 앞쪽으로 배치한다.
2) 먼쪽 위팔뼈의 가쪽에서 시작하여, 가장 넓은 뼈부위가 느껴질 때까지 팔 아래쪽으로 이동한다.
3) 가쪽위관절융기는 팔꿈치 가쪽면(관절선의 바로 위쪽)에서 가장 많이 튀어나온 부위이다.

팁(Tip)

4개 표식점

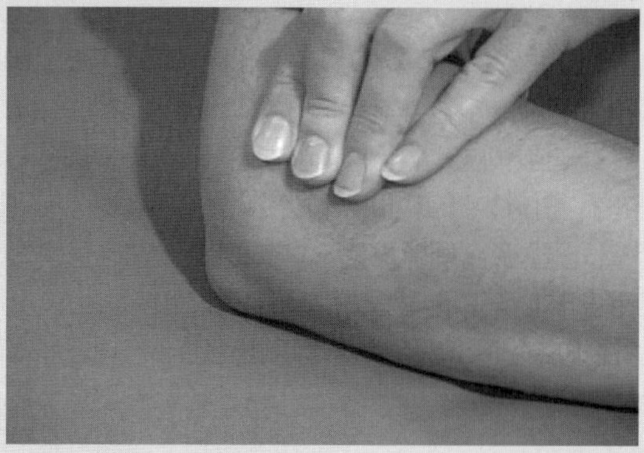

1) 가쪽위관절융기를 찾고, 그 부위에 손가락을 배치한다.
2) 먼쪽으로 움직여, 노뼈를 따라 아래쪽으로 4개의 손가락을 배치한다. 이때 4개 손가락을 나란하게 붙인다.
3) 4개의 손가락들은 각각 4개의 표식점 위에 배치 된다 (몸쪽에서 먼쪽 순으로) : 가쪽위관절융기, 가쪽곁인대, 노뼈머리 및 고리인대.

가쪽관절융기위능선 (상외측상과능)

뼈대 표식점과 해부학 표식점 (Skeletal and Anatomical Landmarks)

뼈대 표식점 (Skeletal)

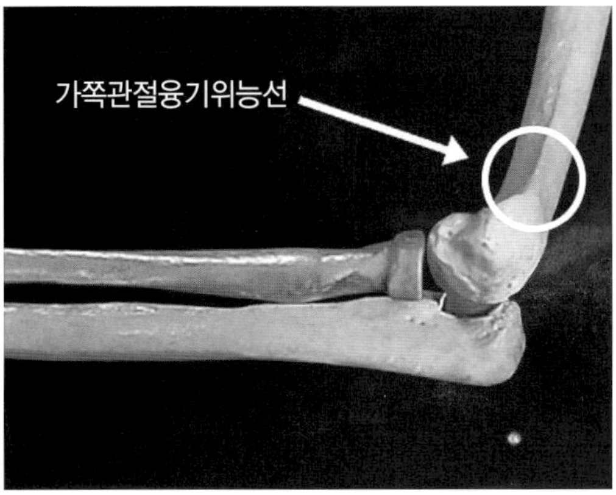

해부학 표식점 (Anatomical)

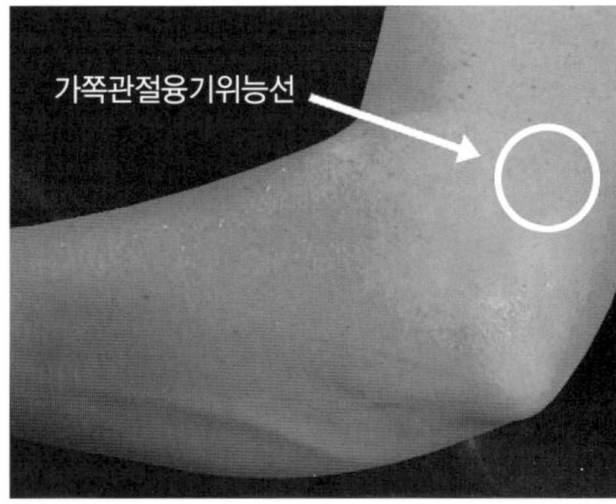

가쪽관절융기위능선은 가쪽위관절융기 바로 위쪽에 위치한다.

촉진의 예 (Palpation Example)

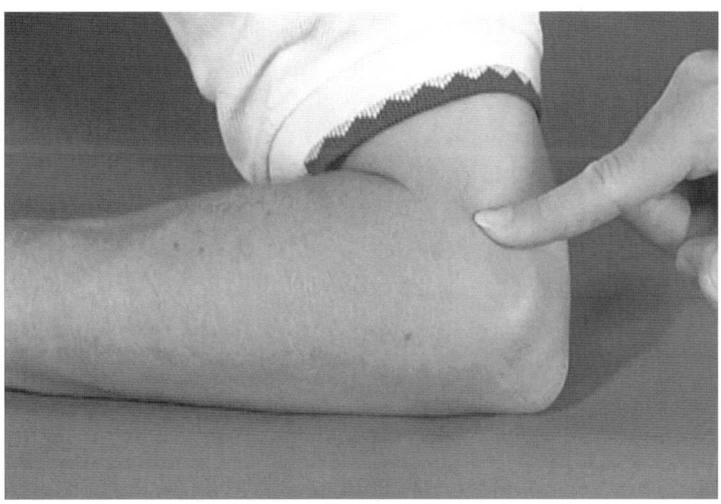

가쪽관절융기위능선을 촉진하기 위해,

1) 환자는 팔꿈치의 가쪽면이 보이도록 팔을 편안하게 몸 앞쪽으로 배치한다.
2) 먼쪽 위팔뼈의 가쪽에서 시작하여, 넓게 퍼진 뼈가 느껴질 때까지 팔 아래쪽으로 움직인다.
3) 가쪽위관절융기에 도달하면, 넓게 퍼진 뼈 쪽으로 다시 이동한다.
4) 가쪽위관절융기 바로 위쪽의 넓게 퍼진 뼈가 바로 가쪽관절융기위능선이다.

팔꿈치의 안쪽위관절융기 (내측상과)

뼈대 표식점과 해부학 표식점 (Skeletal and Anatomical Landmarks)

뼈대 표식점 (Skeletal)

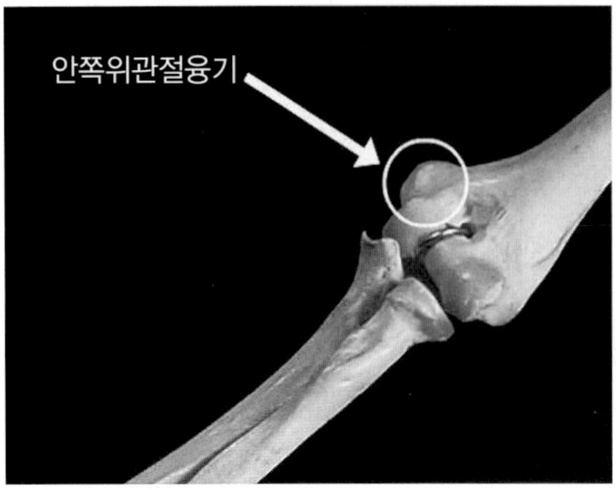

해부학 표식점 (Anatomical)

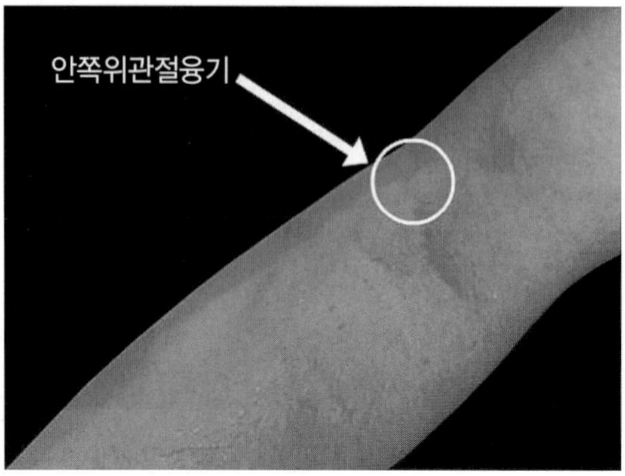

안쪽위관절융기는 팔꿈치의 안쪽면에서 크게 튀어나온 뼈로서, 손목 굽힘근의 부착점으로 작용한다.

촉진의 예 (Palpation Example)

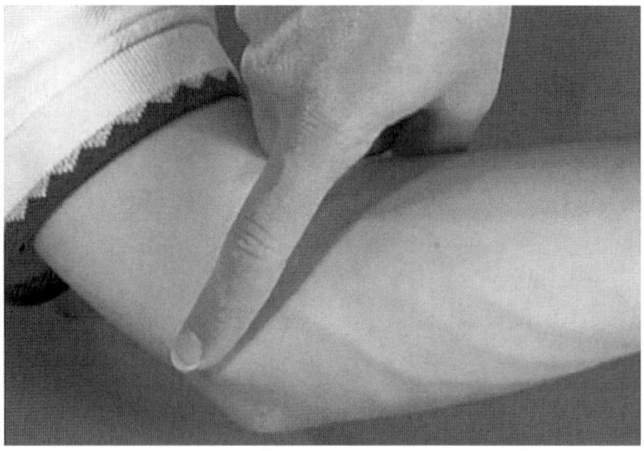

안쪽위관절융기를 촉진하기 위해,

1) 환자는 팔꿈치의 안쪽면이 보이도록 팔을 가쪽돌림시킨 후 몸 앞쪽으로 배치한다.
2) 먼쪽 위팔뼈의 안쪽에서 시작하여, 가장 넓은 뼈부위가 느껴질 때까지 팔 아래쪽으로 이동한다.
3) 안쪽위관절융기는 팔꿈치 안쪽면에서 가장 많이 튀어나온 부위이다.

안쪽관절융기위능선 (상내측상과능)

뼈대 표식점과 해부학 표식점 (Skeletal and Anatomical Landmarks)

뼈대 표식점 (Skeletal)

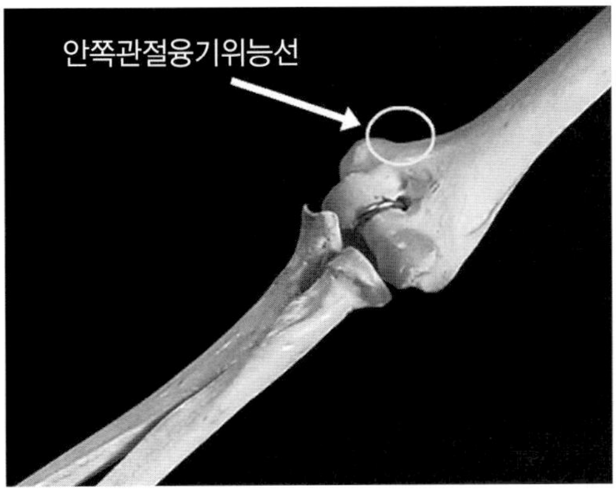

해부학 표식점 (Anatomical)

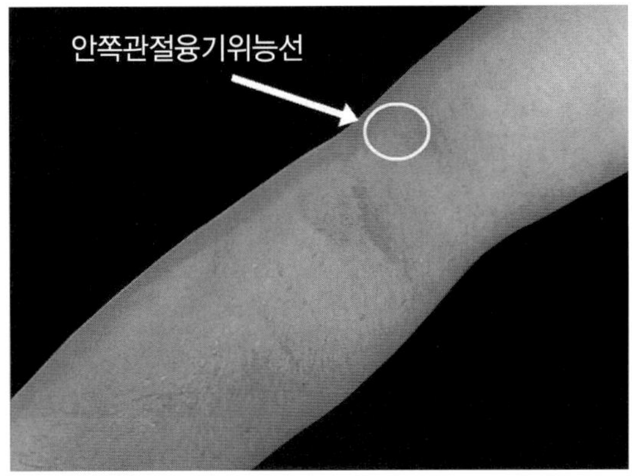

안쪽관절융기위능선은 안쪽위관절융기 바로 위쪽에 위치한다.

촉진의 예 (Palpation Example)

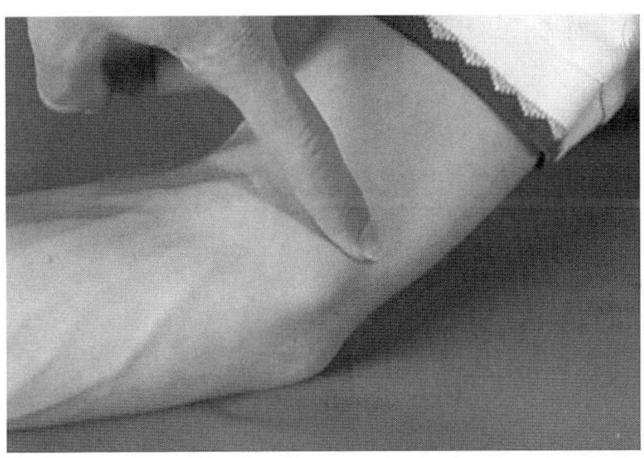

안쪽관절융기위능선을 촉진하기 위해,

1) 환자는 팔꿈치의 안쪽면이 보이도록 팔을 가쪽돌림한 후 몸 앞쪽으로 배치한다.
2) 먼쪽 위팔뼈의 안쪽에서 시작하여, 넓게 퍼진 뼈가 느껴질 때까지 팔 아래쪽으로 움직인다.
3) 안쪽위관절융기에 도달하면, 넓게 퍼진 뼈 쪽으로 다시 이동한다.
4) 안쪽위관절융기 바로 위쪽의 넓게 퍼진 뼈가 바로 안쪽관절융기위능선이다.

팔꿈치머리 윤활주머니 (주두 점액낭) Olecranon Bursa

뼈대 표식점과 해부학 표식점 (Skeletal and Anatomical Landmarks)

뼈대 표식점 (Skeletal)

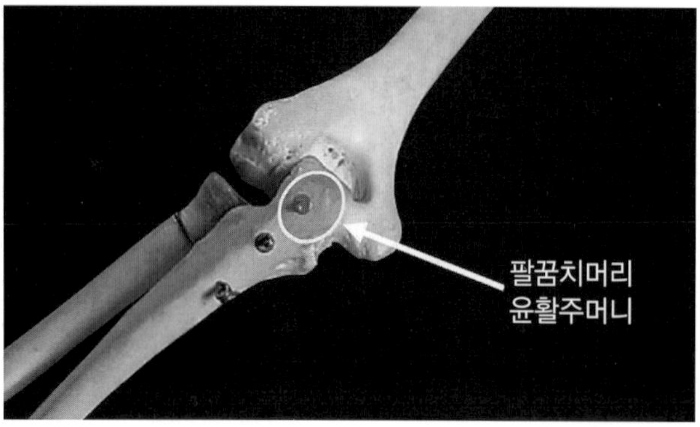

해부학 표식점 (Anatomical)

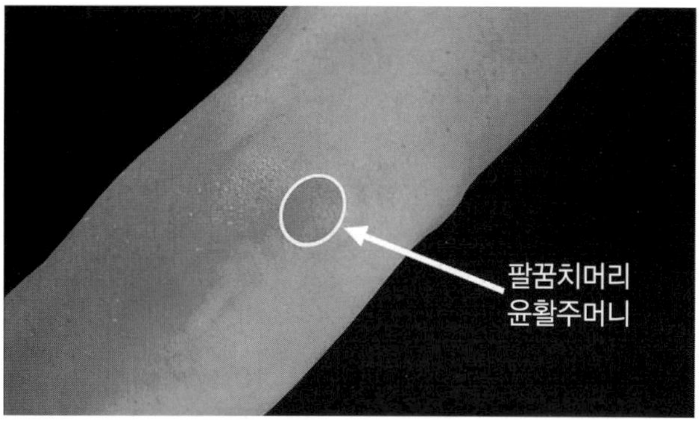

팔꿈치머리 윤활주머니는 팔꿈치머리돌기의 가층에 있는 윤활주머니이다.

촉진의 예 (Palpation Example)

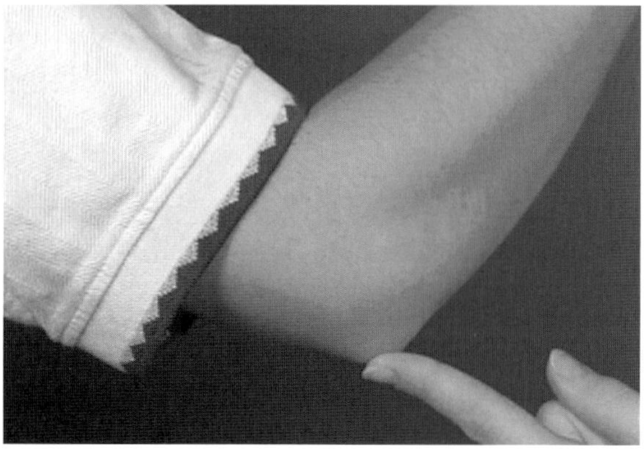

팔꿈치머리 윤활주머니를 촉진하기 위해,

1) 환자는 테이블 끝에 앉고, 팔꿈치를 굽힘하여 편안하게 몸 앞쪽에 배치한다.
2) 윤활주머니가 팔꿈치머리돌기 위에 위치하기 때문에, 팔꿈치머리돌기를 먼저 찾은 다음, 그 돌기의 가층을 촉진한다.
3) 염증이 없을 때는, 팔꿈치머리 윤활주머니가 확인되지 않을 수도 있다.

팔꿈치머리오목 (주두와) Olecranon Fossa

뼈대 표식점과 해부학 표식점 (Skeletal and Anatomical Landmarks)

뼈대 표식점 (Skeletal)

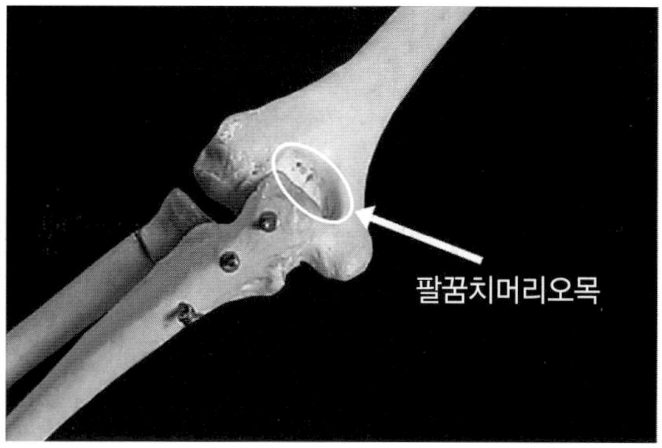

해부학 표식점 (Anatomical)

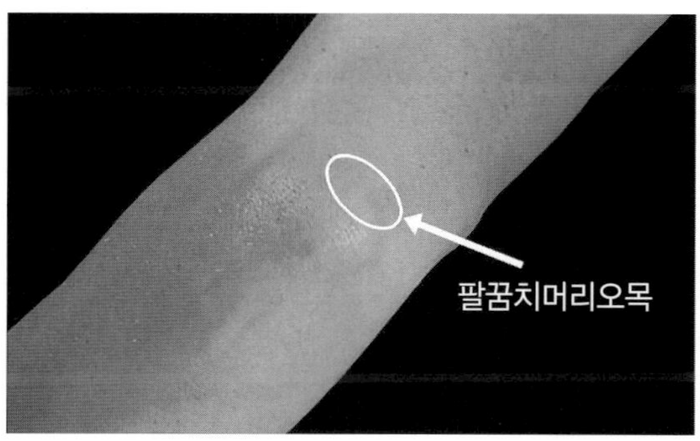

팔꿈치머리오목은 먼쪽 위팔뼈의 뒤쪽에 있는 커다란 함몰 부위로서, 팔꿈치를 펼할 때 팔꿈치머리돌기가 그 부위 안으로 들어간다.

촉진의 예 (Palpation Example)

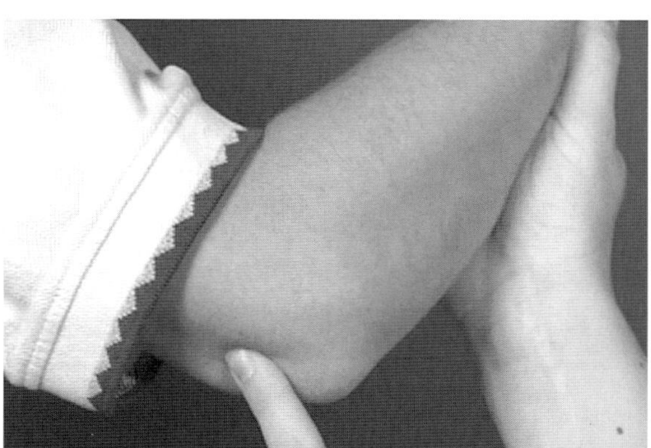

팔꿈치머리오목을 촉진하기 위해,

1) 환자는 테이블 끝에 앉고, 팔꿈치를 굽힘하여 편안하게 몸 앞쪽에 배치한다.
2) 팔꿈치 끝에 있는 팔꿈치머리돌기를 찾는다.
3) 먼쪽 위팔뼈의 커다란 함몰 부위가 느껴질 때까지 약 1인치 정도 몸쪽으로 움직인다.
4) 이 함몰 부위가 팔꿈치머리오목이다.

팔꿈치머리돌기 (주두) Olecranon Process

뼈대 표식점과 해부학 표식점 (Skeletal and Anatomical Landmarks)

뼈대 표식점 (Skeletal)

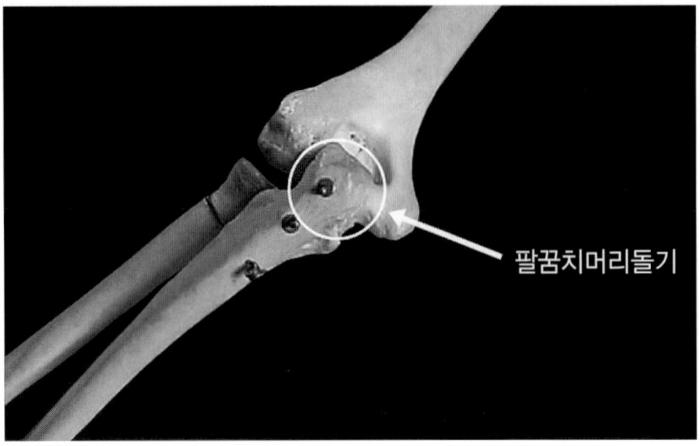

해부학 표식점 (Anatomical)

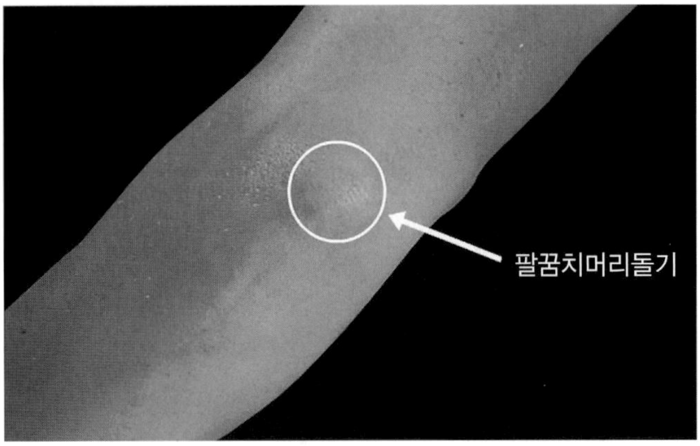

팔꿈치머리돌기는 팔꿈치 끝에 있는 커다란 돌출부위이다.

촉진의 예 (Palpation Example)

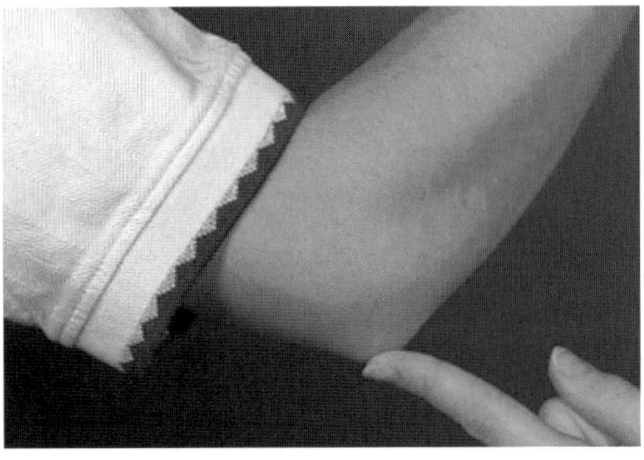

팔꿈치머리돌기를 촉진하기 위해,

1) 환자는 테이블 끝에 앉고, 팔꿈치를 굽힘하여 편안하게 몸 앞쪽에 배치한다.
2) 팔꿈치 끝을 형성하는 뼈 돌출 부위를 찾는다.
3) 이 뼈 부위가 팔꿈치머리돌기이다.
4) 돌출 부위의 전체 표면을 촉진한다.

● 노쪽 (가쪽) 곁인대 (요측측부인대)

뼈대 표식점과 해부학 표식점 (Skeletal and Anatomical Landmarks)

뼈대 표식점 (Skeletal)

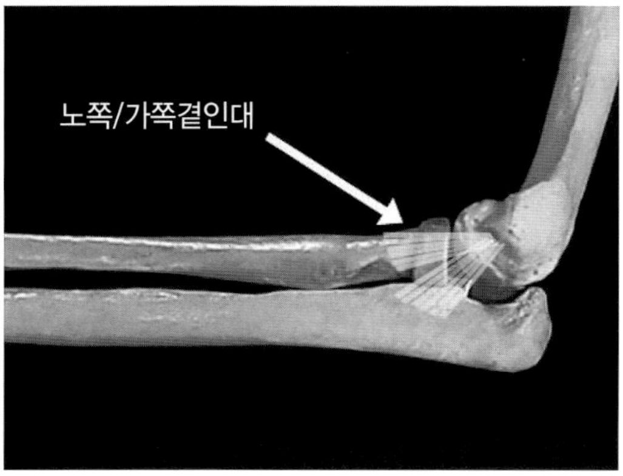

해부학 표식점 (Anatomical)

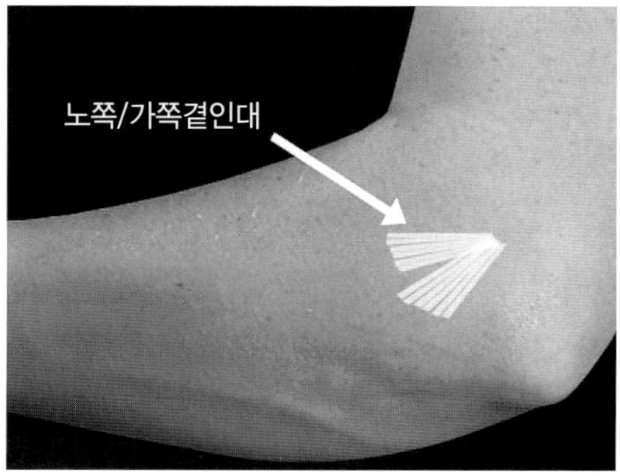

노쪽(가쪽)곁인대는 가쪽위관절융기와 노뼈머리 사이에 위치한다.

촉진의 예 (Palpation Example)

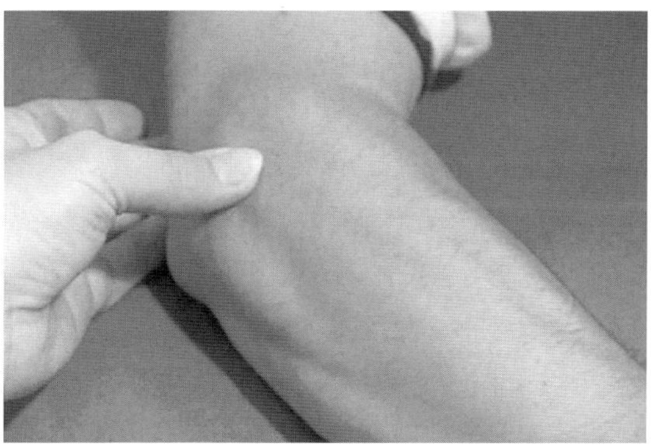

노쪽(가쪽)곁인대를 촉진하기 위해,

1) 환자는 테이블 끝에 앉고, 팔꿈치의 가쪽면이 보이도록 팔꿈치를 굽힘하여 편안하게 몸 앞쪽에 배치한다.
2) 가쪽위관절융기를 먼저 찾는다.
3) 그 다음, 노뼈머리 쪽으로 움직인다.
4) 앞쪽에서 뒤쪽으로 압박을 할 때, 노쪽곁인대가 가쪽위관절융기와 노뼈머리 사이에서 작은 띠처럼 느껴질 것이다.

팁(Tip)

4개 표식점

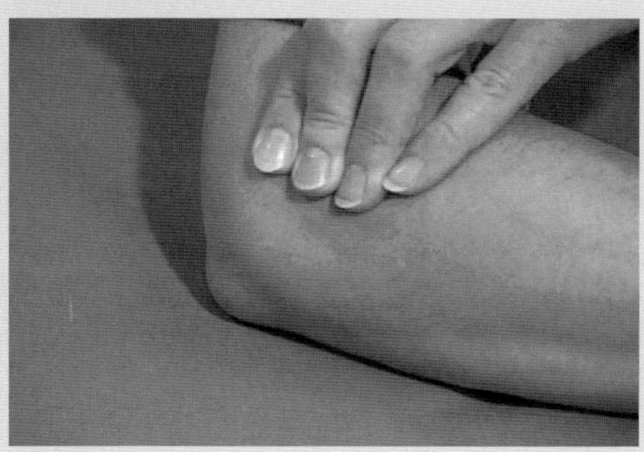

1) 가쪽위관절융기를 찾고, 그 부위에 손가락을 배치한다.
2) 먼쪽으로 움직여, 노뼈를 따라 아래쪽으로 4개의 손가락을 배치한다.
3) 4개 손가락을 나란하게 붙인다.
4) 4개의 손가락들은 각각 4개의 표식점 위에 배치된다 (몸쪽에서 먼쪽 순으로): 가쪽위관절융기, 가쪽곁인대, 노뼈머리 및 고리인대.

● 노뼈머리 (요골두) Radial Head

뼈대 표식점과 해부학 표식점 (Skeletal and Anatomical Landmarks)

뼈대 표식점 (Skeletal)

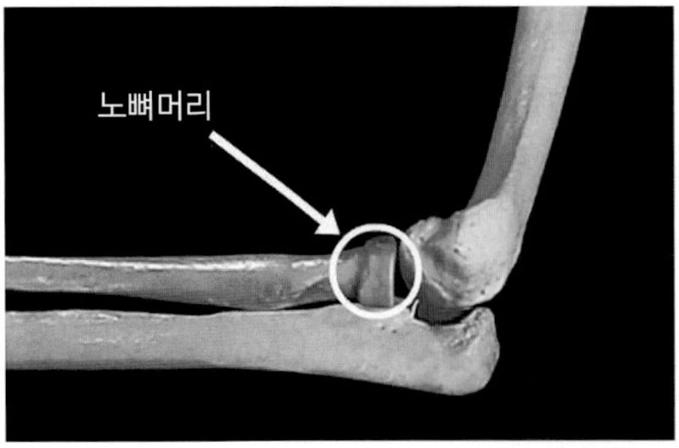

해부학 표식점 (Anatomical)

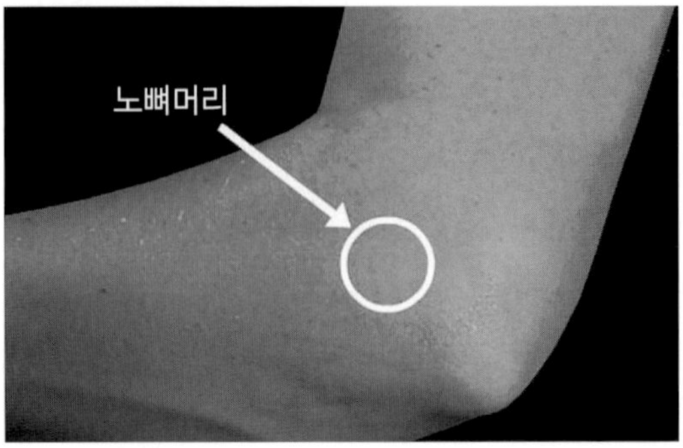

노뼈머리는 가쪽위관절융기 바로 먼쪽의 아래팔 가쪽에 위치한다.

촉진의 예 (Palpation Example)

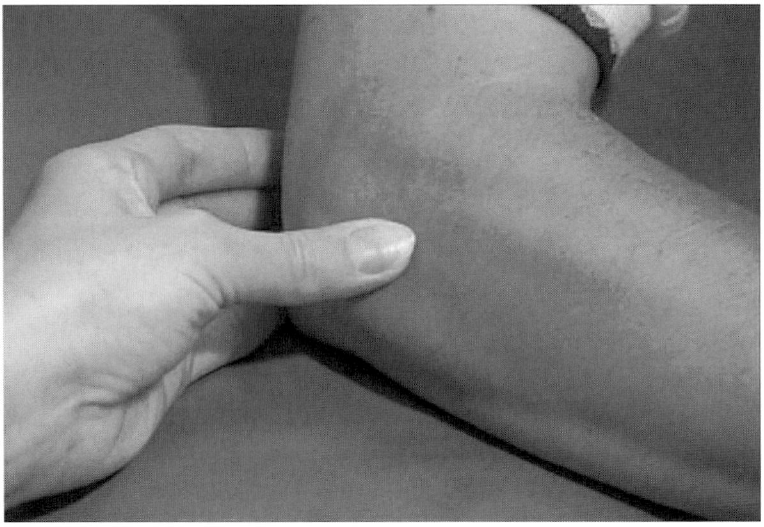

노뼈머리를 촉진하기 위해,

1) 환자는 팔꿈치를 굽힘하여 편안하게 몸 앞쪽에 배치한다.
2) 가쪽위관절융기를 먼저 찾고, 손가락 $1\frac{1}{2}$~2개의 폭만큼 먼쪽으로 이동한다.
3) 노뼈머리는 팔꿈치의 두가쪽면에 있는 뼈성 손잡이처럼 느껴진다.
4) 노뼈머리를 제대로 촉진하고 있는지를 확인하기 위해, 그 부위를 촉진하는 동안 환자에게 뒤침과 엎침을 하도록 지시한다.
5) 아래팔을 뒤침과 엎침할 때, 노뼈머리는 손가락 밑에서 딱딱한 공처럼 느껴질 수 있다.

팁(Tip)

촉진 확인

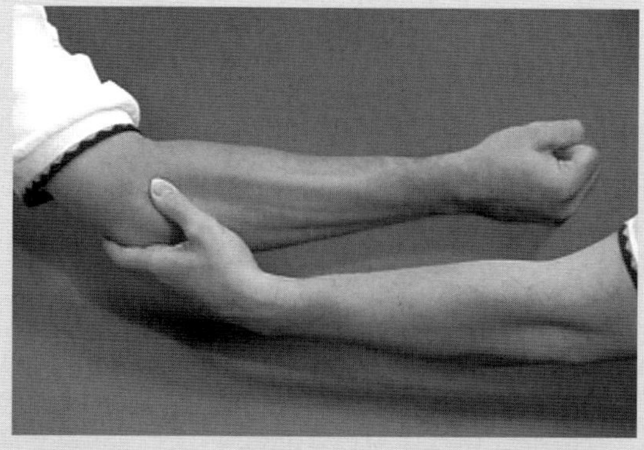

노뼈머리를 제대로 촉진하고 있는지를 확인하기 위해, 그 부위를 촉진하는 동안 환자에게 뒤침과 엎침을 하도록 지시한다. 만약 검사자가 노뼈머리를 촉진하고 있다면, 아래팔을 뒤침과 엎침할 때 노뼈머리가 손가락 밑에서 딱딱한 공처럼 느껴질 수 있다.

4개 표식점

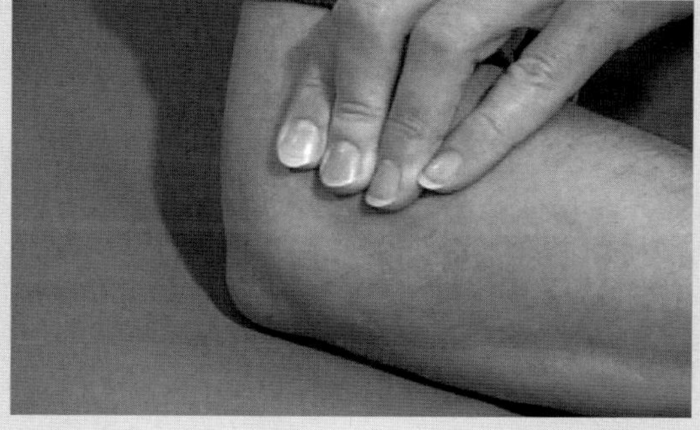

1) 가쪽위관절융기를 찾고, 그 부위에 손가락을 배치한다.
2) 먼쪽으로 움직여, 노뼈를 따라 아래쪽으로 4개의 손가락을 배치한다. 이때 4개 손가락을 나란하게 붙인다.
3) 4개의 손가락들은 각각 4개의 표식점 위에 배치된다 (몸쪽에서 먼쪽 순으로): 가쪽위관절융기, 가쪽곁인대, 노뼈머리 및 고리인대.

● 자쪽 (안쪽) 곁인대 (척측측부인대)

뼈대 표식점과 해부학 표식점 (Skeletal and Anatomical Landmarks)

뼈대 표식점 (Skeletal)

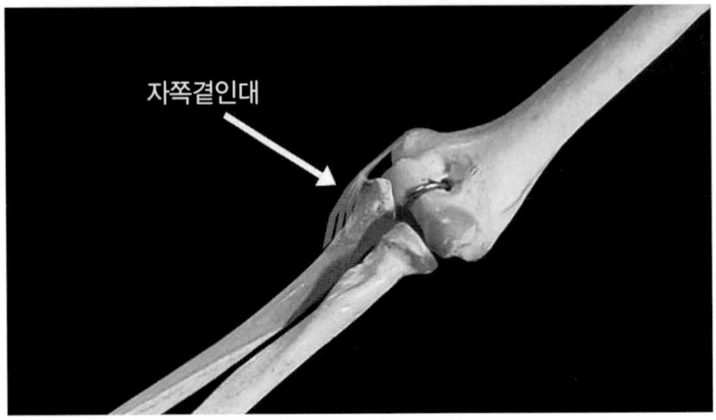

해부학 표식점 (Anatomical)

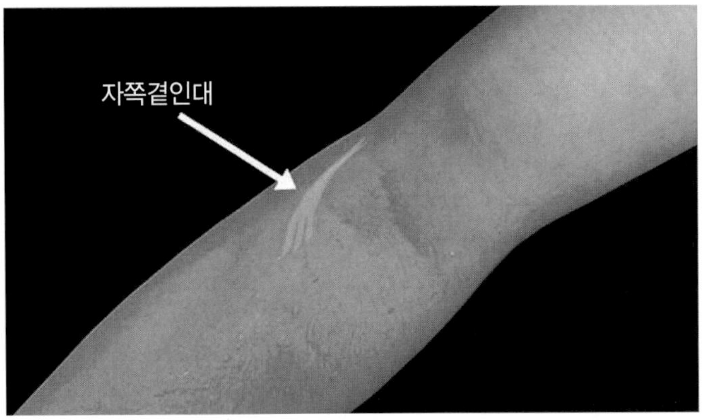

자쪽곁인대는 몸쪽으로 위팔뼈의 안쪽위관절융기와 먼쪽으로 척골에 붙어 있다.

촉진의 예 (Palpation Example)

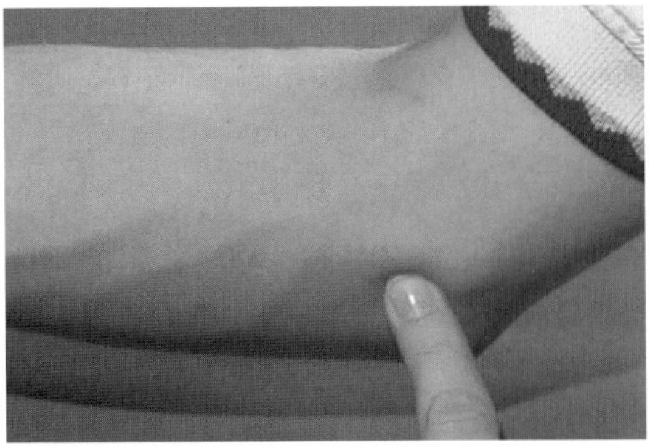

자쪽곁인대를 촉진하기 위해,

1) 환자는 팔꿈치의 안쪽면이 보이도록 팔을 가쪽돌림하여 몸 앞쪽에 배치한다.
2) 먼저 안쪽위관절융기를 먼저 찾는다.
3) 먼쪽으로 움직여, 관절공간으로 이동하고, 온굽힘근 힘줄의 뒤쪽에서 멈춘다.
4) 자쪽곁인대는 작은 띠처럼 느껴질 것이고, 자뼈를 앞뒤로 움직일 때 잘 느껴진다.

● 자뼈고랑 (패임) 〔척골구〕 Ulnar Groove (Notch)

뼈대 표식점과 해부학 표식점 (Skeletal and Anatomical Landmarks)

뼈대 표식점 (Skeletal)

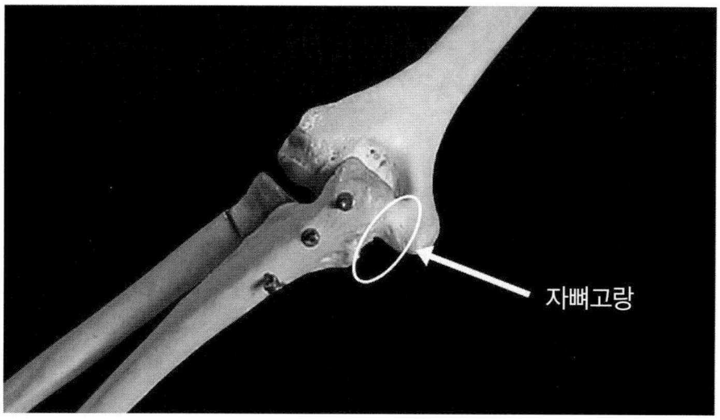

해부학 표식점 (Anatomical)

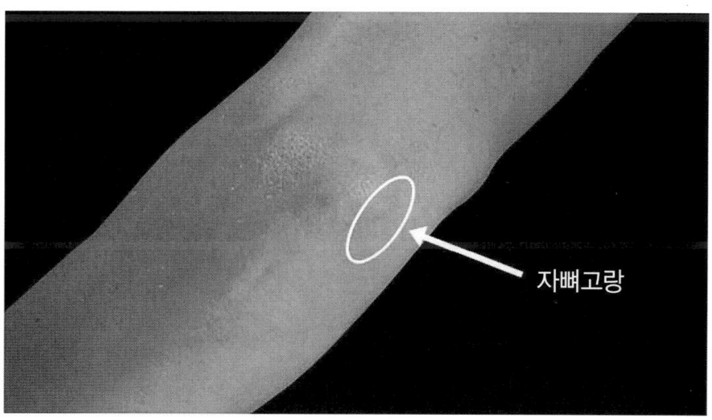

자뼈고랑은 먼쪽 위팔뼈의 안뒤쪽에 위치하고, 자신경이 통과하는 터널로 작용한다.

촉진의 예 (Palpation Example)

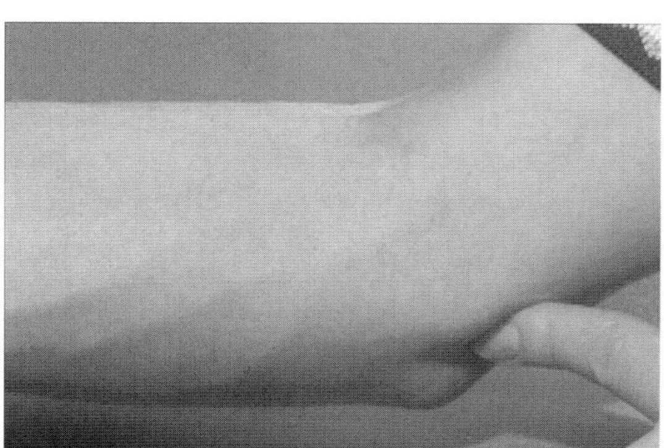

자뼈고랑을 촉진하기 위해,

1) 환자는 팔꿈치의 안쪽면이 보이도록 팔을 가쪽돌림하여 몸 앞쪽에 배치한다.
2) 안쪽위관절융기를 찾는다.
3) 안쪽위관절융기 뒤쪽으로 이동한다.
4) 자뼈고랑은 깊은 패임처럼 느껴질 것이다.

자신경 (척골신경) Ulnar Nerve

뼈대 표식점과 해부학 표식점 (Skeletal and Anatomical Landmarks)

뼈대 표식점 (Skeletal)

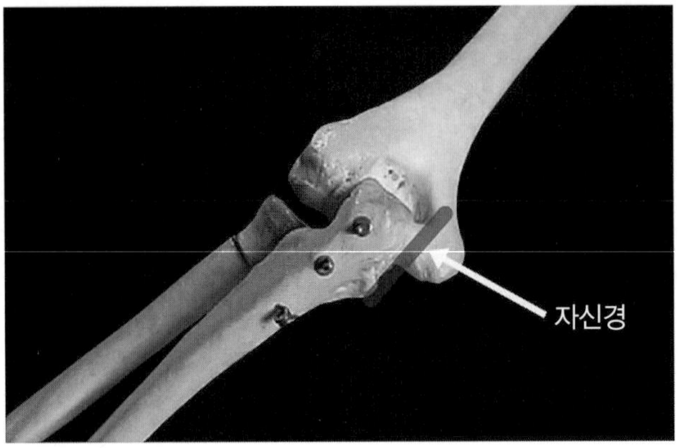

해부학 표식점 (Anatomical)

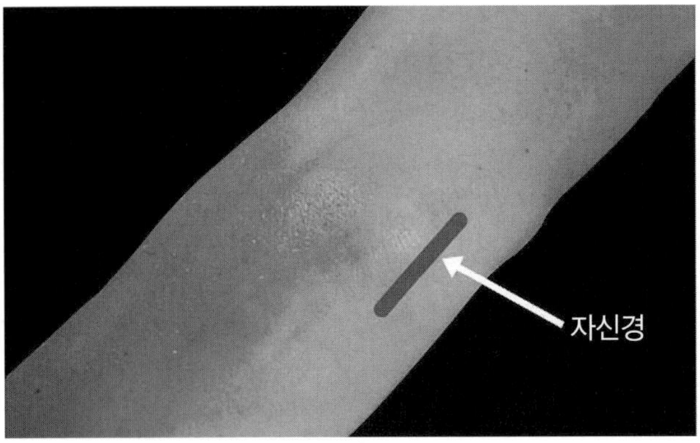

자신경은 자뼈고랑을 통과한 후, 아래팔 안쪽을 따라 손목까지 주행한다.

촉진의 예 (Palpation Example)

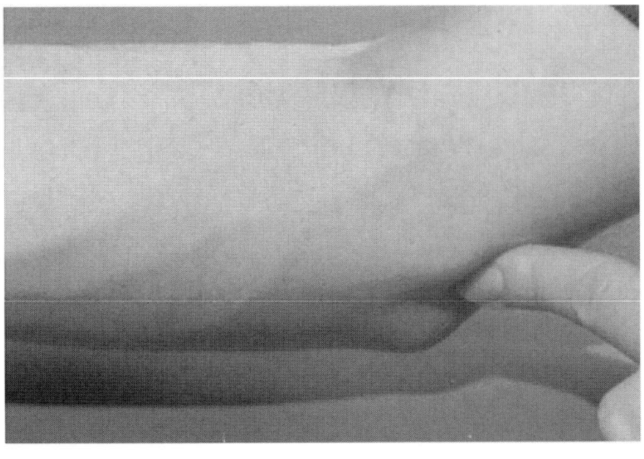

자신경을 촉진하기 위해,

1) 환자는 팔꿈치의 안쪽면이 보이도록 팔을 가쪽돌림하여 몸 앞쪽에 배치한다.
2) 팔꿈치의 안쪽위관절융기를 먼저 찾고,
3) 안쪽위관절융기 뒤쪽으로 움직여 자뼈고랑으로 들어간다.
4) 손가락을 이용하여, 고랑을 따라 촉진한다.
5) 자신경은 자뼈고랑 깊은 곳에 위치한다.
6) 자신경이 쉽게 자극되기 때문에 조심스럽게 촉진한다.

● 위팔세갈래근 (상완삼두근) 힘줄 Triceps Tendon

뼈대 표식점과 해부학 표식점 (Skeletal and Anatomical Landmarks)

뼈대 표식점 (Skeletal)

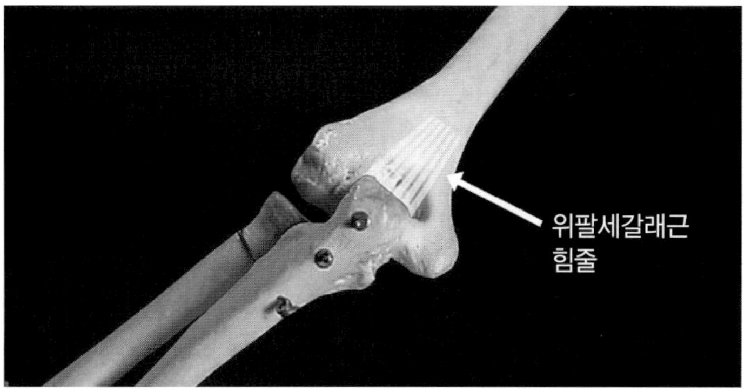

해부학 표식점 (Anatomical)

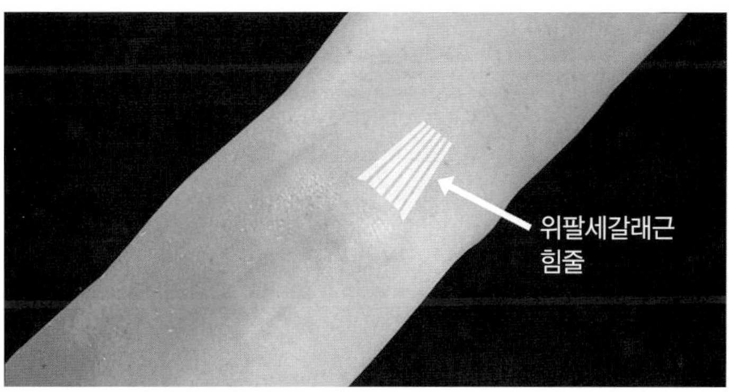

위팔세갈래근 힘줄은 먼쪽 위팔뼈의 뒤쪽에 위치하고, 팔꿈치머리돌기에 착지한다.

촉진의 예 (Palpation Example)

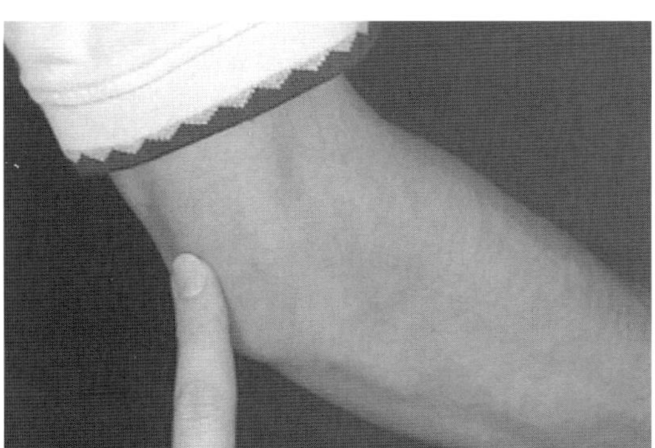

위팔세갈래근 힘줄을 촉진하기 위해,

1) 환자는 팔꿈치를 굽힘하고 안쪽돌림시켜 몸 앞쪽에 배치한다.
2) 환자에게 팔꿈치를 폄하도록 지시하고 약간의 저항을 가한다.
3) 위팔세갈래근 힘줄이 튀어나오고, 팔꿈치머리돌기에서 먼쪽 위팔뼈의 뒤쪽으로 약 3~4인치 올라가는 두꺼운 띠처럼 느껴질 수 있다.

● 긴엄지벌림근 (장무지외전근) 힘줄

뼈대 표식점과 해부학 표식점 (Skeletal and Anatomical Landmarks)

뼈대 표식점 (Skeletal)

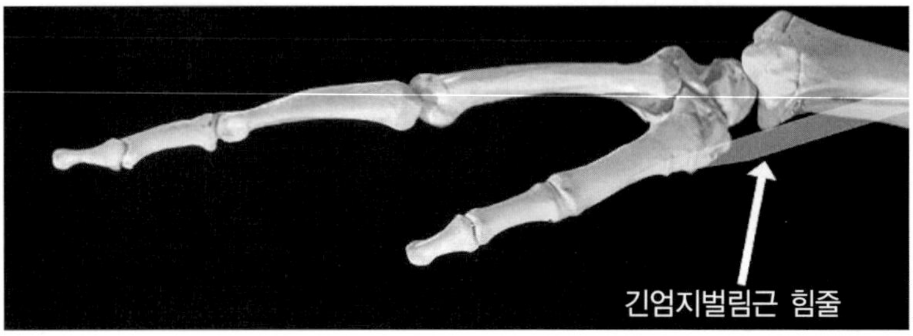

해부학 표식점 (Anatomical)

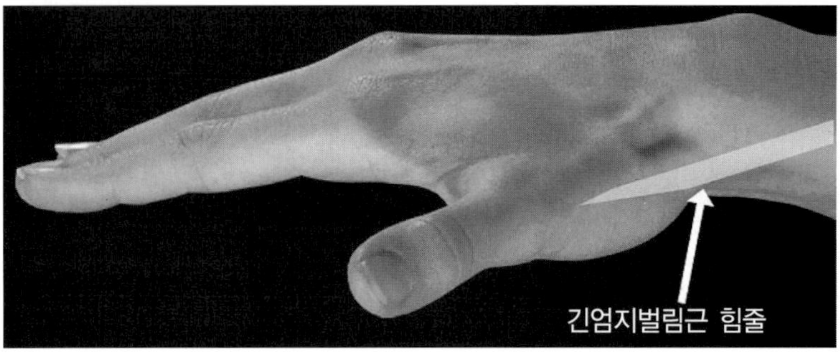

긴엄지벌림근 힘줄은 해부학적 코담배갑의 배쪽 가장자리를 형성하는 두 번째 힘줄이다. 이 근육은 짧은엄지폄근 힘줄보다 더 앞쪽과 더 깊은 쪽에 위치한다.

촉진의 예 (Palpation Example)

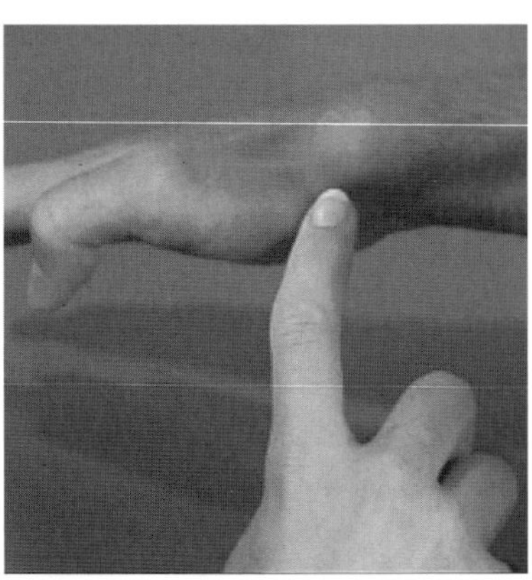

긴엄지벌림근 힘줄을 촉진하기 위해,

1) 환자는 손을 중립위나 약간 엎침된 자세로 배치한다.
2) 해부학적 코담배갑과 그의 힘줄 가장자리를 노출하기 위해, 환자에게 엄지를 폄하고 약간 벌림하도록 지시한다.
3) 해부학적 코담배갑의 배쪽 가장자리 중에서 가장 많이 튀어나온 부위(짧은엄지폄근 힘줄)를 찾는다.
4) 손가락을 짧은엄지폄근 힘줄에서 떼어내어 손바닥 쪽으로 활주한다. 다른 힘줄을 짧은엄지폄근 옆에서 촉진할 수 있어야 한다. 이 힘줄이 바로 긴엄지벌림근의 힘줄이다.
5) 긴엄지벌림근 힘줄은 노뼈 붓돌기에서부터 1번 손허리뼈까지 촉진될 수 있다.

● 해부학적 코담배갑 Anatomical Snuffbox

뼈대 표식점과 해부학 표식점 (Skeletal and Anatomical Landmarks)

뼈대 표식점 (Skeletal)

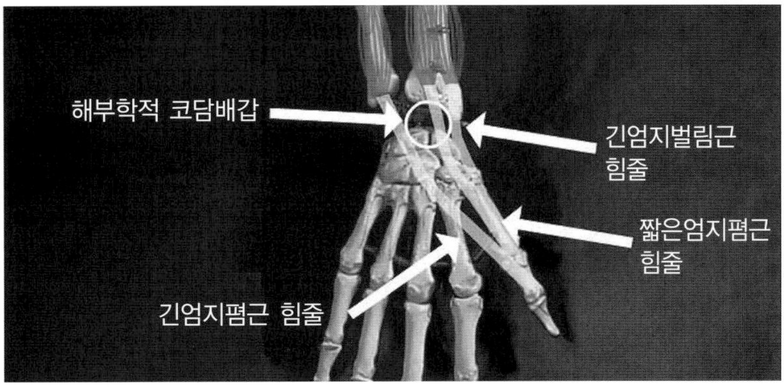

해부학 표식점 (Anatomical)

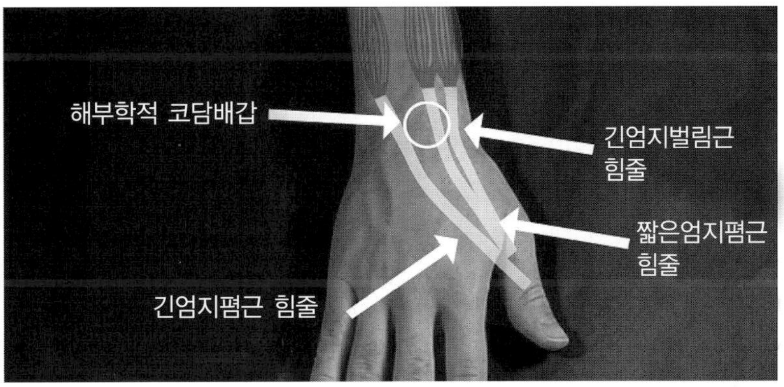

해부학적 코담배갑은 엄지를 폄했을 때 발생하는 함몰 부위이다. 해부학적 코담배갑은 한쪽 가장자리를 형성하는 긴엄지폄근 힘줄과 다른 쪽 가장자리를 형성하는 짧은엄지폄근 힘줄과 긴엄지벌림근 힘줄에 의해 이루어진다.

촉진의 예 (Palpation Example)

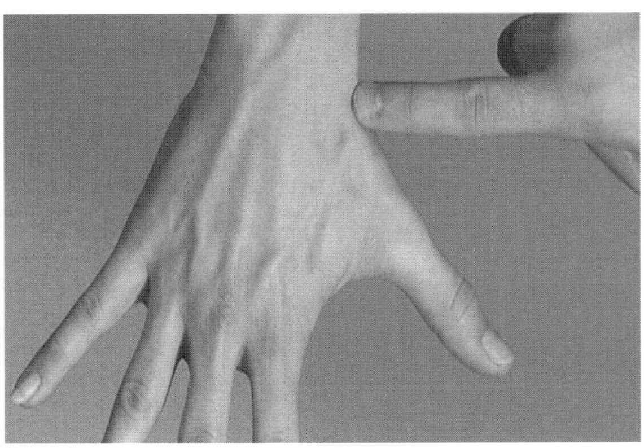

해부학적 코담배갑을 촉진하기 위해,

1) 환자는 손을 중립위나 약간 엎침된 자세로 배치한다.
2) 환자에게 엄지를 폄하도록 지시한다. 큰 함몰 부위가 노뼈 붓돌기의 바로 먼쪽인 손목 가쪽에서 나타난다.
3) 함몰 부위는 해부학적 코담배갑으로 불리며, 엄지를 폄하고 벌림하는 힘줄에 의해 형성된다.
4) 이들 힘줄 사이의 함몰 부위를 촉진한다.

알머리뼈 (유두골) Capitate

뼈대 표식점과 해부학 표식점 (Skeletal and Anatomical Landmarks)

뼈대 표식점 (Skeletal)

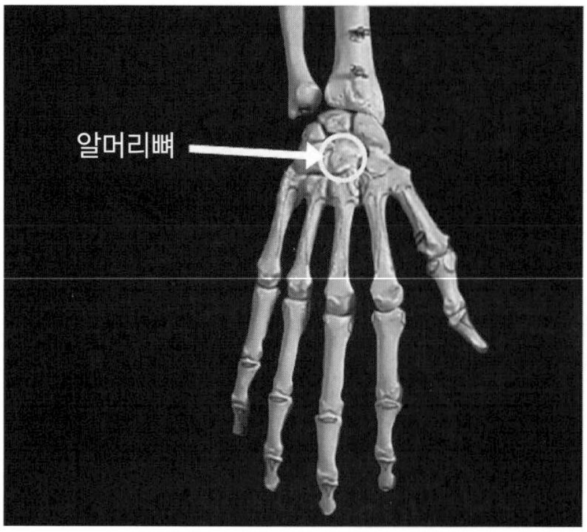

해부학 표식점 (Anatomical)

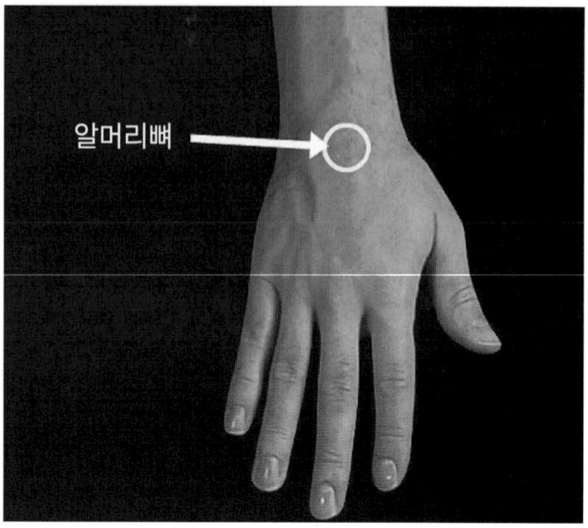

알머리뼈는 손목뼈 먼쪽열에 있는 뼈로서, 3번 손허리뼈의 몸쪽에 위치한다.

촉진의 예 (Palpation Example)

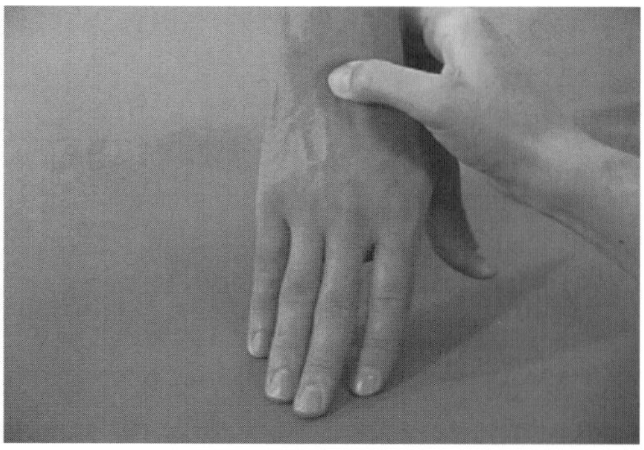

알머리뼈를 촉진하기 위해,

1) 환자는 손을 엎침된 자세로 배치한다.
2) 3번 손허리뼈를 찾은 다음, 3번 손허리뼈의 몸쪽과 노뼈의 먼쪽에 있는 함몰 부위를 느낄 때까지 몸쪽으로 움직인다.
3) 함몰 부위를 압박한다.
4) 알머리뼈는 이런 함몰부위의 바닥을 형성한다.

팁(Tip)

손목 굽힘

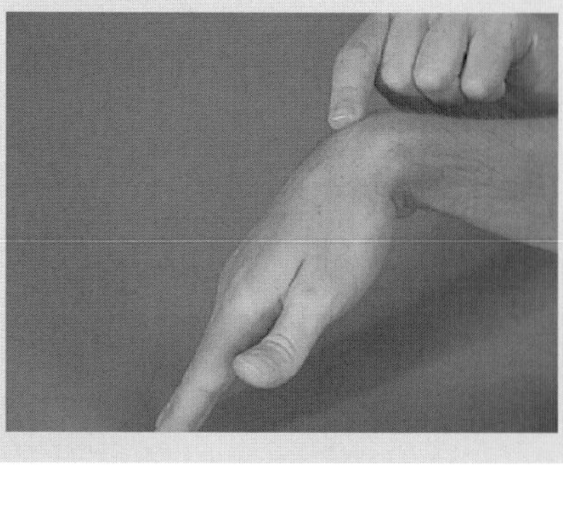

손목을 굽힘할 때, 알머리뼈가 약간 더 돌출되고,
손목을 폄할 때 함몰 부위가 생긴다.

먼쪽마디사이관절 (원위지절간관절, 손)

뼈대 표식점과 해부학 표식점 (Skeletal and Anatomical Landmarks)

뼈대 표식점 (Skeletal)

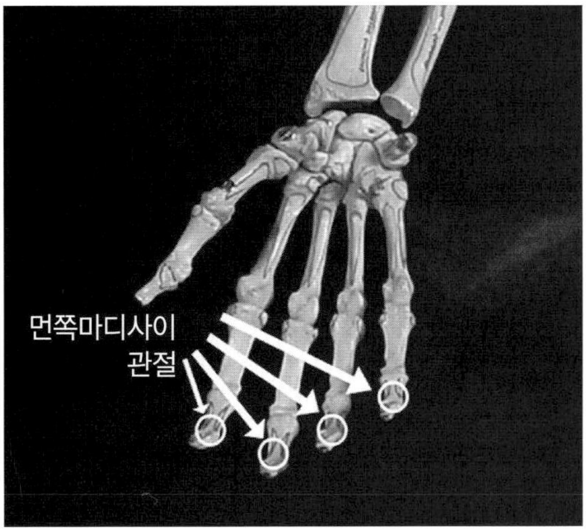

해부학 표식점 (Anatomical)

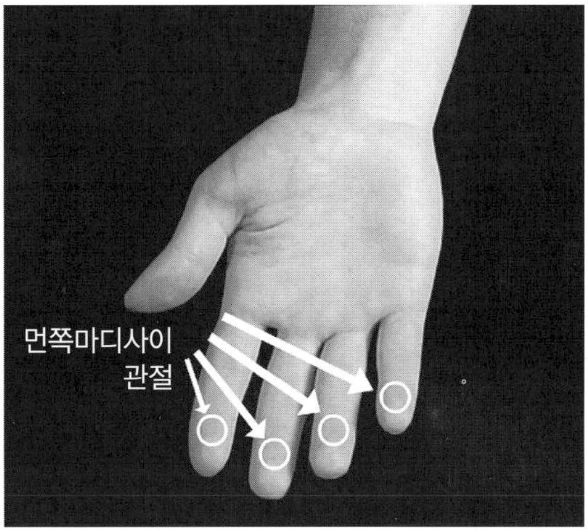

먼쪽마디사이관절은 2~5번 손가락의 가장 먼쪽 관절이다.

촉진의 예 (Palpation Example)

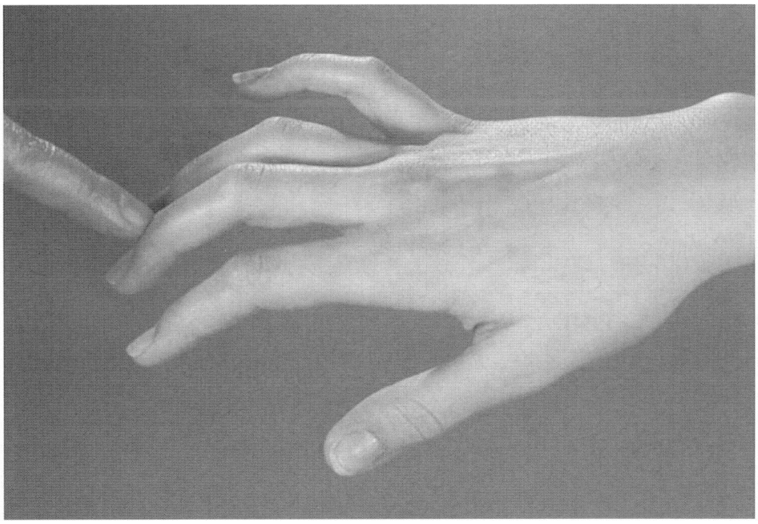

먼쪽마디사이관절을 촉진하기 위해,

1) 환자는 손을 편다.
2) 2~5번 손가락의 가장 먼쪽 관절을 찾는다.
3) 손가락 하나로 촉진을 하거나, 엄지와 손가락을 이용하여 그 관절을 잡는다.
4) 관절은 여러 방향으로 촉진해야 한다.

노쪽손목폄근 (요측수근신근)

뼈대 표식점과 해부학 표식점 (Skeletal and Anatomical Landmarks)

뼈대 표식점 (Skeletal)

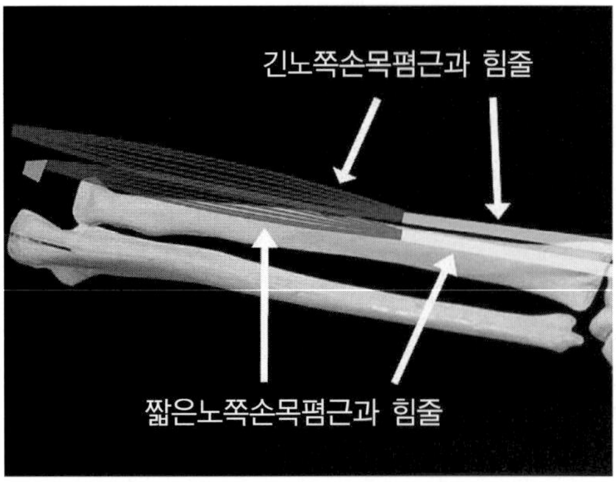

해부학 표식점 (Anatomical)

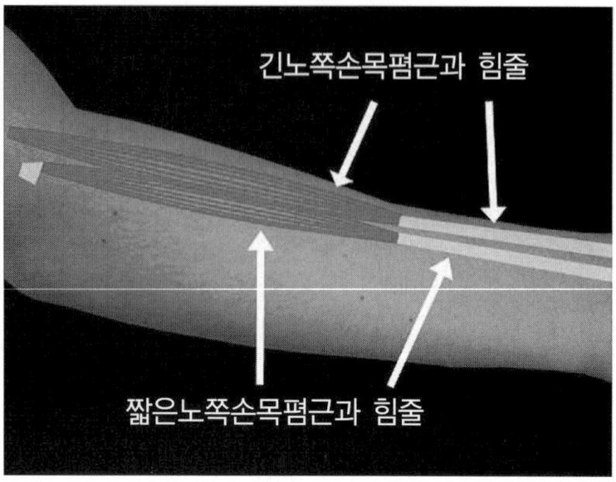

긴노쪽손목폄근과 짧은노쪽손목폄근은 몸쪽 아래팔의 뒤쪽면에 위치하고, 위팔노근의 안쪽과 손가락폄근의 가쪽에 위치한다.

촉진의 예 (Palpation Example)

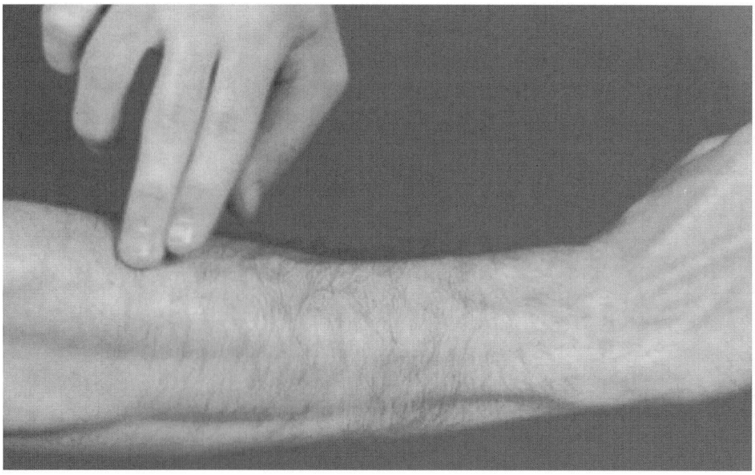

긴노쪽손목폄근과 짧은노쪽손목폄근을 촉진하기 위해,

1) 환자는 아래팔을 중립위나 약간 엎침된 자세로 배치한다.
2) 위팔노근을 찾은 다음, 촉진할 수 있는 다른 힘살까지 아래팔 뒤쪽면에서 안쪽으로 움직인다.
3) 이들 근육은 긴노쪽손목폄근과 짧은노쪽손목폄근의 힘살이다.
4) 근육을 제대로 촉진하고 있는지를 확인하기 위해, 환자에게 손목을 펴하도록 지시하고 약간의 저항을 가한다.
5) 손가락밑에서 근힘살이 더 커진다.
6) 만약 너무 안쪽에 위치하면, 손가락폄근을 촉진하는 것이다. 손가락폄근을 촉진하고 있는지를 확인하기 위해서는, 환자에게 손가락을 펴하도록 지시하고 약간을 저항을 가한다. 손가락폄근의 힘살이 더 커진다.

노쪽손목폄근 (요측수근신근) 힘줄

뼈대 표식점과 해부학 표식점 (Skeletal and Anatomical Landmarks)

뼈대 표식점 (Skeletal)

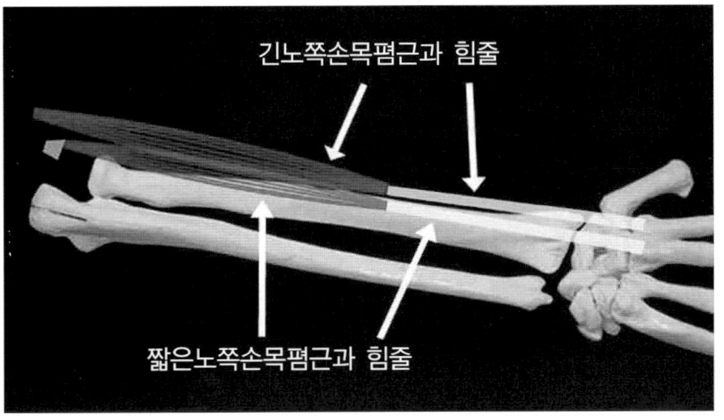

해부학 표식점 (Anatomical)

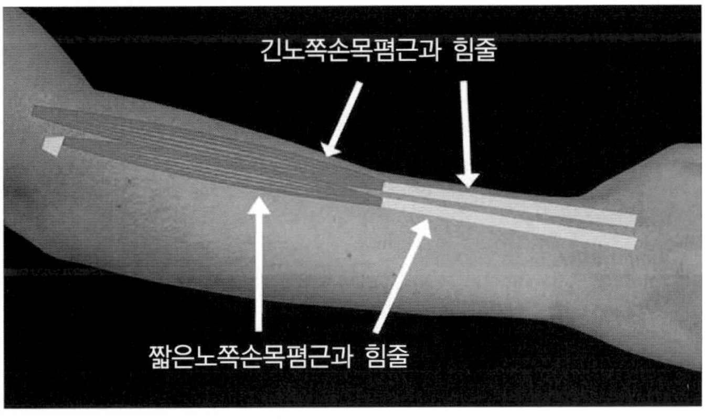

긴노쪽손목폄근과 짧은노쪽손목폄근의 힘줄은 집게폄근 힘줄과 긴엄지폄근 힘줄 사이에 위치한다. 이들 근육은 각각 2번과 3번 손허리뼈바닥에 착지한다.

촉진의 예 (Palpation Example)

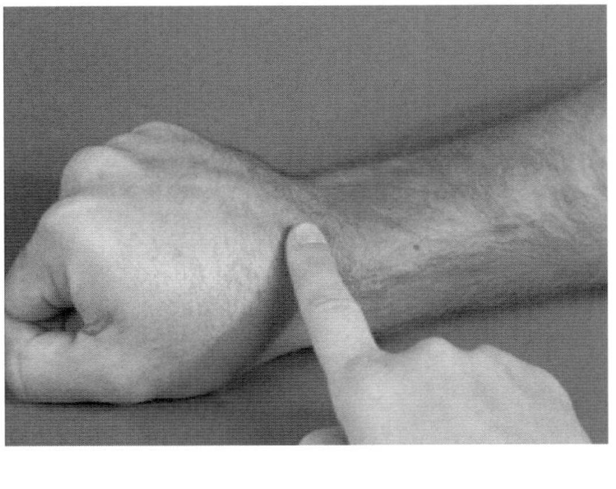

긴노쪽손목폄근과 짧은노쪽손목폄근의 힘줄을 촉진하기 위해,

1) 환자는 아래팔을 중립위나 약간 엎침된 자세로 배치한다.
2) 환자에게 주먹을 쥔 후 약간 폄하도록 지시한다.
3) 커다란 힘줄 다발(긴노쪽손목폄근과 짧은노쪽손목폄근의 힘줄)이 긴엄지폄근 힘줄의 안쪽과 집게폄근의 가쪽에서 두드러진다.
4) 힘줄은 2인치의 길이로 촉진될 수 있다.

자쪽손목폄근 (척측수근신근)

뼈대 표식점과 해부학 표식점 (Skeletal and Anatomical Landmarks)

뼈대 표식점 (Skeletal)

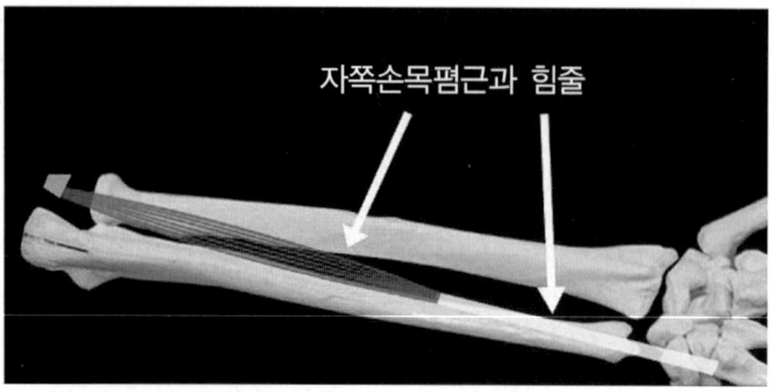

해부학 표식점 (Anatomical)

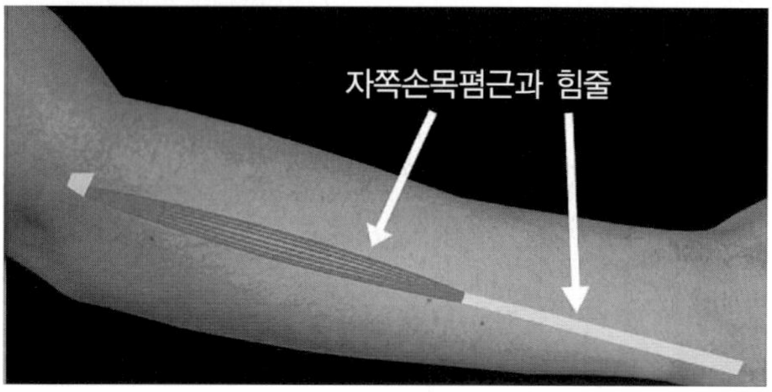

자쪽손목폄근은 뒤쪽 아래팔의 안쪽면에 위치한다. 이 근육은 가쪽위관절융기에서 시작한 후, 온폄근 힘줄을 통해 5번 손허리뼈바닥에 착지한다.

촉진의 예 (Palpation Example)

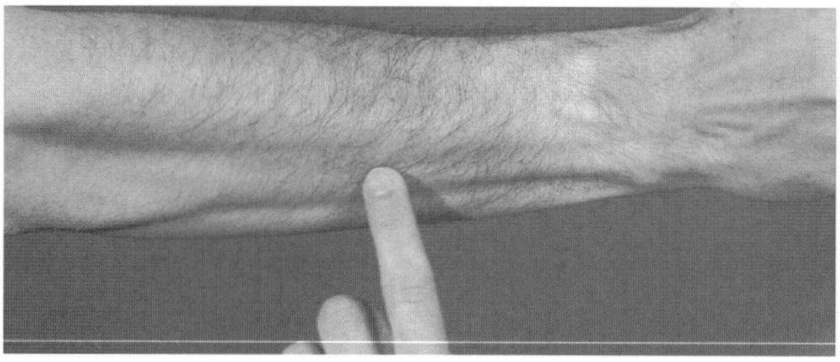

자쪽손목폄근을 촉진하기 위해,

1) 환자는 아래팔을 엎침된 자세로 배치한다.
2) 자뼈 능선의 바로 가쪽에 있는 몸쪽 아래팔의 뒤쪽을 촉진할 때, 환자에게 손목을 자쪽치우침하도록 지시하고, 약간의 저항을 가한다.
3) 자쪽손목폄근이 손가락 밑에서 수축할 것이다.
4) 근육이 손가락폄근의 안쪽에 위치하기 때문에, 가쪽으로 움직여 다음 근육의 힘살에 배치한 후, 환자에게 손가락을 펴하도록 지시하고, 약간의 저항을 가하여 근육을 확인한다.
5) 자쪽손목폄근은 아래팔 중간에서 가쪽위관절융기의 몸쪽 부착점까지 몇 인치에 걸쳐서 촉진될 수 있다.

● 자쪽손목폄근 (척측수근신근) 힘줄

뼈대 표식점과 해부학 표식점 (Skeletal and Anatomical Landmarks)

뼈대 표식점 (Skeletal)

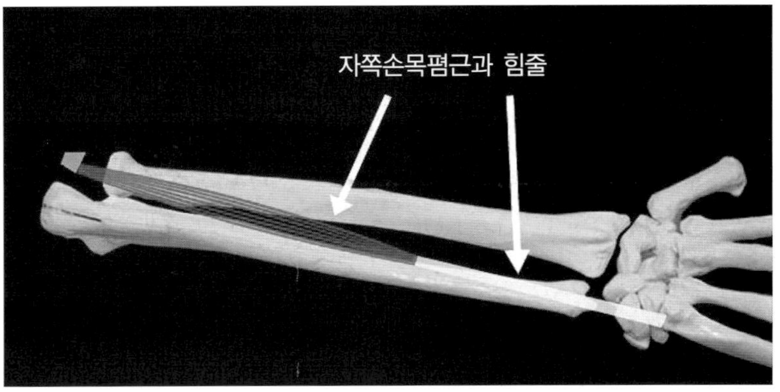

해부학 표식점 (Anatomical)

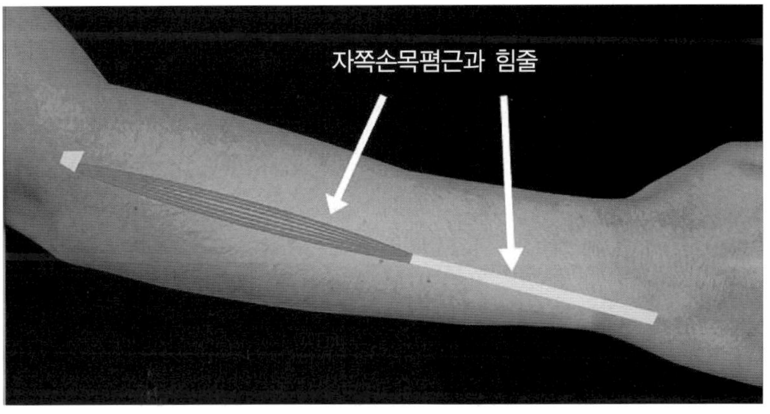

자쪽손목폄근 힘줄은 아래팔의 뒤안쪽면에 위치하고, 자뼈 붓돌기의 안쪽을 주행하여 5번 손허리뼈바닥에 착지한다.

촉진의 예 (Palpation Example)

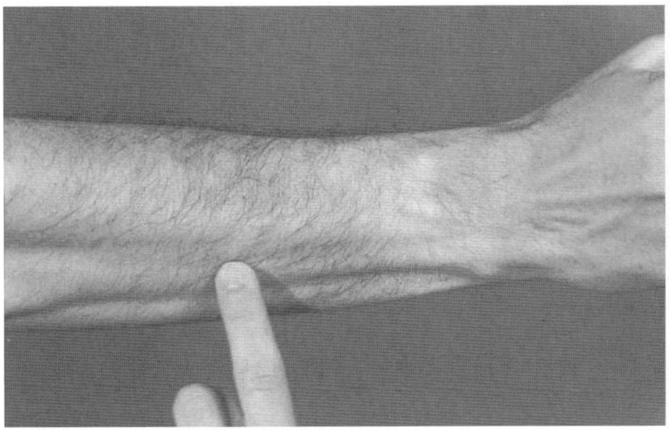

자쪽손목폄근 힘줄을 촉진하기 위해,

1) 환자는 아래팔을 엎침된 자세로 배치한다.
2) 환자에게 손목을 약간 폄하고 자쪽치우침하도록 지시한다.
3) 아래팔 뒤쪽면의 안쪽을 따라 촉진되고, 자뼈 붓돌기의 안쪽과 자뼈능선의 가쪽에 있는 힘줄을 찾는다.
4) 힘줄은 아래팔을 따라 몇 인치에 걸쳐서 촉진될 수 있다.

● 손가락폄근 (지신근) Extensor Digitorum Muscle

뼈대 표식점과 해부학 표식점 (Skeletal and Anatomical Landmarks)

뼈대 표식점 (Skeletal)

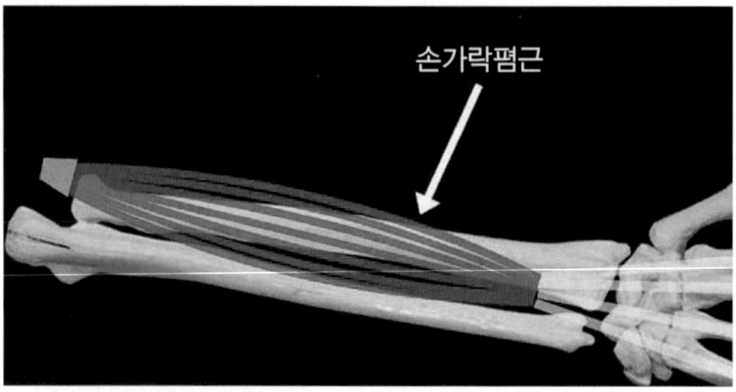

해부학 표식점 (Anatomical)

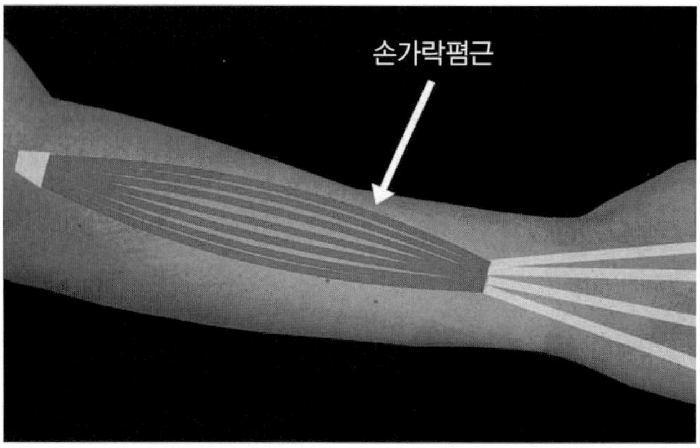

손가락폄근은 뒤쪽 아래팔의 중간 부위에 위치한다. 이 근육은 가쪽위관절융기에서 시작한 후 온폄근 힘줄을 통해, 4개 힘줄로 나누어져 2~5번 손가락의 먼쪽마디뼈에 착지한다.

촉진의 예 (Palpation Example)

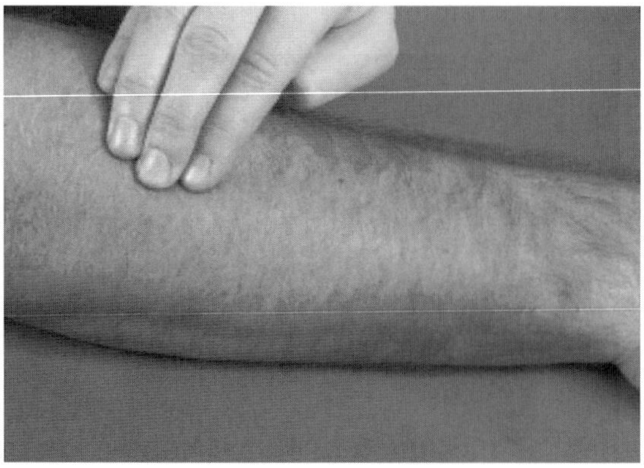

손가락폄근을 촉진하기 위해,

1) 환자는 아래팔을 중립위나 엎침된 자세로 배치한다.
2) 긴노쪽손목폄근과, 짧은노쪽손목폄근의 안쪽과, 자쪽손목폄근의 가쪽에 있고, 몸쪽 아래팔의 뒤쪽면 중앙 부위에 있는 넓은 근육을 찾는다.
3) 근육을 제대로 촉진하고 있는지를 확인하기 위해, 환자에게 손가락을 펴하도록 지시하고 약간의 저항을 가한다.
4) 만약 제대로 촉진하고 있으면, 손가락 밑에서 근육이 수축을 한다.

● 손가락폄근 (지신근) 힘줄 Extensor Digitorum Tendons

뼈대 표식점과 해부학 표식점 (Skeletal and Anatomical Landmarks)

뼈대 표식점 (Skeletal)

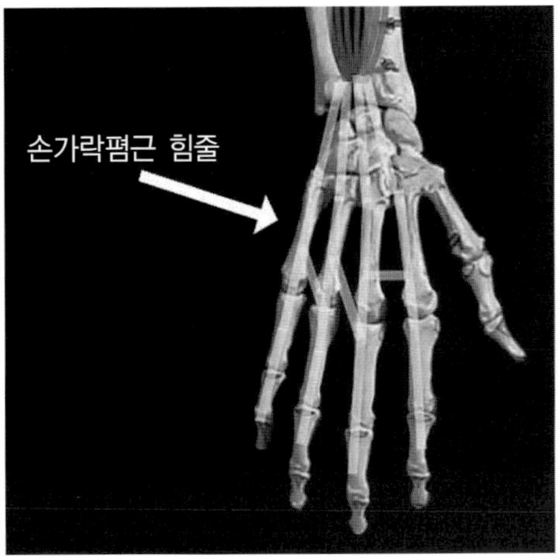

해부학 표식점 (Anatomical)

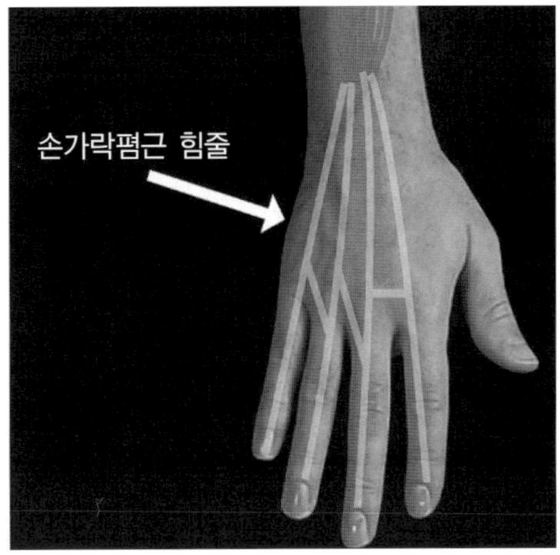

손가락폄근 힘줄은 손 등쪽에 위치한다. 이들 힘줄은 쉽게 촉진되고 확인된다.

촉진의 예 (Palpation Example)

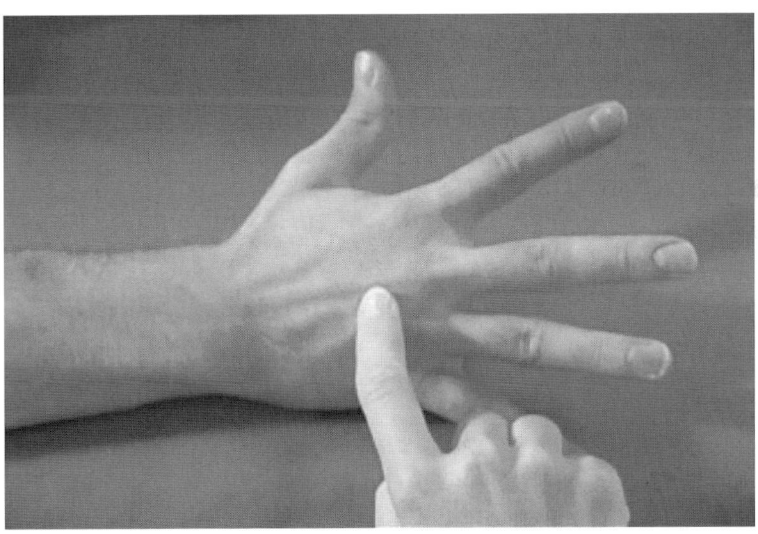

손가락폄근 힘줄을 촉진하기 위해,

1) 환자는 손을 엎침된 자세로 배치한다.
2) 환자에게 손가락을 펴하도록 지시하고, 약간의 저항을 가한다.
3) 손 등쪽면에서 눈에 띄고 촉진되는 힘줄을 찾는다.
4) 손가락폄근의 힘줄은 2~5번 손가락의 마디뼈에서 손목까지 손등을 따라 촉진될 수 있다.

짧은엄지폄근 (단무지신근) 힘줄

뼈대 표식점과 해부학 표식점 (Skeletal and Anatomical Landmarks)

뼈대 표식점 (Skeletal)

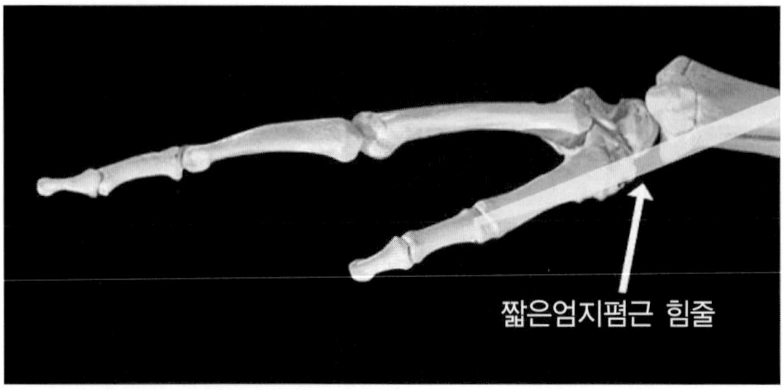

해부학 표식점 (Anatomical)

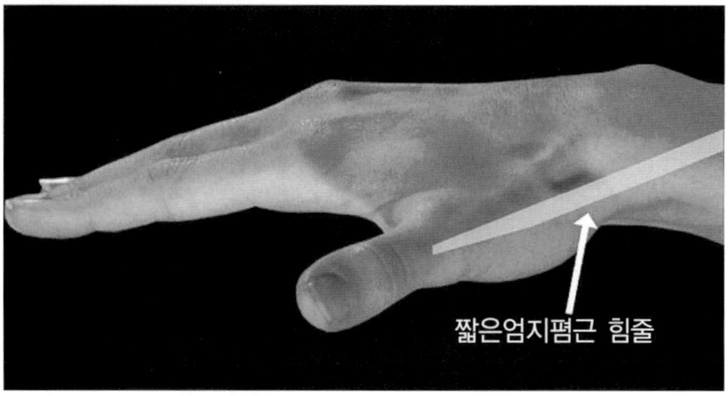

짧은엄지폄근 힘줄은 해부학적 코담배갑의 배쪽 가장자리를 형성한다.

촉진의 예 (Palpation Example)

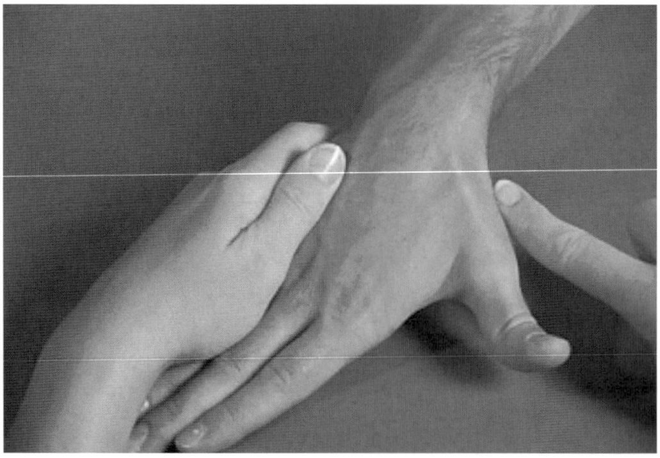

짧은엄지폄근 힘줄을 촉진하기 위해,

1) 환자는 손을 중립위나 엎침된 자세로 배치한다.
2) 해부학적 코담배갑을 확인할 수 있도록 환자에게 엄지의 폄을 지시한다.
3) 해부학적 코담배갑의 배쪽 가장자리를 형성하는 힘줄은 짧은엄지폄근 힘줄이다.
4) 노뼈 붓돌기에서 엄지의 몸쪽마디뼈까지 짧은엄지폄근의 힘줄을 촉진할 수 있다.

긴엄지폄근 (장무지신근) 힘줄

뼈대 표식점과 해부학 표식점 (Skeletal and Anatomical Landmarks)

뼈대 표식점 (Skeletal)

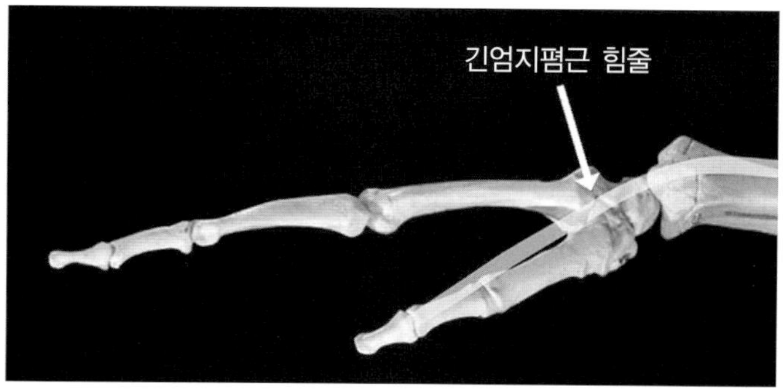

해부학 표식점 (Anatomical)

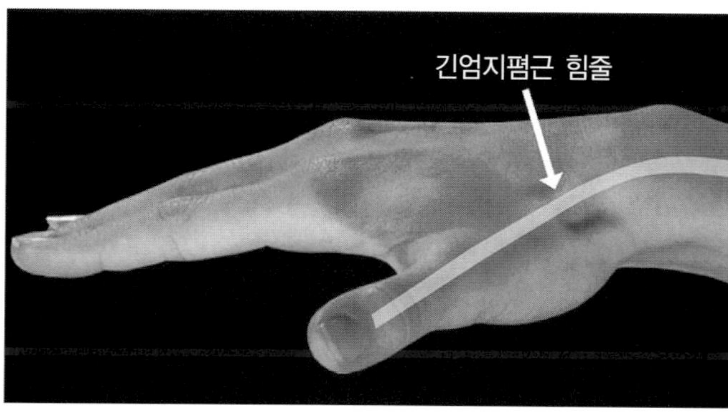

긴엄지폄근 힘줄은 해부학적 코담배갑의 가장 등쪽에 있는 힘줄이고, 손목에서 엄지의 먼쪽마디뼈까지 이어져 있다.

촉진의 예 (Palpation Example)

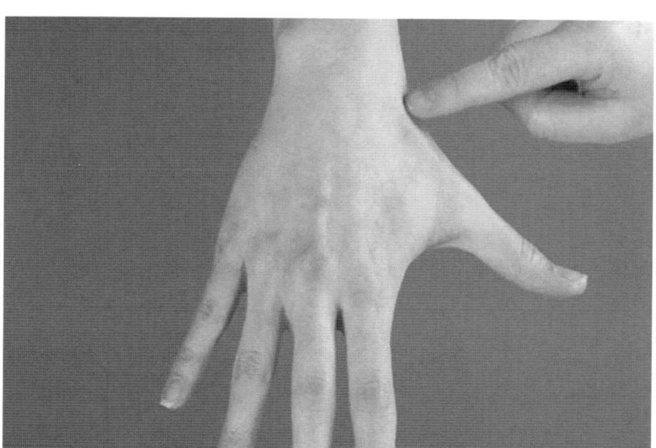

긴엄지폄근 힘줄을 촉진하기 위해,

1) 환자는 손을 중립위나 엎침된 자세로 배치한다.
2) 해부학적 코담배갑을 확인할 수 있도록 환자에게 엄지의 폄을 지시한다.
3) 해부학적 코담배갑의 등쪽 가장자리를 형성하는 힘줄은 긴엄지폄근의 힘줄이다.
4) 노뼈 붓돌기에서 엄지의 먼쪽마디뼈까지 긴엄지폄근의 힘줄을 촉진할 수 있다.

노쪽손목굽힘근 (요측수근굴근) 힘줄

뼈대 표식점과 해부학 표식점 (Skeletal and Anatomical Landmarks)

뼈대 표식점 (Skeletal)

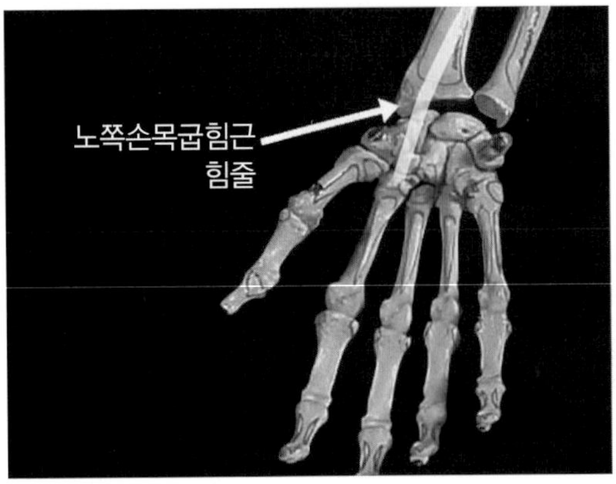

해부학 표식점 (Anatomical)

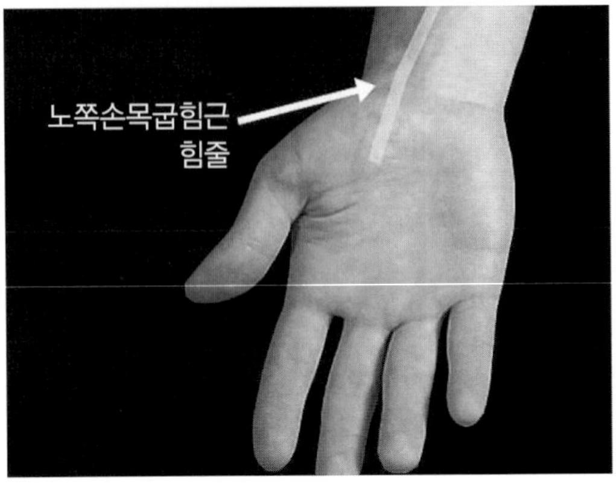

노쪽손목굽힘근 힘줄은 긴손바닥근의 가쪽에서 손목 앞쪽면을 따라 주행한다. 이 근육은 2번과 3번 손허리뼈바닥에서 착지한다.

촉진의 예 (Palpation Example)

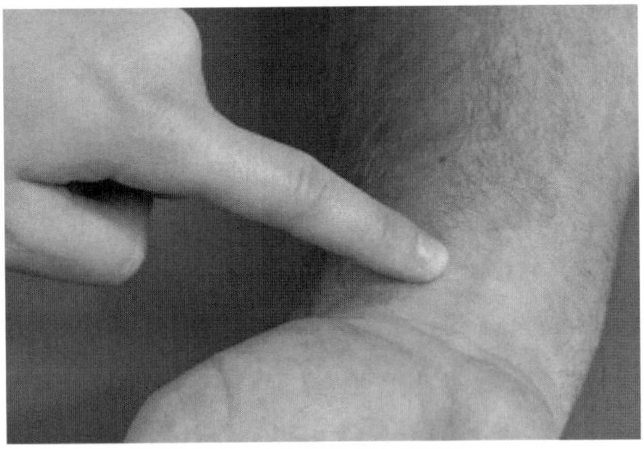

노쪽손목굽힘근 힘줄을 촉진하기 위해,

1) 환자는 손목을 중립위나 뒤침된 자세로 배치한다.
2) 환자에게 부드럽게 손목을 굽힘하도록 지시하고, 약간의 저항을 가한다. 약간의 노쪽치우침으로도 힘줄이 더 많이 튀어나온다.
3) 엄지두덩의 몸쪽과 긴손바닥근 힘줄의 가쪽에 있는 힘줄을 찾는다.
4) 이 힘줄이 노쪽손목굽힘근의 힘줄이다. 이 힘줄은 3~4인치 정도의 아래팔 위쪽에서도 촉진될 수 있다.

팁(Tip)

주먹을 쥐거나 손목을 굽힘한다.

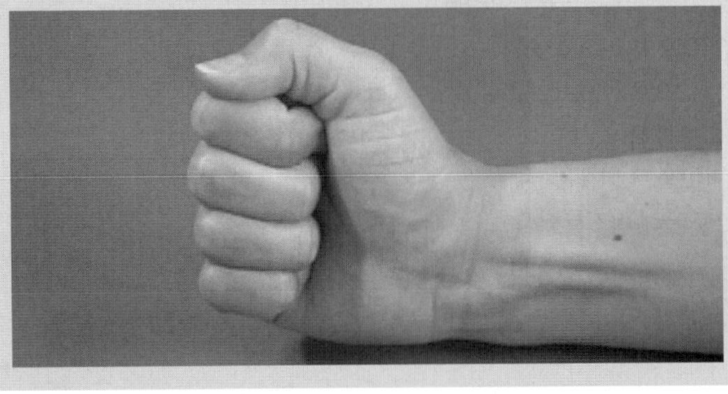

환자에게 주먹을 쥐게 하거나 손목을 굽힘하도록 지시함으로써 노쪽손목굽힘근을 촉진할 수 있다.

● 자쪽손목굽힘근 (척측수근굴근) 힘줄

뼈대 표식점과 해부학 표식점 (Skeletal and Anatomical Landmarks)

뼈대 표식점 (Skeletal)

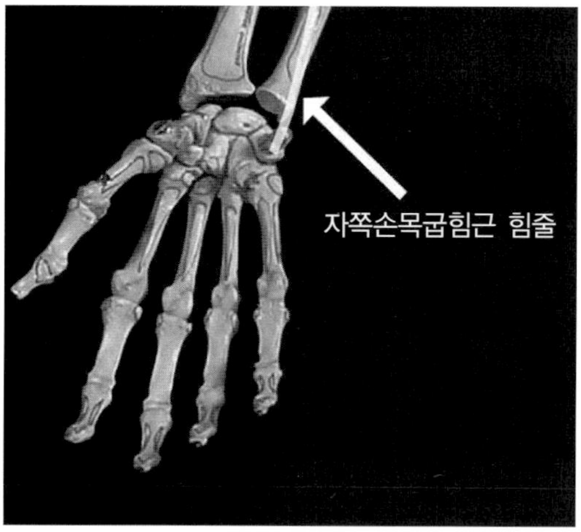

해부학 표식점 (Anatomical)

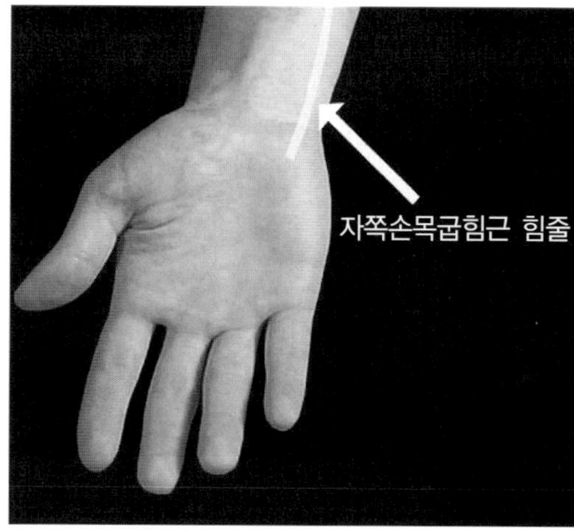

자쪽손목굽힘근 힘줄은 손목의 안쪽면을 따라 주행하여, 콩알뼈에 착지한다.

촉진의 예 (Palpation Example)

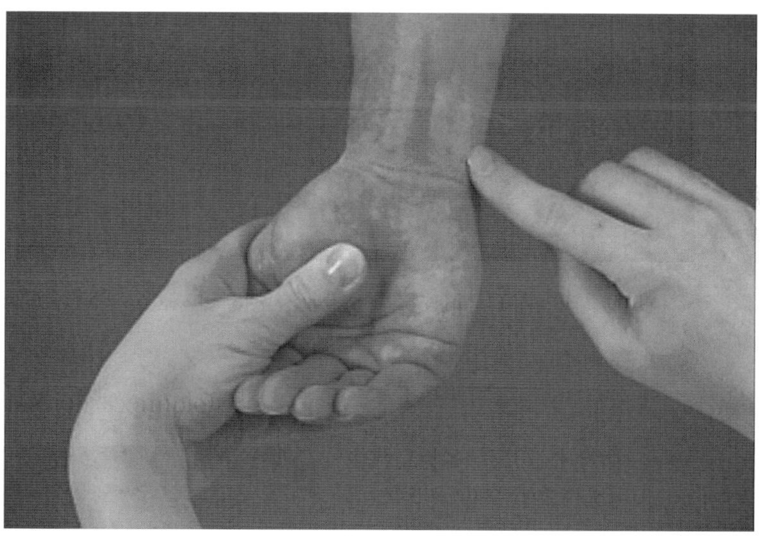

자쪽손목굽힘근 힘줄을 촉진하기 위해,

1) 환자는 손목을 뒤침된 자세로 배치한다.
2) 환자에게 부드럽게 손목을 굽힘하도록 지시하고 약간의 저항을 가한다. 약간의 자쪽치우침으로도 힘줄이 더 많이 튀어나온다.
3) 콩알뼈의 몸쪽에 있는 힘줄을 찾는다.
4) 이 힘줄이 자쪽손목굽힘근의 힘줄이다. 이 힘줄은 2~3인치 정도의 아래팔 위쪽에서도 촉진될 수 있다.

깊은손가락굽힘근 (심지굴근) 힘줄

뼈대 표식점과 해부학 표식점 (Skeletal and Anatomical Landmarks)

뼈대 표식점 (Skeletal)

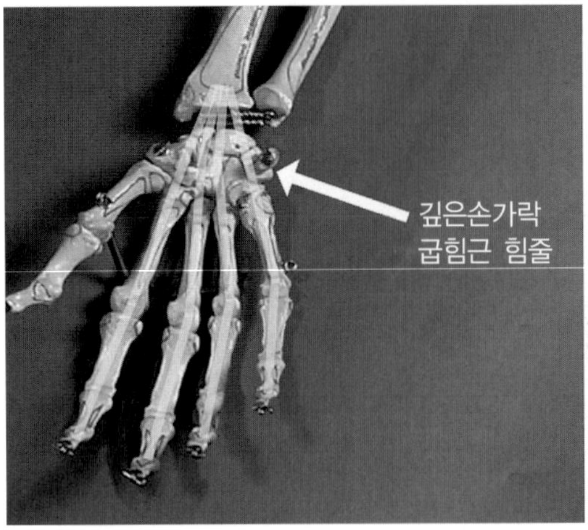

해부학 표식점 (Anatomical)

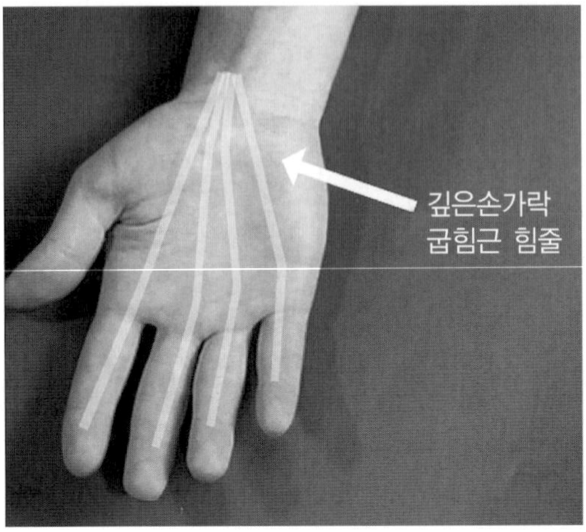

깊은손가락굽힘근은 몸쪽마디사이관절과 먼쪽마디사이관절의 앞쪽면을 통과하여 먼쪽마디뼈에 착지한다.

촉진의 예 (Palpation Example)

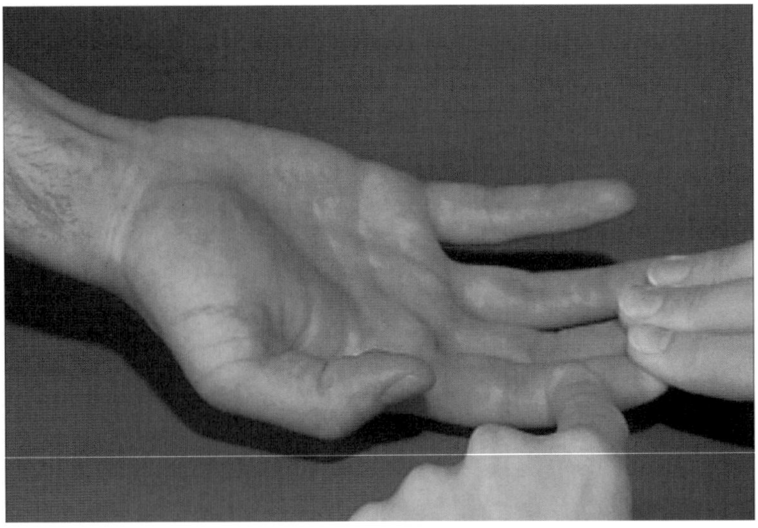

깊은손가락굽힘근 힘줄을 촉진하기 위해,

1) 환자는 손을 뒤침된 자세로 배치한다.
2) 한 손으로 먼쪽마디뼈를 고정하는 동안, 환자에게 손가락을 굽힘하도록 지시하고, 약간의 저항을 가한다.
3) 다른 손의 집게손가락이나 엄지를 사용하여, 2~5번 먼쪽마디사이관절 주름의 바로 몸쪽에서 튀어나온 손바닥의 힘줄을 찾는다.

얕은손가락굽힘근 (천지굴근) 힘줄

뼈대 표식점과 해부학 표식점 (Skeletal and Anatomical Landmarks)

뼈대 표식점 (Skeletal)

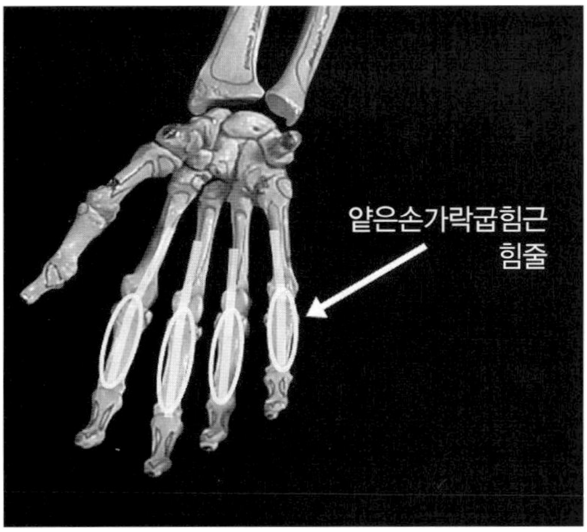

해부학 표식점 (Anatomical)

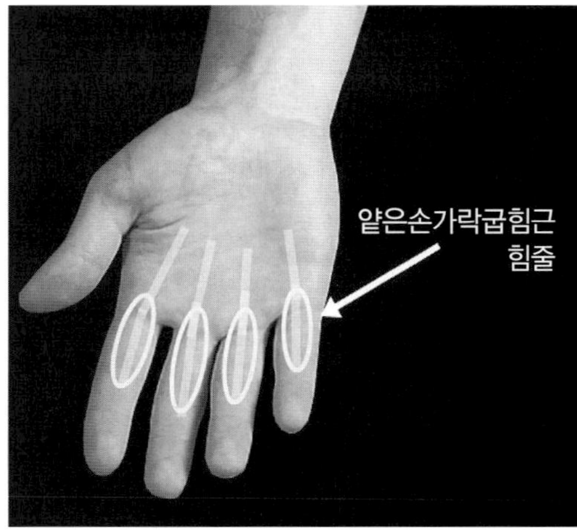

얕은손가락굽힘근은 몸쪽마디사이관절을 통과하여 중간마디뼈에 착지한다.

촉진의 예 (Palpation Example)

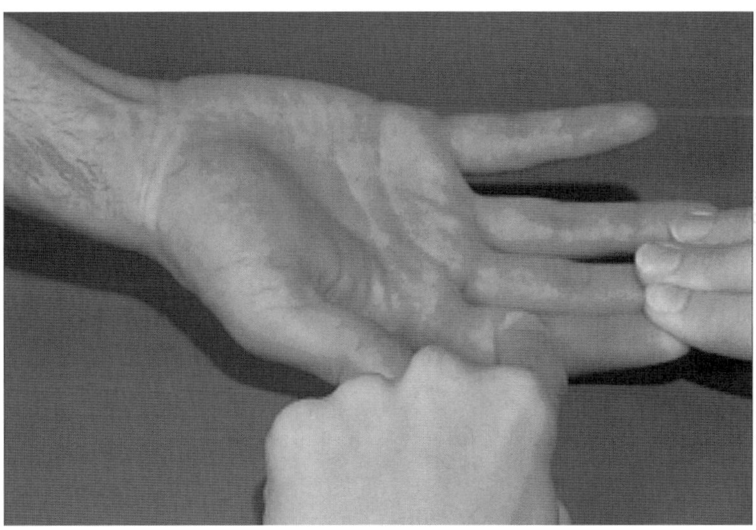

얕은손가락굽힘근 힘줄을 촉진하기 위해,

1) 환자는 손을 뒤침된 자세로 배치한다.
2) 한 손으로 중간마디뼈를 고정하는 동안, 환자에게 손가락을 굽힘하도록 지시하고, 약간의 저항을 가한다.
3) 다른 손의 집게손가락이나 엄지를 사용하여, 2~5번 몸쪽마디사이관절 주름의 손바닥에서 힘줄을 찾는다.

● 손허리뼈머리 (중수골두) Heads of the Metacarpals

뼈대 표식점과 해부학 표식점 (Skeletal and Anatomical Landmarks)

뼈대 표식점 (Skeletal)

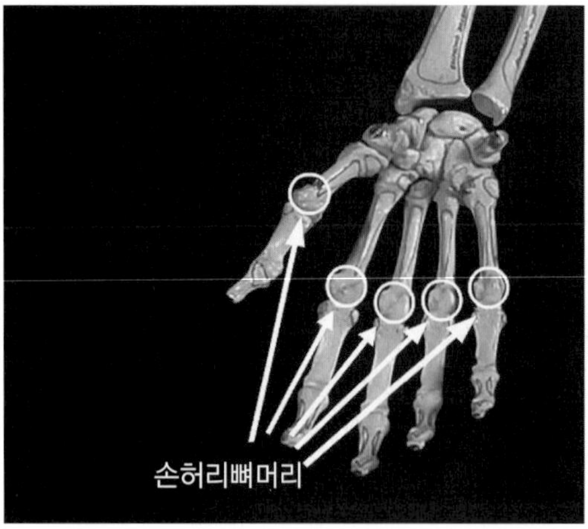

해부학 표식점 (Anatomical)

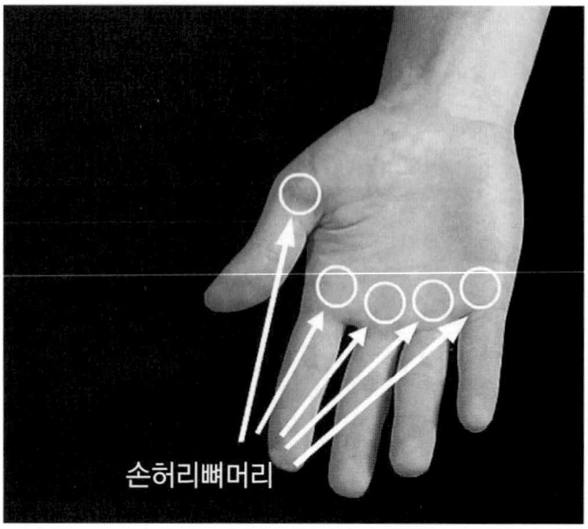

손허리뼈머리는 손허리뼈의 먼쪽 끝단이다.

촉진의 예 (Palpation Example)

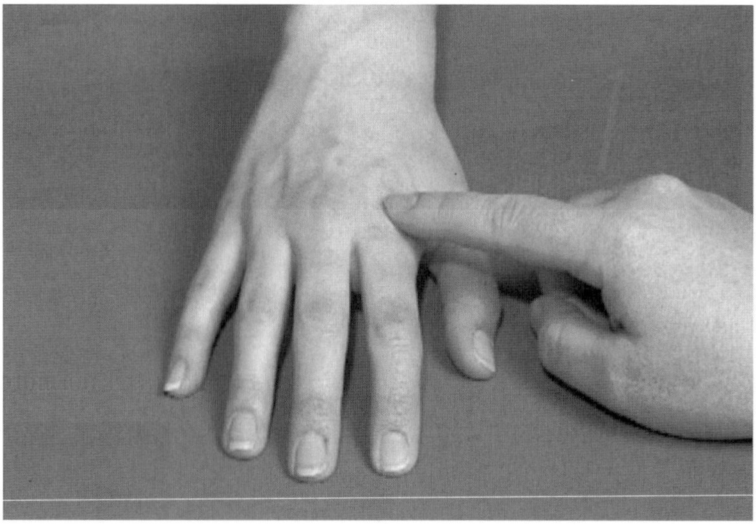

손허리뼈머리를 촉진하기 위해,

1) 촉진하고자 하는 자세에 따라 환자는 손을 엎침이나 뒤침된 자세로 배치한다.
2) 손의 공이나 첫 번째 너클 부위로 알려진 곳을 찾는다.
3) 손허리뼈머리는 손허리뼈의 몸쪽 영역이다.
4) 엄지나 손가락 하나로 또는 엄지와 집게손가락으로 손허리뼈머리를 고정한 후, 뼈의 원주를 촉진한다.

갈고리뼈혹 (유구골 혹) Hook of the Hamate

뼈대 표식점과 해부학 표식점 (Skeletal and Anatomical Landmarks)

뼈대 표식점 (Skeletal)

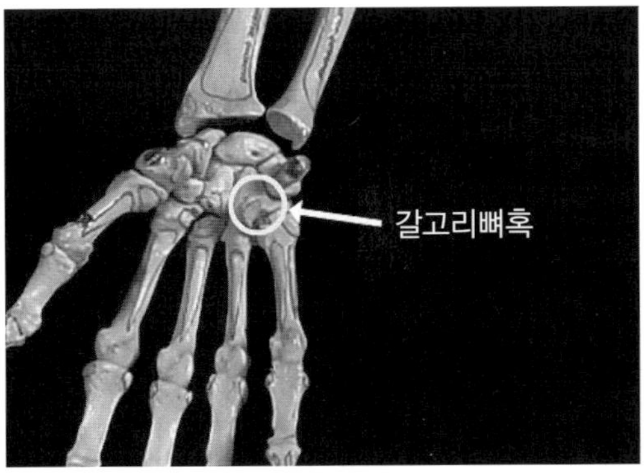

해부학 표식점 (Anatomical)

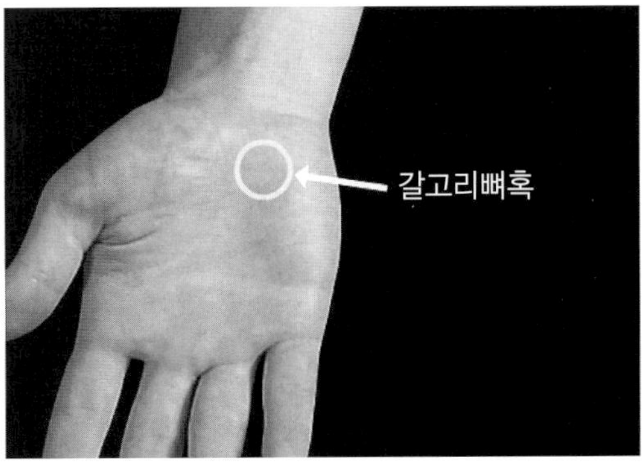

갈고리뼈혹은 새끼두덩 몸쪽 절반의 중심 밑에 위치한다. 갈고리뼈혹은 Guyon 굴의 가쪽 가장자리를 형성한다.

촉진의 예 (Palpation Example)

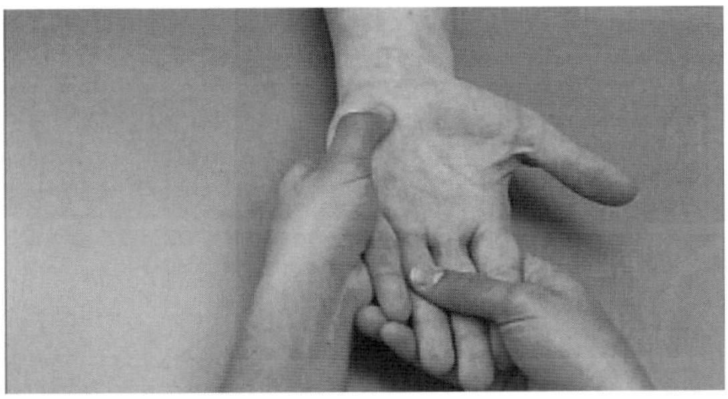

갈고리뼈혹을 촉진하기 위해,

1) 환자는 손을 뒤침된 자세로 배치한다.
2) 콩알뼈를 찾는다.
3) 집게손가락의 바닥 쪽으로 $1 \sim 1\frac{1}{2}$ 인치까지 움직인다.
4) 갈고리뼈혹은 새끼두덩의 몸쪽면 중심에서 작은 공처럼 느껴질 것이다.
5) 이 부위를 압박하면, 환자는 움찔한다.

다른 면 (Alternate View)

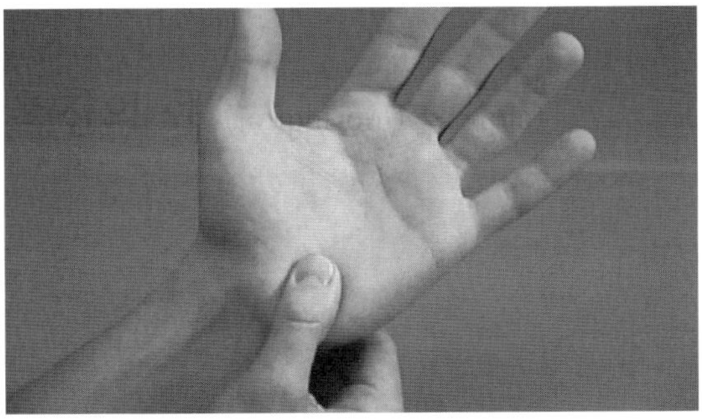

다른 방법으로 갈고리뼈혹을 촉진하려면,

1) 콩알뼈를 찾는다.
2) 콩알뼈에 엄지의 마디사이관절을 배치한다.
3) 엄지를 집게손가락의 바닥 쪽으로 향하게 하고, 환자의 손바닥에 엄지의 끝을 배치한다.
4) 갈고리뼈혹은 엄지의 먼쪽면 바로 밑에 위치하고, 작은 공처럼 느껴질 것이다.

팁(Tip)

환자는 뒤쪽으로 당긴다.
갈고리뼈혹 위의 영역은 예민하다. 이 부위를 압박하면 환자는 움찔한다.

새끼두덩(소지구) Hypothenar Eminence

뼈대 표식점과 해부학 표식점 (Skeletal and Anatomical Landmarks)

뼈대 표식점 (Skeletal)

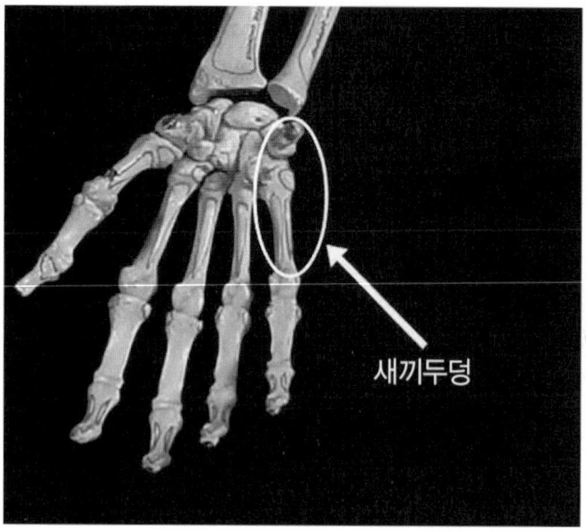

해부학 표식점 (Anatomical)

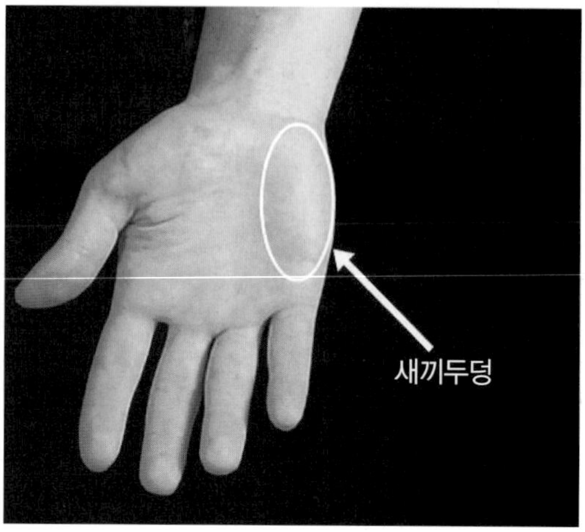

새끼두덩은 손바닥 안쪽의 언덕을 형성하는 근육군들이다.

촉진의 예 (Palpation Example)

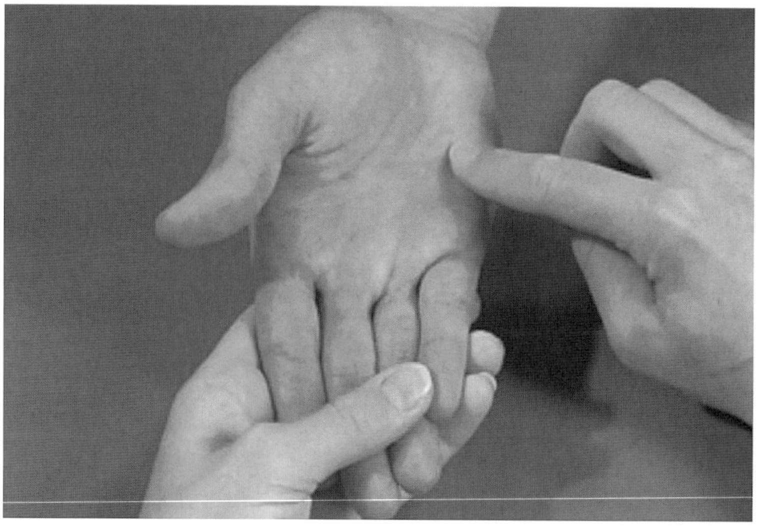

새끼두덩을 촉진하기 위해,

1) 환자는 손을 뒤침된 자세로 배치한다.
2) 손바닥 안쪽(5번 손허리뼈 영역)에 있는 언덕을 찾는다.
3) 이 근육 다발이 새끼두덩이다.

Lister 결절 Lister's Tubercle

뼈대 표식점과 해부학 표식점 (Skeletal and Anatomical Landmarks)

뼈대 표식점 (Skeletal)

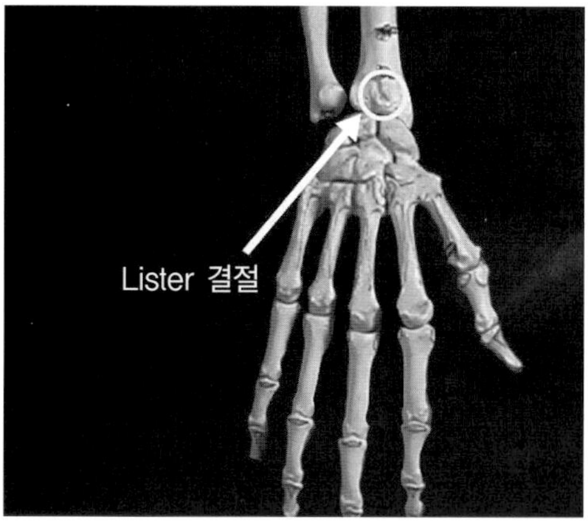

해부학 표식점 (Anatomical)

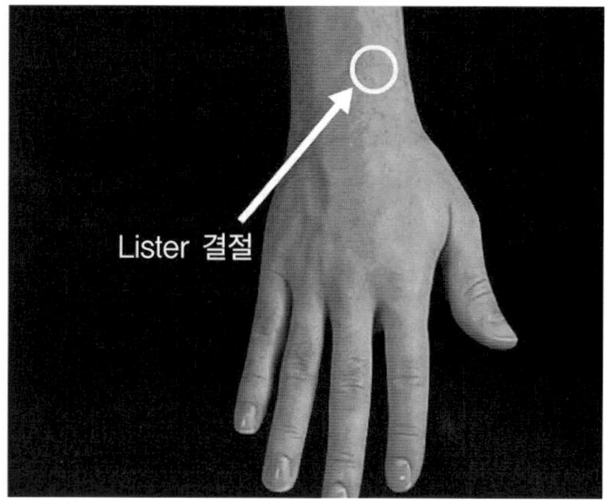

Lister 결절은 노뼈 등쪽(노뼈 붓돌기와 자뼈 붓돌기 사이의 노쪽 1/3지점)에 있는 작은 돌기이다. Lister 결절은 반달뼈의 몸쪽에 놓여 있고, 3번 손허리뼈, 알머리뼈 및 반달뼈와 일직선을 이룬다.

촉진의 예 (Palpation Example)

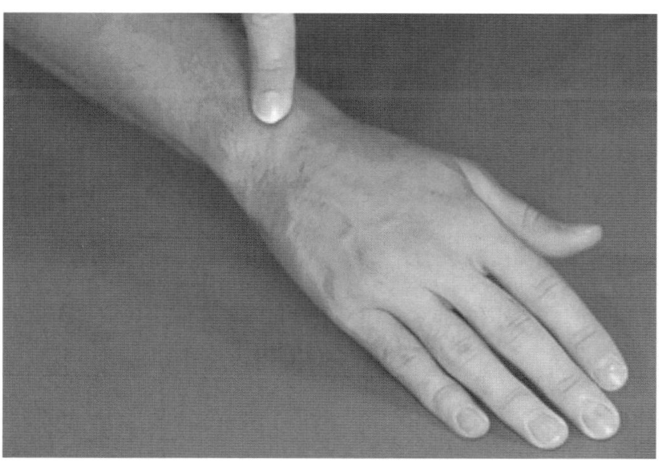

Lister 결절을 촉진하기 위해,

1) 환자는 손을 엎침된 자세로 배치한다.
2) 알머리뼈의 함몰 부위를 찾는다.
3) 반달뼈를 지나 노뼈로 움직인다.
4) Lister 결절은 노뼈 붓돌기와 자뼈 붓돌기 사이의 먼쪽 노뼈에 있는 작고 뾰족한 뼈처럼 느껴질 것이다.

다른 방법 (Alternate Method):

Lister 결절을 촉진하기 위해

1) 노뼈 붓돌기에서부터 시작한다.
2) 자뼈 붓돌기 쪽으로 손등 전체 길이의 1/3 지점까지 움직인다.
3) Lister 결절은 작고 뾰족한 뼈처럼 느껴질 것이다.

반달뼈 (월상골) Lunate

뼈대 표식점과 해부학 표식점 (Skeletal and Anatomical Landmarks)

뼈대 표식점 (Skeletal)

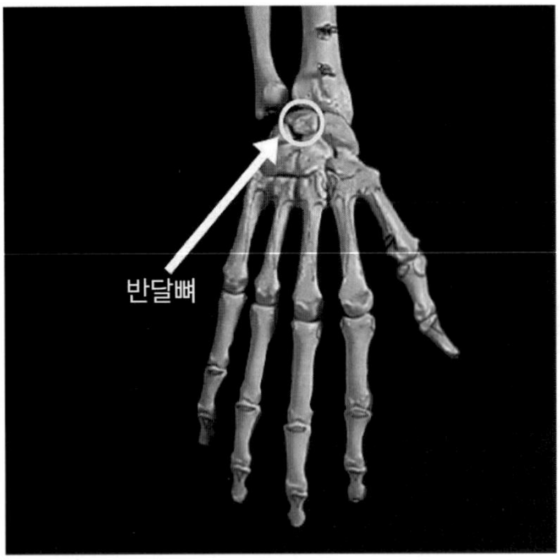

해부학 표식점 (Anatomical)

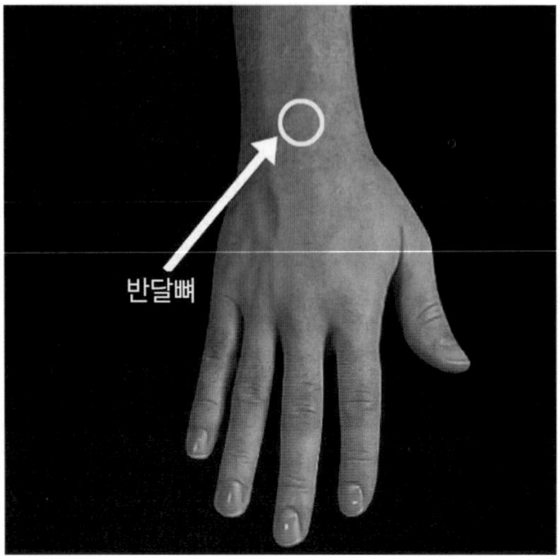

반달뼈는 알머리뼈의 몸쪽에 위치하는 손목뼈이다.

촉진의 예 (Palpation Example)

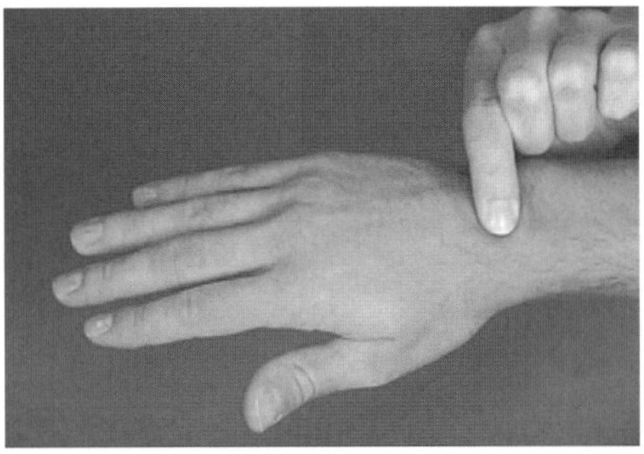

반달뼈를 촉진하기 위해,

1) 환자는 손을 엎침된 자세로 배치한다.
2) 3번 손허리뼈를 찾는다.
3) 알머리뼈가 있는 함몰 부위인 몸쪽으로 움직인다.
4) 이 함몰 부위에서, 알머리뼈 함몰 부위의 몸쪽 가장자리로 작용하는, 몸쪽인 작은 뼈능선으로 움직인다.
5) 손목을 굽힘할 때, 반달뼈가 더 많이 튀어나온다.

팁(Tip)

손목 굽힘

반달뼈는 손목을 굽힘할 때 더 많이 튀어나온다.

● 손허리손가락관절 (중수지절관절)

뼈대 표식점과 해부학 표식점 (Skeletal and Anatomical Landmarks)

뼈대 표식점 (Skeletal)

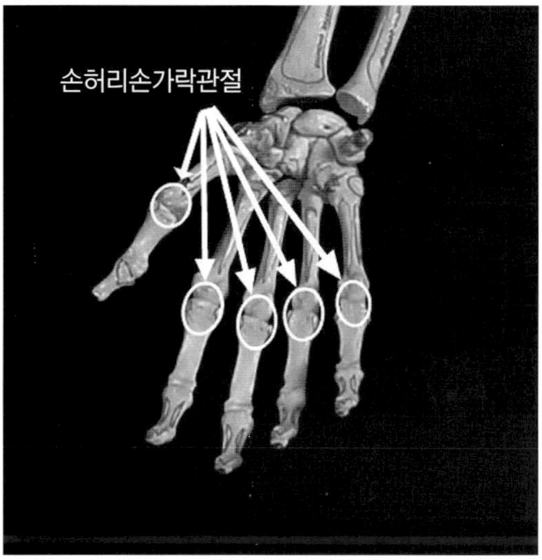

해부학 표식점 (Anatomical)

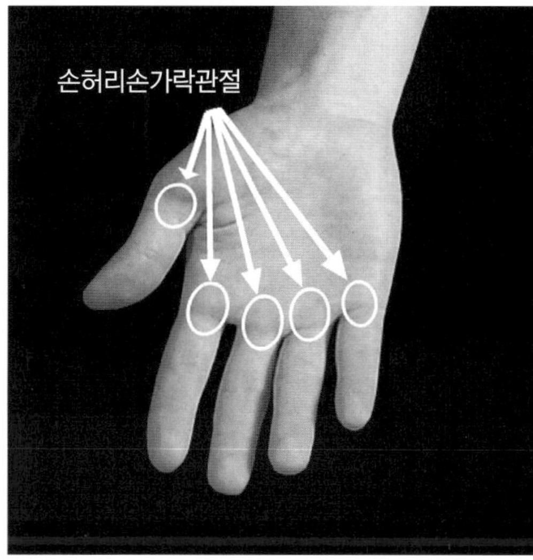

손허리손가락관절은 손바닥과 손가락이나 엄지 사이에 있는 관절이다.

촉진의 예 (Palpation Example)

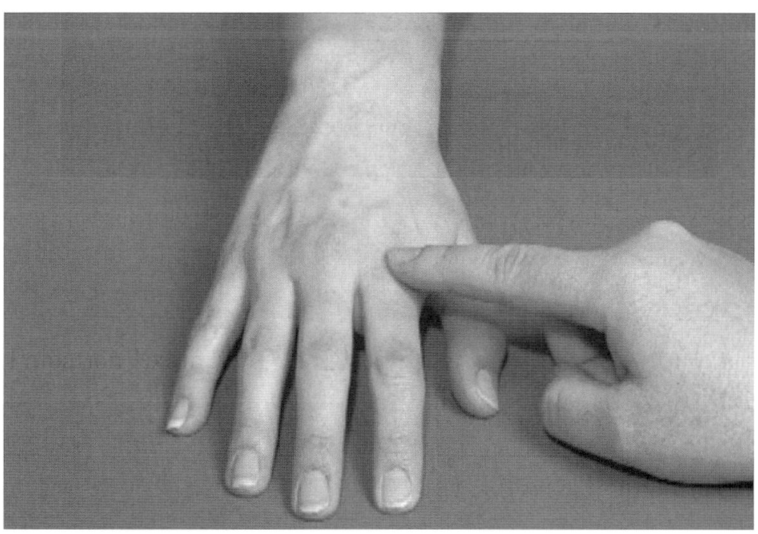

손허리손가락관절을 촉진하기 위해,

1) 통증이나 손상의 위치에 따라 환자는 손을 엎침이나 뒤침된 자세로 배치한다.
2) 손의 공이나 첫 번째 너클 부위로 알려진 곳을 찾는다.
3) 손허리손가락관절은 이들 영역의 중심 부위에 위치한다.

손허리뼈 (중수골) Metacarpals

뼈대 표식점과 해부학 표식점 (Skeletal and Anatomical Landmarks)

뼈대 표식점 (Skeletal)

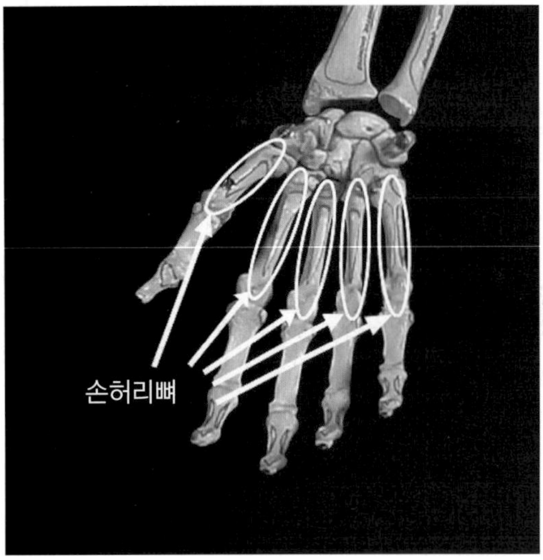

해부학 표식점 (Anatomical)

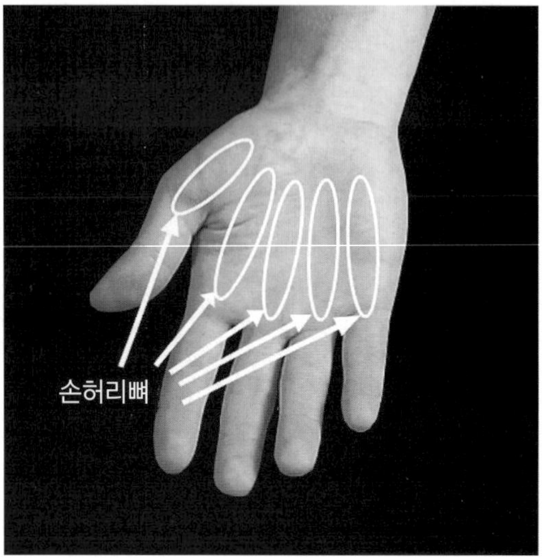

손허리뼈는 손가락이나 엄지의 몸쪽에 위치하는 긴 손바닥 뼈이다.

촉진의 예 (Palpation Example)

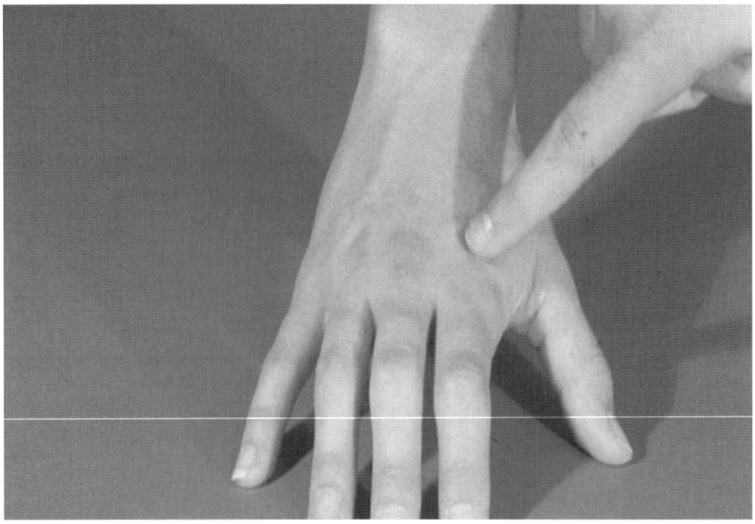

손허리뼈를 촉진하기 위해,

1) 환자는 손을 엎침된 자세로 배치한다.
2) 손등에 있는 긴 뼈를 찾는다.
3) 손허리뼈는 손가락과 엄지의 바로 몸쪽에 위치하고, 손목까지의 길이 중 2/3 지점까지 뻗어 있다.

긴손바닥근 (장장근) Palmaris Longus Tendon

뼈대 표식점과 해부학 표식점 (Skeletal and Anatomical Landmarks)

뼈대 표식점 (Skeletal)

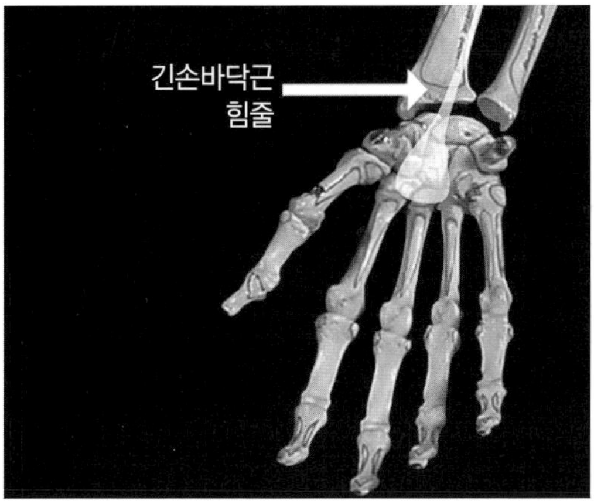

해부학 표식점 (Anatomical)

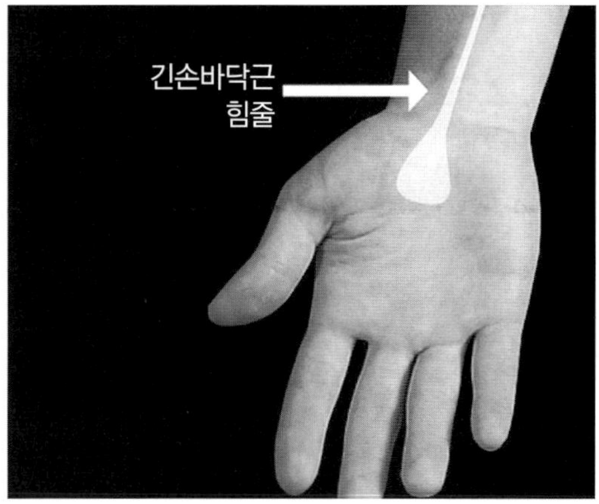

긴손바닥근 힘줄은 노쪽손목굽힘근의 안쪽에 위치하며, 손바닥널힘줄에 부착한다.

촉진의 예 (Palpation Example)

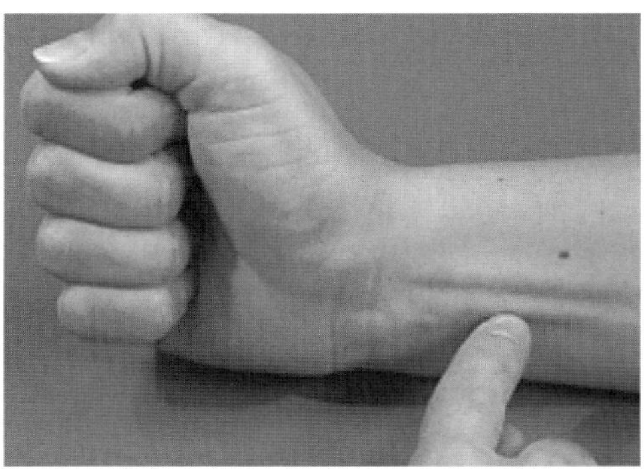

긴손바닥근 힘줄을 촉진하기 위해,

1) 환자는 손을 뒤침된 자세로 배치한다.
2) 환자에게 엄지와 손가락을 서로 닿도록 한 후 손목을 약간 굽힘하도록 지시한다.
3) 환자에게 주먹을 쥐도록 지시해도, 힘줄이 튀어나온다.
4) 손목 앞쪽면의 중앙 부위를 따라 주행하는 넓은 긴손바닥근 힘줄을 찾는다. 긴손바닥근 힘줄이 없는 사람도 있다.

팁(Tip)

엄지와 손가락 닿기

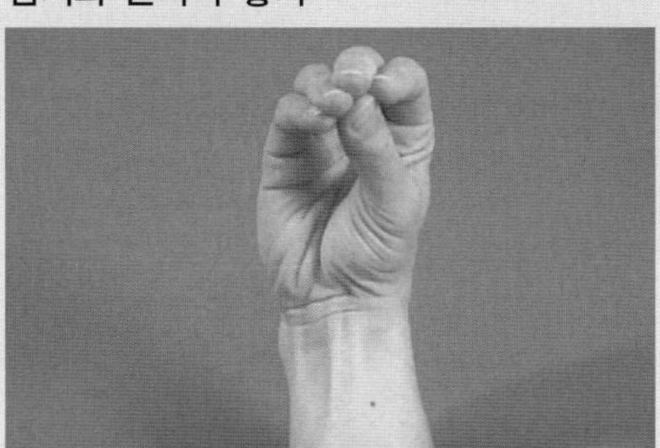

엄지와 손가락을 서로 맞닿게 한 후
손목을 약간 굽힘하면,
긴손바닥근 힘줄이 가장 쉽게 촉진된다.

마디뼈 (지절뼈, 손) Phalanges (Hand)

뼈대 표식점과 해부학 표식점 (Skeletal and Anatomical Landmarks)

뼈대 표식점 (Skeletal)

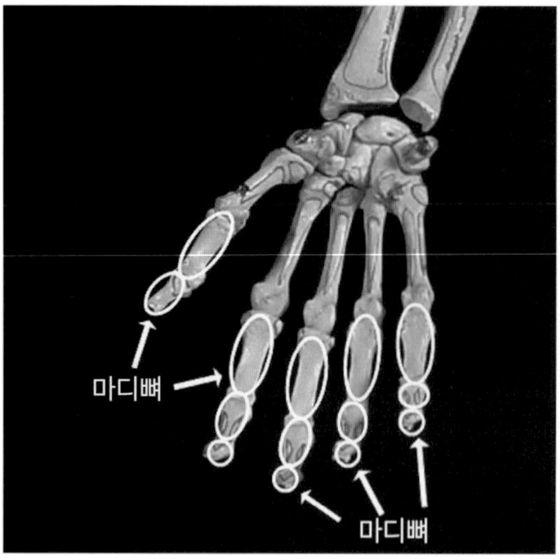

해부학 표식점 (Anatomical)

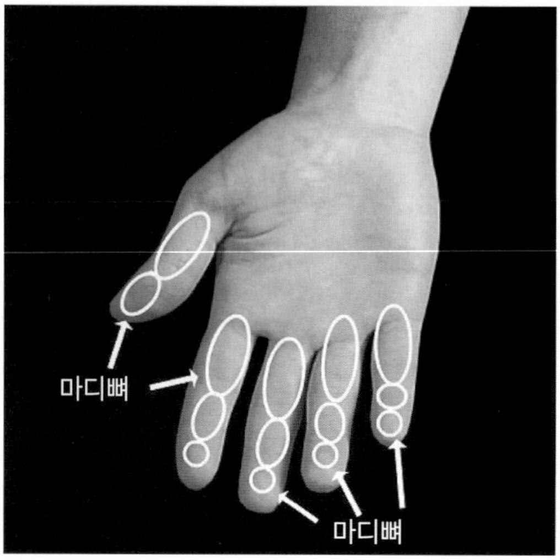

마디뼈는 손가락뼈이다.

촉진의 예 (Palpation Example)

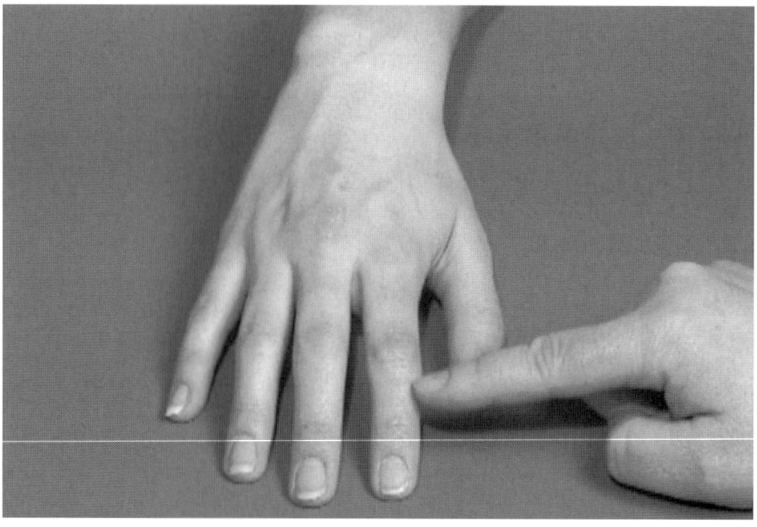

마디뼈를 촉진하기 위해,

1) 손상의 위치에 따라 환자는 손을 엎침이나 뒤침된 자세로 배치한다.
2) 손가락의 각 마디뼈를 찾는다. 엄지의 마디뼈는 2개이고, 나머지 손가락의 마디뼈는 3개이다.
3) 한 손가락으로 마디뼈를 촉진하거나, 엄지와 손가락으로 마디뼈를 잡는다.

● 콩알뼈 (두상골) Pisiform

뼈대 표식점과 해부학 표식점 (Skeletal and Anatomical Landmarks)

뼈대 표식점 (Skeletal)

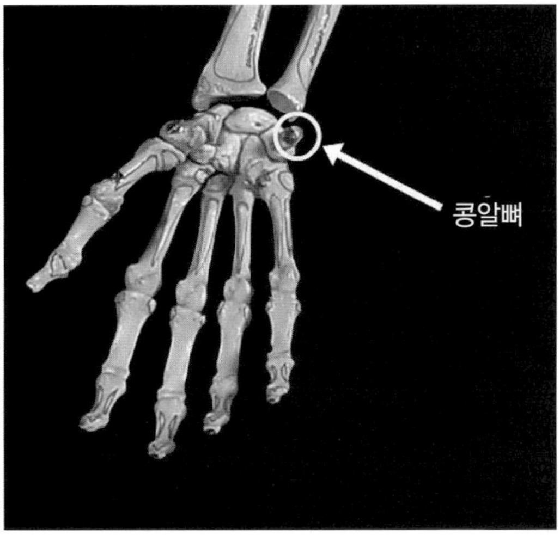

해부학 표식점 (Anatomical)

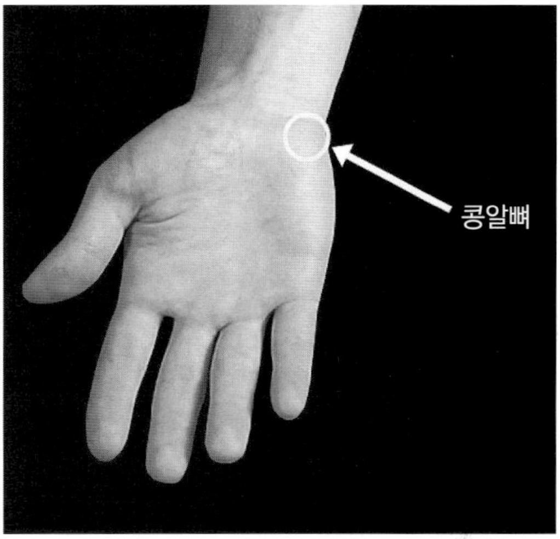

콩알뼈는 손목의 손바닥쪽에 위치하며, 손목뼈 몸쪽열의 뼈중에서 가장 안쪽에 위치하는 뼈이다.

촉진의 예 (Palpation Example)

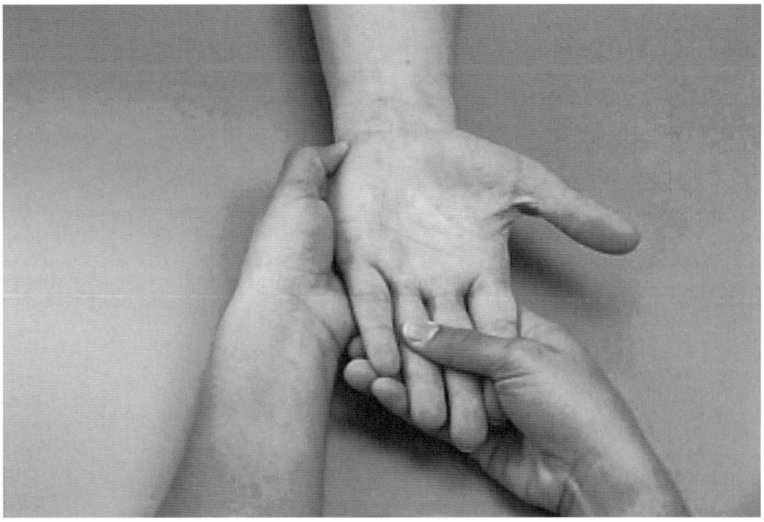

콩알뼈를 촉진하기 위해,

1) 환자는 손을 뒤침된 자세로 배치한다.
2) 새끼두덩의 안쪽과 손목 주름이 있는 위치에서 작은 공처럼 생긴 뼈를 찾는다.

몸쪽마디사이관절 (근위지절간관절, 손)

뼈대 표식점과 해부학 표식점 (Skeletal and Anatomical Landmarks)

뼈대 표식점 (Skeletal)

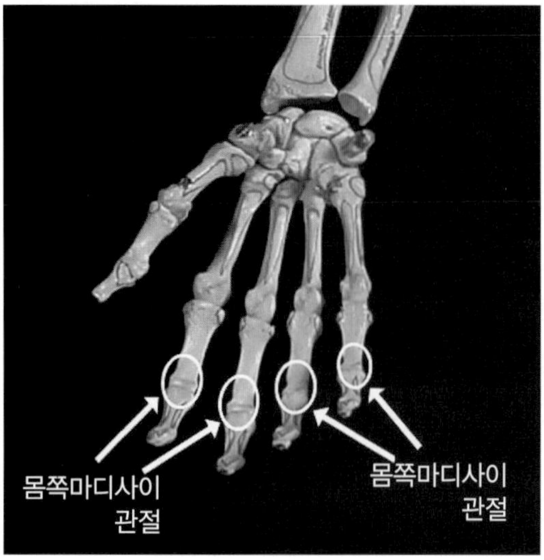

해부학 표식점 (Anatomical)

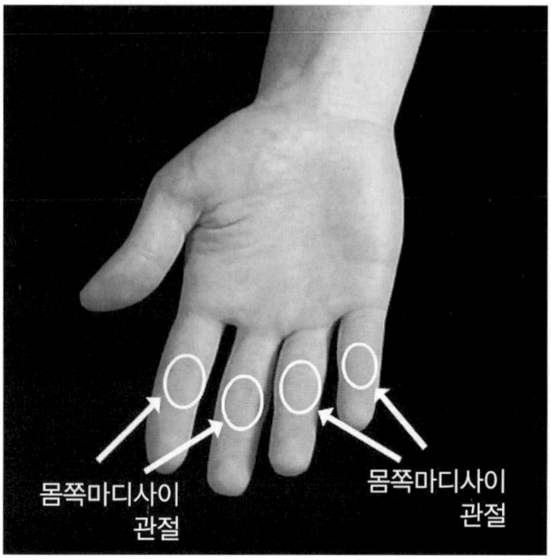

몸쪽마디사이관절은 2~5번 손가락의 마디사이관절 중에서 몸쪽에 위치하는 관절이다.

촉진의 예 (Palpation Example)

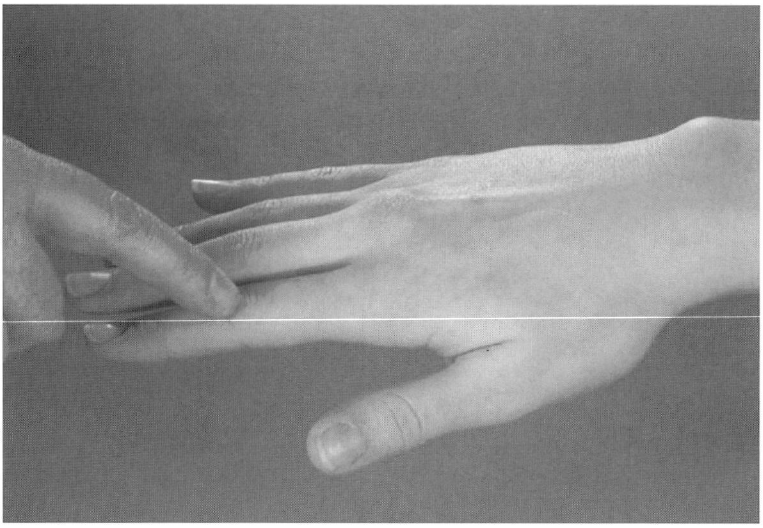

몸쪽마디사이관절을 촉진하기 위해,

1) 손상의 위치에 따라 환자는 손을 엎침이나 뒤침된 자세로 배치한다.
2) 2~5번 손가락의 마디사이관절 중 가장 몸쪽에 있는 마디사이관절이다.
3) 손가락 하나로 촉진하거나, 엄지와 손가락으로 그 관절을 잡고서, 촉진을 할 수 있다

● 노동맥 맥박 (요골동맥 맥박) Radial Pulse

뼈대 표식점과 해부학 표식점 (Skeletal and Anatomical Landmarks)

뼈대 표식점 (Skeletal)

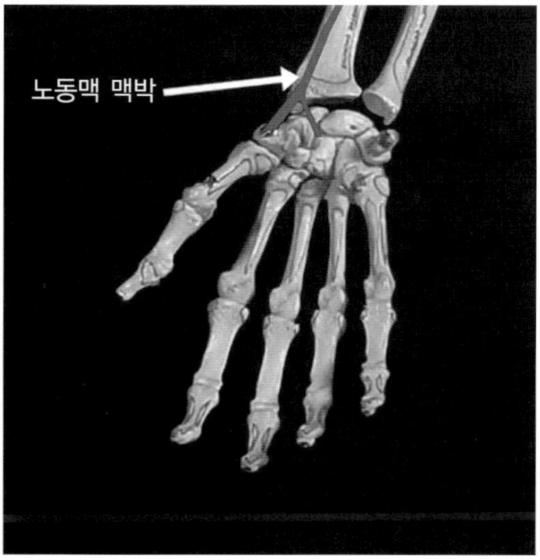

해부학 표식점 (Anatomical)

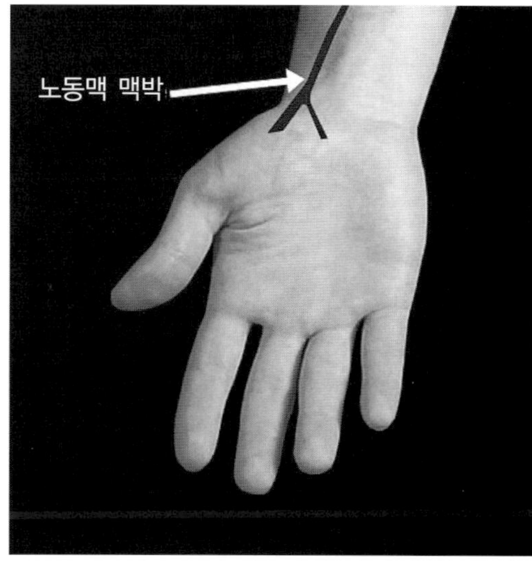

노동맥 맥박은 손목 앞쪽면의 가쪽면에 위치한다.

촉진의 예 (Palpation Example)

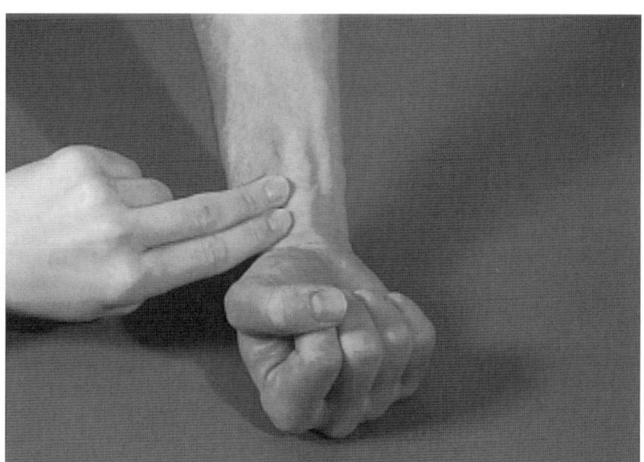

노동맥 맥박을 촉진하기 위해,

1) 환자는 손목의 앞쪽면을 노출시키기 위해, 테이블 끝에 앉아서, 손을 뒤침한다.
2) 노쪽손목굽힘근 힘줄의 바로 가쪽과 1~2개 손가락 폭만큼 엄지두덩의 몸쪽인 손목 위에 집게손가락과 가운데손가락을 배치한다.
3) 부드러운 압박을 적용하면, 맥박을 더 쉽게 촉진할 수 있다.

노뼈 붓돌기 (요골 경상돌기) Radial Styloid

뼈대 표식점과 해부학 표식점 (Skeletal and Anatomical Landmarks)

뼈대 표식점 (Skeletal)

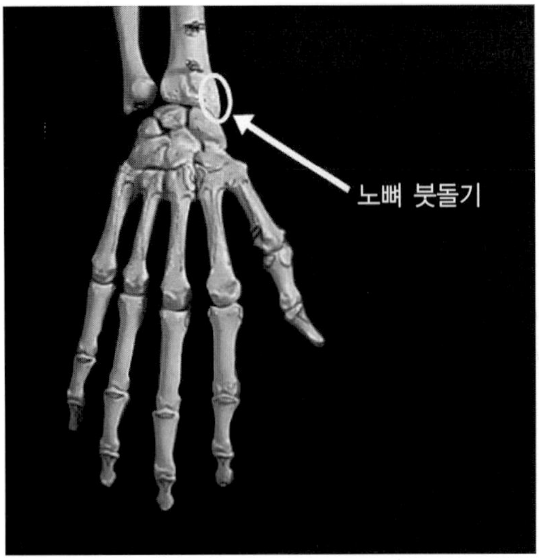

해부학 표식점 (Anatomical)

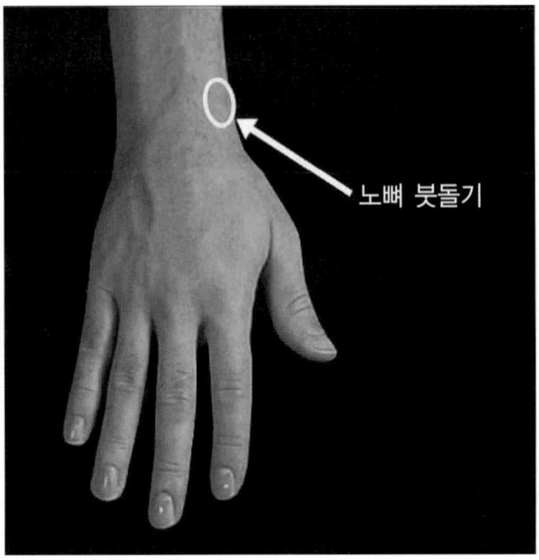

노뼈 붓돌기는 손배뼈의 몸쪽인 먼쪽 노뼈에 위치한다.

촉진의 예 (Palpation Example)

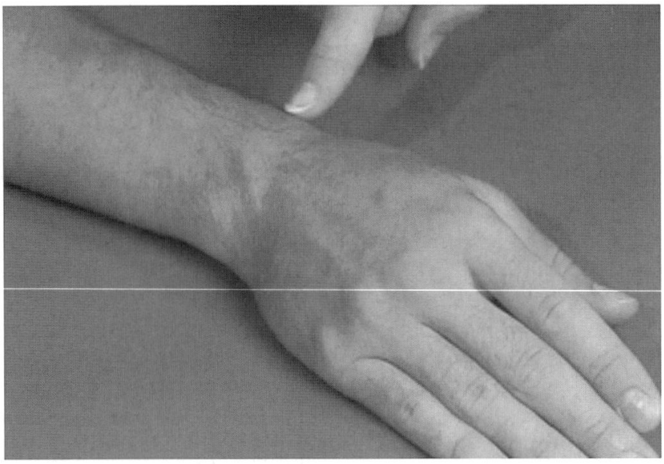

노뼈 붓돌기를 촉진하기 위해,

1) 환자는 손을 엎침이나 뒤침된 자세로 배치한다. 환자는 테이블 끝에 앉거나 선 자세를 취한다.
2) 해부학적 코담배갑을 찾는다.
3) 손가락 1~2개 폭만큼 몸쪽으로 움직여, 먼쪽 노뼈의 가쪽에 있는 큰 뼈 돌출부위에 도달한다.
4) 이런 뼈 돌출 부위가 노뼈 붓돌기이다.
5) 짧은엄지폄근 힘줄이 노뼈 붓돌기와 일직선을 이루기 때문에, 붓돌기를 찾는 기준점으로 이용될 수 있다.

● 손배뼈 (주상골) Scaphoid

뼈대 표식점과 해부학 표식점 (Skeletal and Anatomical Landmarks)

뼈대 표식점 (Skeletal)

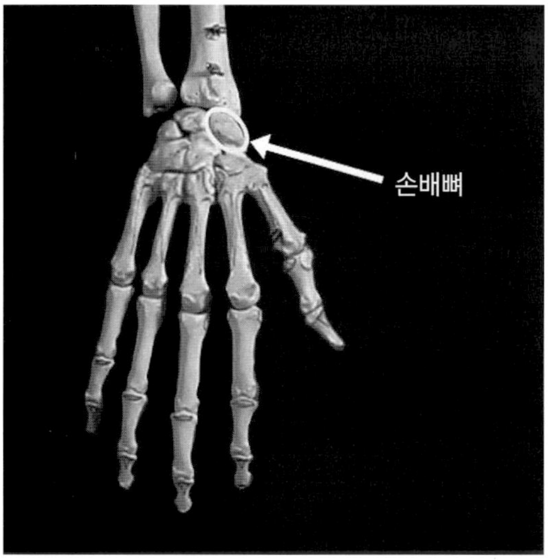

해부학 표식점 (Anatomical)

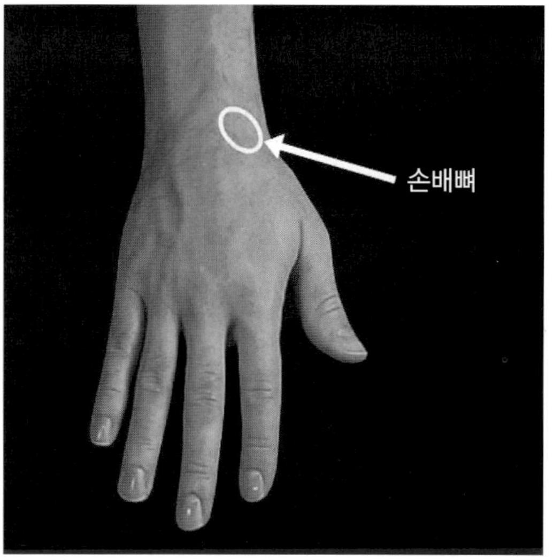

손배뼈는 노뼈의 먼쪽에 위치하고, 손목뼈 몸쪽열의 뼈중에서 가장 가쪽에 위치하는 뼈이다. 손배뼈는 해부학적 코담배갑의 바닥을 형성한다.

촉진의 예 (Palpation Example)

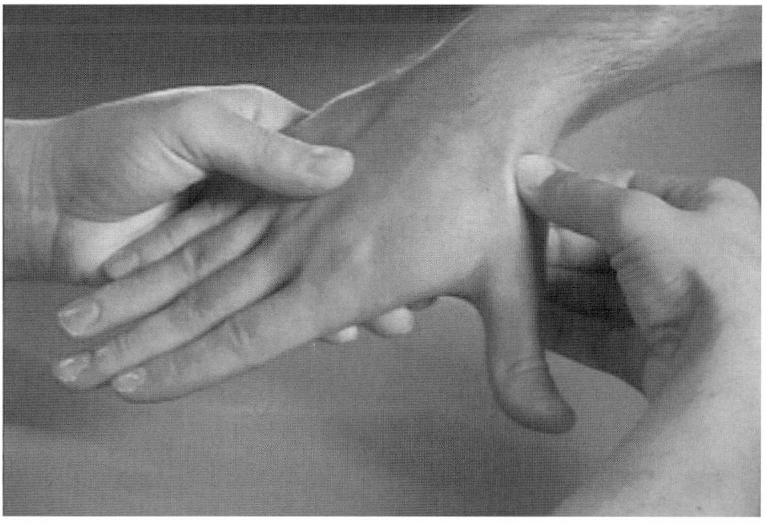

손배뼈를 촉진하기 위해,

1) 환자는 손을 엎침이나 뒤침된 자세로 배치한다.
2) 해부학적 코담배갑이 노출될 수 있도록, 환자에게 엄지의 폄을 지시한다.
3) 손배뼈가 해부학적 코담배갑의 바닥을 형성하기 때문에, 해부학적 코담배갑을 똑바로 압박하여 손배뼈를 촉진한다.
4) 손배뼈는 손목을 자쪽치우침할 때 더 많이 튀어나온다.

엄지두덩 (무지구) Thenar Eminence

뼈대 표식점과 해부학 표식점 (Skeletal and Anatomical Landmarks)

뼈대 표식점 (Skeletal)

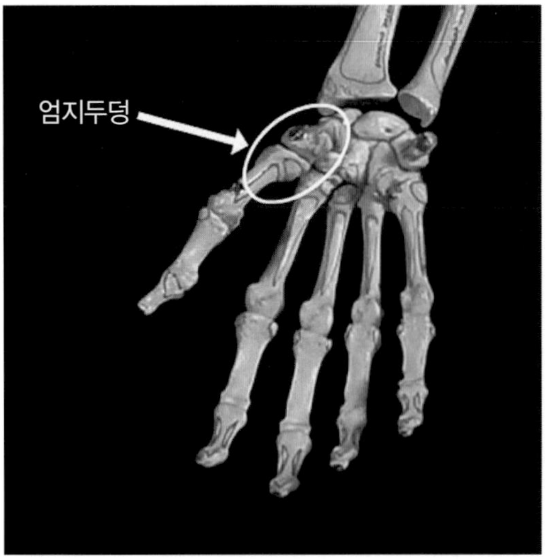

해부학 표식점 (Anatomical)

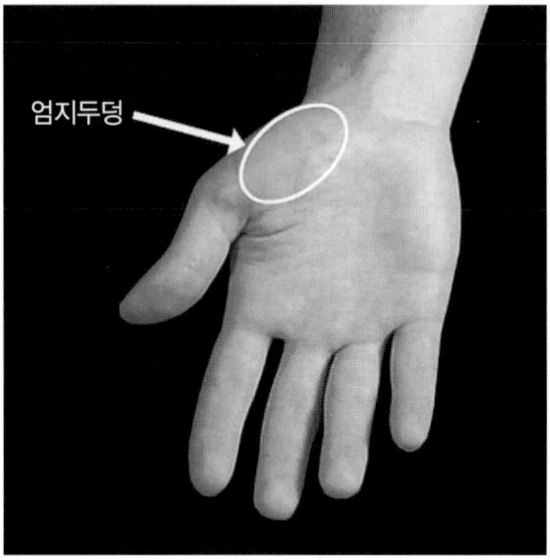

엄지두덩은 엄지의 몸쪽인 손바닥의 가쪽에 있는 언덕을 형성하는 근육군이다.

촉진의 예 (Palpation Example)

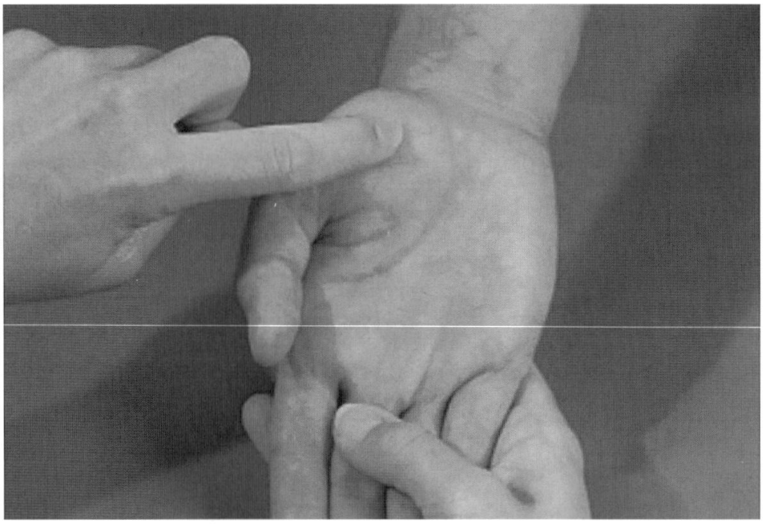

엄지두덩을 촉진하기 위해,
1) 환자는 손을 뒤침된 자세로 배치한다.
2) 1번 손허리뼈 위인 손바닥의 가쪽에 있는 언덕을 찾는다.
3) 엄지두덩의 전 영역을 촉진한다.

● 큰마름뼈 (대능형골) Trapezium

뼈대 표식점과 해부학 표식점 (Skeletal and Anatomical Landmarks)

뼈대 표식점 (Skeletal)

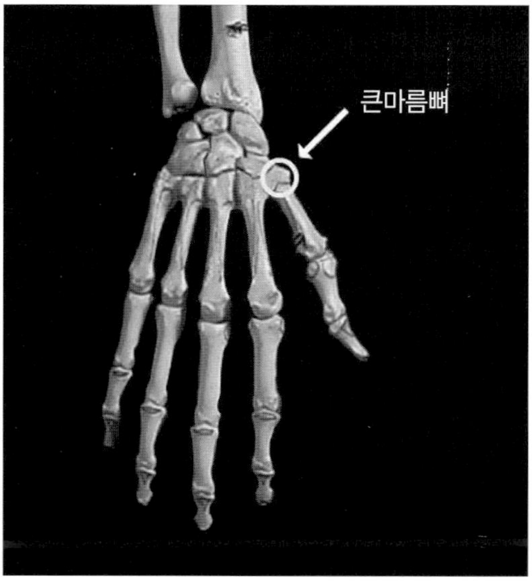

해부학 표식점 (Anatomical)

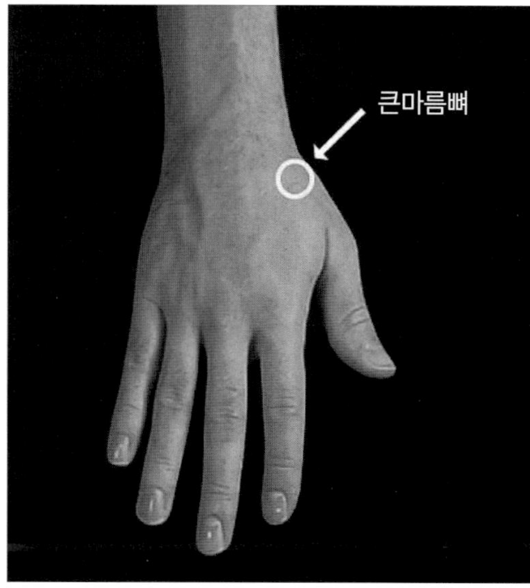

큰마름뼈는 손목뼈 먼쪽열의 뼈중에서 가장 가쪽에 있는 뼈이다. 큰마름뼈는 손배뼈의 먼쪽과 1번 손허리뼈의 몸쪽에 위치한다.

촉진의 예 (Palpation Example)

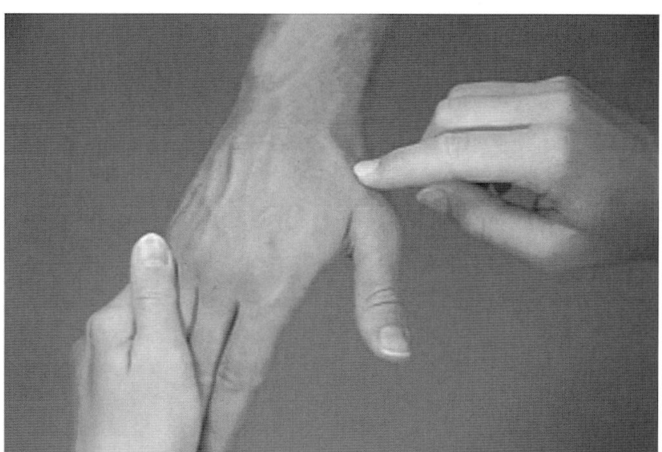

큰마름뼈를 촉진하기 위해,

1) 환자는 손을 엎침된 자세로 배치한다.
2) 해부학적 코담배갑을 찾고, 검사자의 손가락을 그 곳에 배치한다.
3) 해부학적 코담배갑에서, 바로 먼쪽의 다음 뼈(큰마름뼈)로 움직인다.
4) 엄지를 굽힘하고 폄하면, 뼈 위치를 찾는데 도움이 될 것이다.

작은마름뼈 (소능형골) Trapezoid

뼈대 표식점과 해부학 표식점 (Skeletal and Anatomical Landmarks)

뼈대 표식점 (Skeletal)

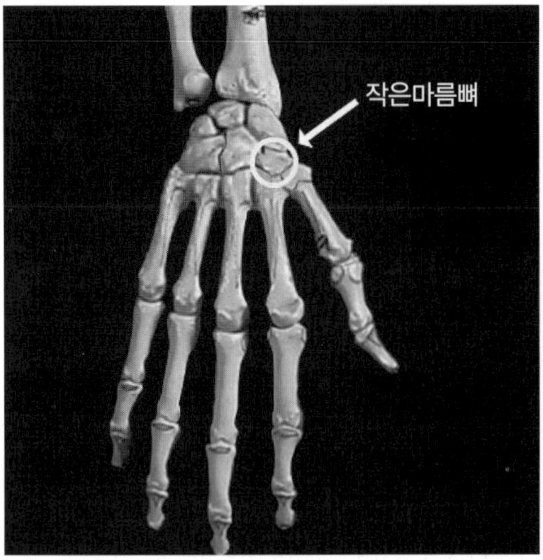

해부학 표식점 (Anatomical)

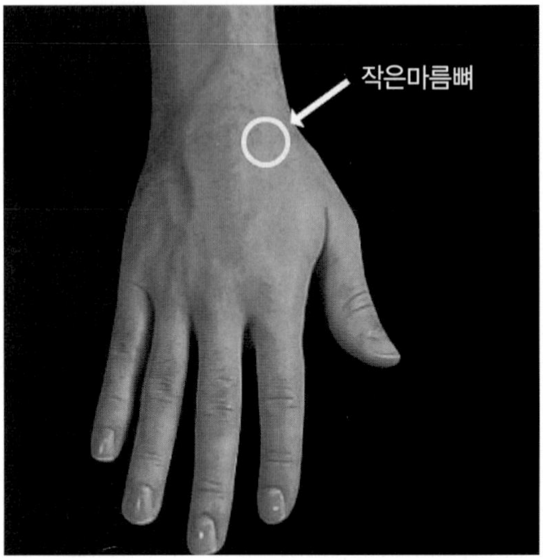

작은마름뼈는 2번 손허리뼈의 몸쪽과 큰마름뼈의 안쪽에 위치하는 작은 손목뼈이다.

촉진의 예 (Palpation Example)

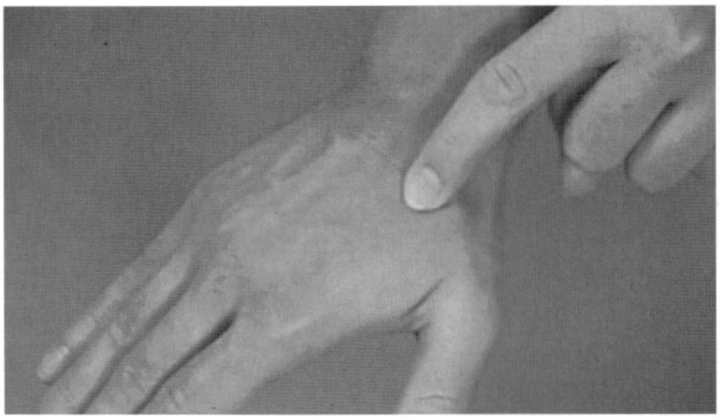

작은마름뼈를 촉진하기 위해,

1) 환자는 손을 엎침된 자세로 배치한다.
2) 2번 손허리뼈를 찾는다.
3) 2번 손허리뼈의 몸쪽에 위치하는 함몰 부위로 이동한다.
4) 작은마름뼈는 이런 함몰 부위에 위치한다.

다른 방법 (Alternate Method)

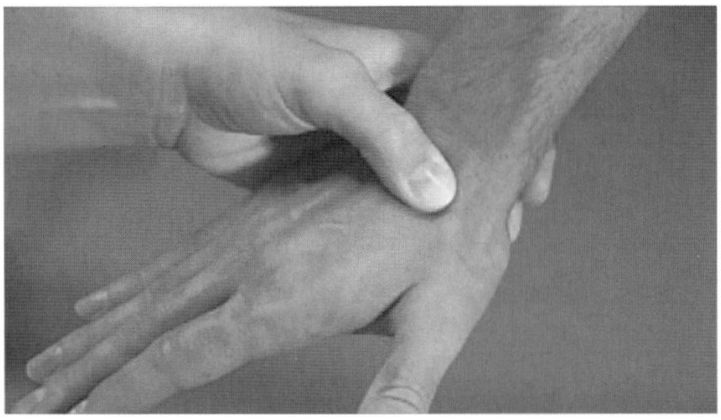

1) 검사자는 해부학적 코담배갑의 위치를 찾음으로써 작은마름뼈의 위치를 찾을 수 있다.
2) 2번 손허리뼈와 일직선상에 있는 함몰 부위를 촉진한다.
3) 작은마름뼈는 이런 함몰 부위에 위치한다.

● 세모뼈 (삼각골) Triquetrum

뼈대 표식점과 해부학 표식점 (Skeletal and Anatomical Landmarks)

뼈대 표식점 (Skeletal)

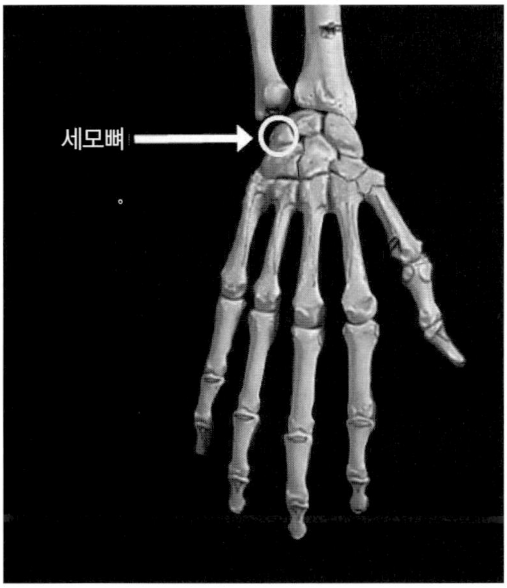

해부학 표식점 (Anatomical)

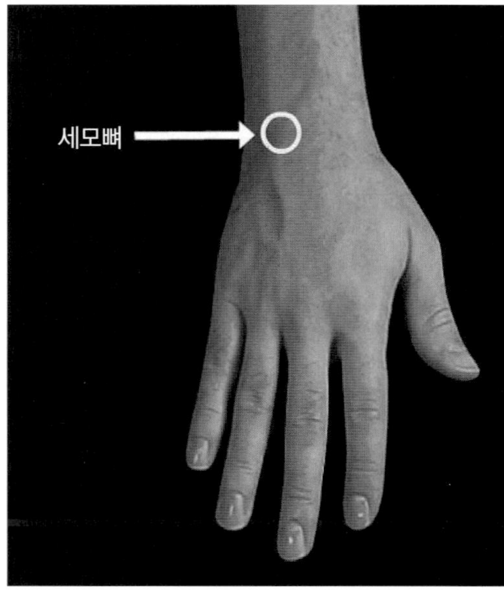

세모뼈는 손목뼈 몸쪽열에서 손목의 안쪽면에 위치한다. 세모뼈는 콩알뼈 뒤쪽에 위치한다.

촉진의 예 (Palpation Example)

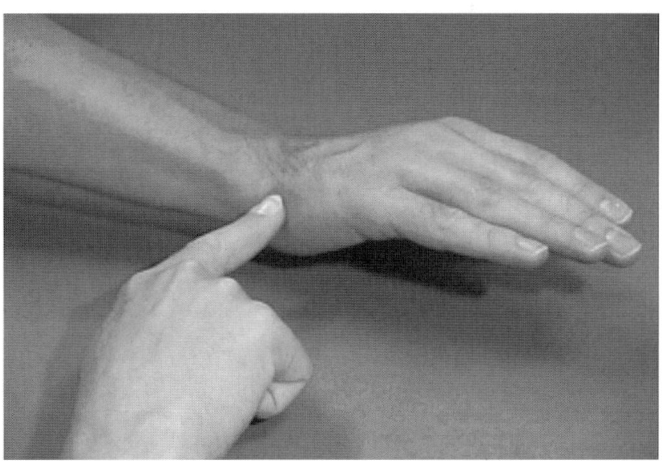

세모뼈를 촉진하기 위해,

1) 환자는 손을 엎침된 자세로 배치한다.
2) 손가락 1개를 손목 주름에서 자뼈 붓돌기의 먼쪽과 콩알뼈의 안쪽인 손목 안쪽면에 배치한다.
3) 세모뼈는 손목 주름에 위치하고, 손목이 노쪽치우침할 때는 앞으로 이동되고, 자쪽치우침할 때는 뒤쪽으로 이동되는 것을 느낄 수 있다.

● 자동맥 (척골동맥) 맥박 Ulnar Pulse

뼈대 표식점과 해부학 표식점 (Skeletal and Anatomical Landmarks)

뼈대 표식점 (Skeletal)

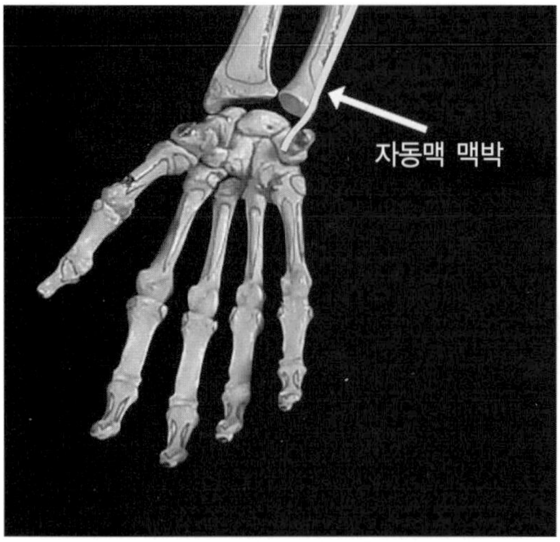

해부학 표식점 (Anatomical)

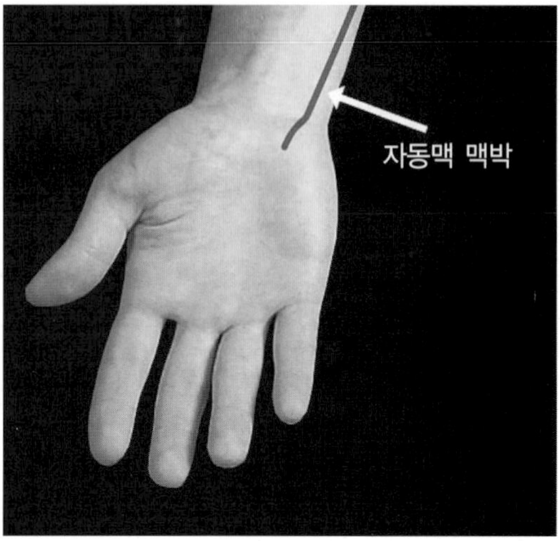

자동맥은 아래팔 앞쪽면의 안쪽을 따라 주행하고, 손목에서는 자쪽손목굽힘근의 가쪽에서 촉진될 수 있다.

촉진의 예 (Palpation Example)

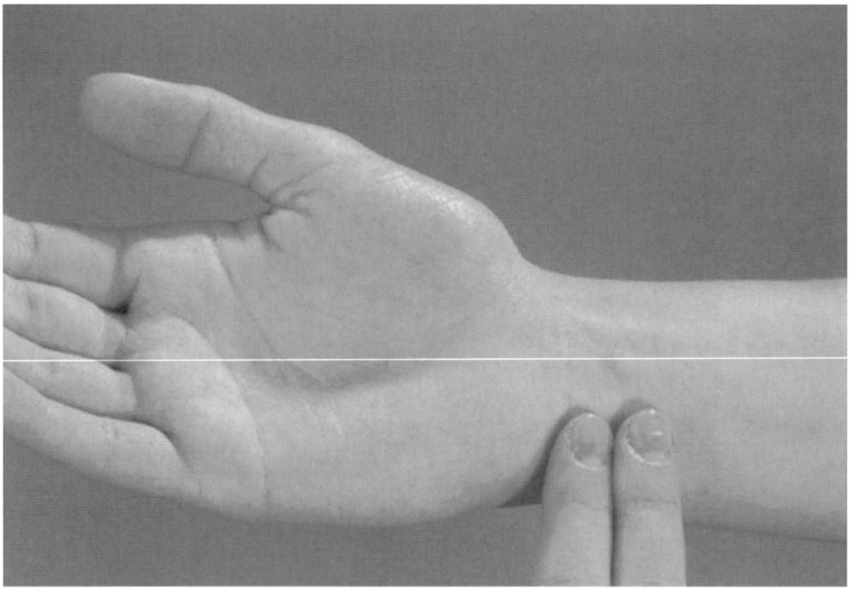

자동맥을 촉진하기 위해,

1) 환자는 손을 뒤침된 자세로 배치한다.
2) 검사자의 집게손가락과 가운데손가락을 손목 주름의 바로 몸쪽이면서 자쪽손목굽힘근 힘줄의 가쪽에 배치한다.
3) 부드럽게 압박을 적용하면, 맥박을 보다 쉽게 느낄 수 있다.

● 자뼈 붓돌기 (척골 경상돌기) Ulnar Styloid

뼈대 표식점과 해부학 표식점 (Skeletal and Anatomical Landmarks)

뼈대 표식점 (Skeletal)

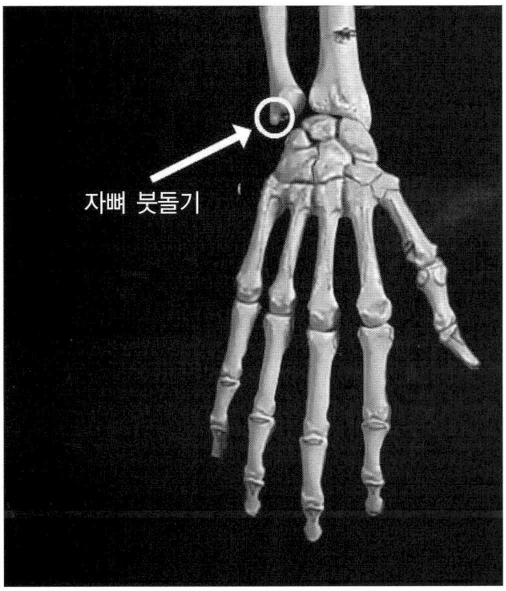

해부학 표식점 (Anatomical)

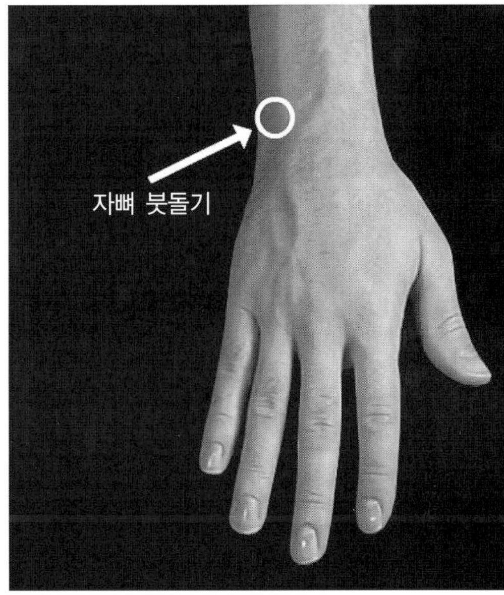

자뼈 붓돌기는 손목 등쪽면의 안쪽에 있는 커다란 뼈 돌출 부위이다.

촉진의 예 (Palpation Example)

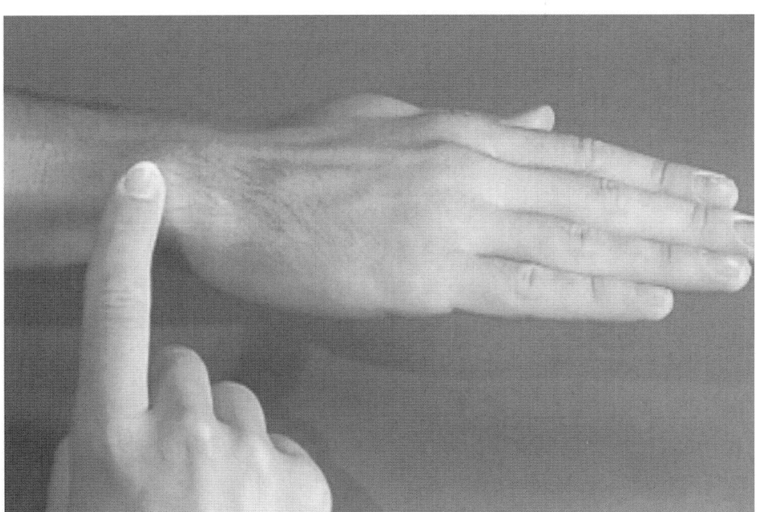

자뼈 붓돌기를 촉진하기 위해,

1) 환자는 손을 엎침된 자세로 배치한다.
2) 손목 등쪽면의 안쪽에 있는 커다란 뼈 돌출 부위를 찾는다.
3) 돌출 부위에서 먼쪽으로 손가락을 움직인다.
4) 자뼈 붓돌기는 커다란 돌출 부위의 가장자리에 위치한다.

단원 II

하체촉진

Lower Body Palpations

6 엉덩이/골반 (Hip/Pelvis)

● 긴모음근 (장내전근) Adductor Longus Muscle

뼈대 표식점과 해부학 표식점 (Skeletal and Anatomical Landmarks)

뼈대 표식점 (Skeletal)

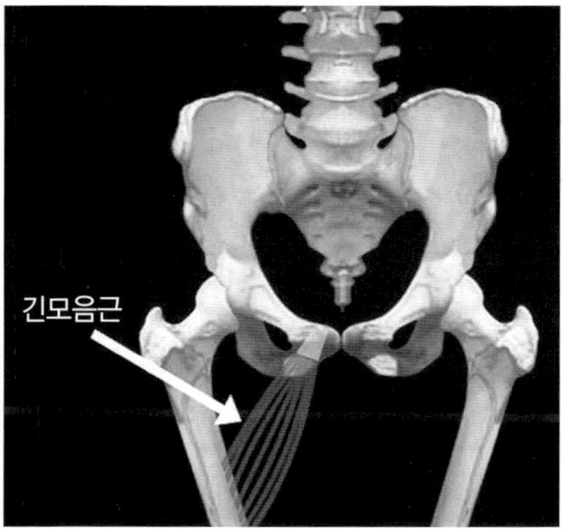

해부학 표식점 (Anatomical)

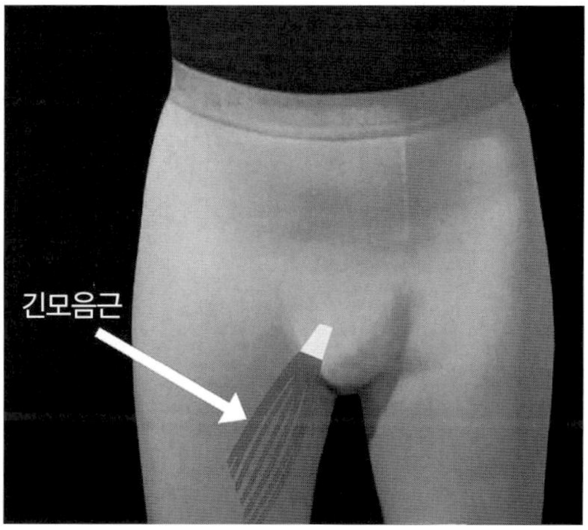

긴모음근은 두덩뼈결절에서 시작하고, 여기에서 시작하는 2개의 힘줄 중에서 앞/가쪽에 있는 힘줄이다.

촉진의 예 (Palpation Example)

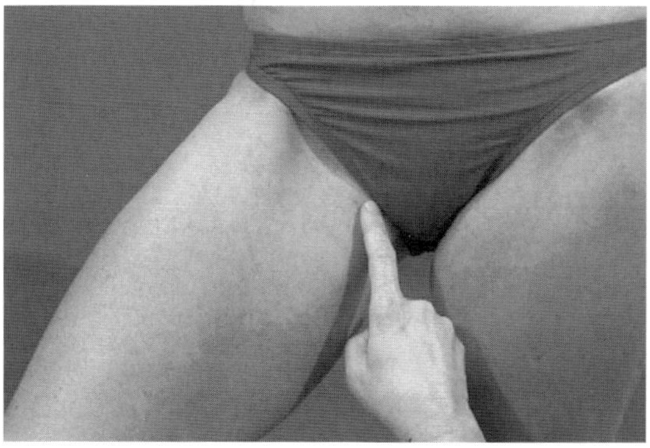

긴모음근을 촉진하기 위해,

1) 환자는 누운 자세를 취하고, 검사자는 환자의 측면에서 선 자세를 취한다.
2) 환자에게 엉덩관절을 약간 굽힘하고 가쪽돌림하도록 지시한다.
3) 2개의 큰 힘줄이 두덩뼈결절의 바로 먼쪽인 위쪽 허벅지에서 튀어나온다. 긴모음근 힘줄은 2개의 힘줄 중에서의 앞가쪽에 위치하는 힘줄이다.
4) 힘줄은 두덩뼈결절에서 먼쪽으로 3~4인치 부위에서 촉진될 수 있다.
5) 만약 힘줄을 구분하기 어렵다면, 환자에게 엉덩관절을 굽힘한 후 안쪽돌림과 가쪽돌림하도록 지시한다. 이렇게 허벅지를 움직일 때 긴모음근 힘줄이 더 뚜렷해진다.

● 앞위엉덩뼈가시 (상전장골극, ASIS)

뼈대 표식점과 해부학 표식점 (Skeletal and Anatomical Landmarks)

뼈대 표식점 (Skeletal)

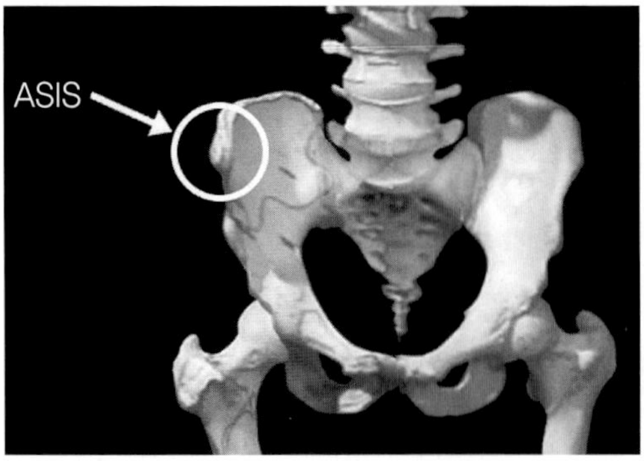

해부학 표식점 (Anatomical)

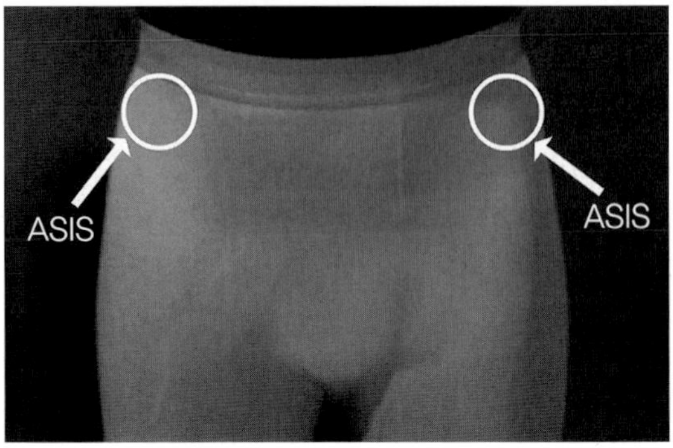

ASIS는 엉덩뼈의 가장 앞쪽에 있는 뼈 부위이다. ASIS는 골반의 앞, 위, 가쪽면에서 뚜렷하게 튀어나온 부위이다.

촉진의 예 (Palpation Example)

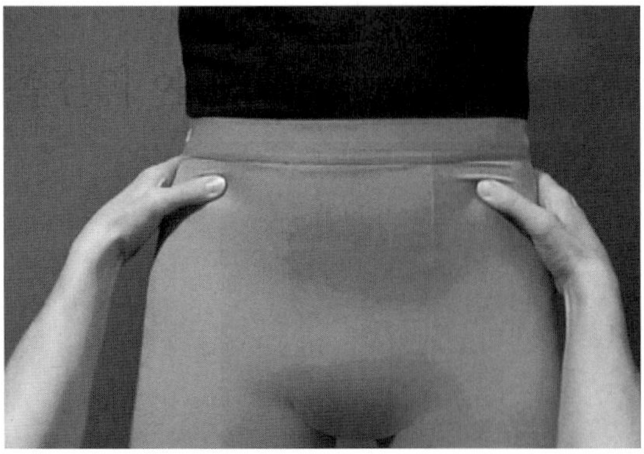

ASIS를 촉진하기 위해,

1) 환자는 누운 자세나 선 자세를 취한다.
2) 선 자세를 취한 환자의 ASIS를 찾기 위해서는, 검사자는 엉덩뼈능선의 측면에 양 손을 배치한다.
3) 엄지를 엉덩뼈능선을 따라, 앞쪽과 아래쪽으로 움직인다.
4) ASIS는 허리선 바로 아래쪽인 골반의 앞쪽면에서 가장 뚜렷하게 튀어나온 돌출 부위이다. 대개 엄지로 작은 원으로 그리면서 ASIS 위치를 찾는다.

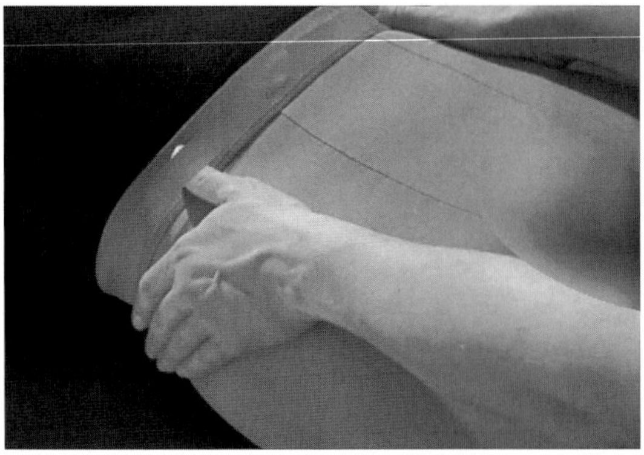

뚱뚱한 사람이나 ASIS가 많이 튀어나오지 않는 사람의 경우는 ASIS를 찾기가 쉽지 않다.
누운 자세를 취한 환자의 ASIS를 촉진하기 위해,

1) 손바닥을 골반의 앞쪽과 가쪽면(허리띠의 바로 아래)에 배치한다(검사는 압박을 가하거나, 손바닥을 앞 · 뒤로 약간 움직일 수 있다).
2) ASIS는 손바닥에서 가장 많이 튀어나온 지점으로 느껴져야 한다.
3) 검사자는 손바닥 대신, 엄지나 손가락으로도 ASIS를 촉진할 수 있다.

● 꼬리뼈 (미골) Coccyx

뼈대 표식점과 해부학 표식점 (Skeletal and Anatomical Landmarks)

뼈대 표식점 (Skeletal)

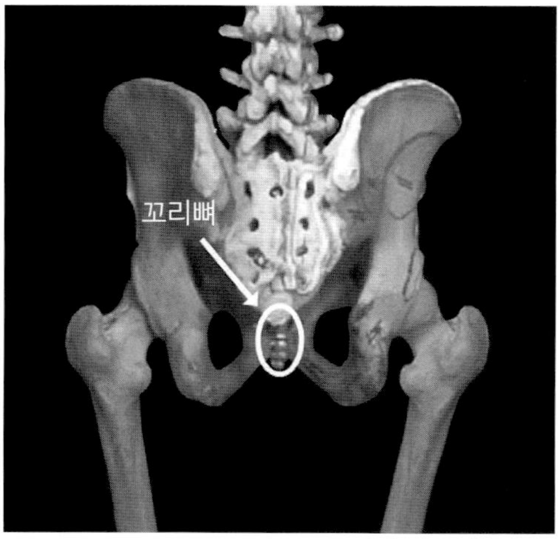

해부학 표식점 (Anatomical)

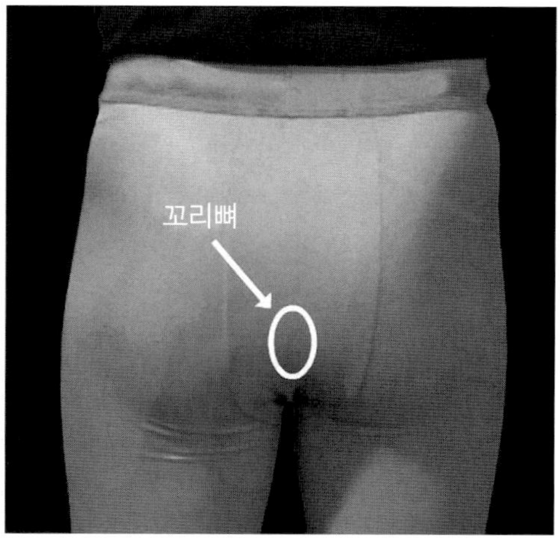

꼬리뼈는 종종 "tailbone"으로도 사용되며 엉치뼈의 바로 먼쪽에 위치한다.

촉진의 예 (Palpation Example)

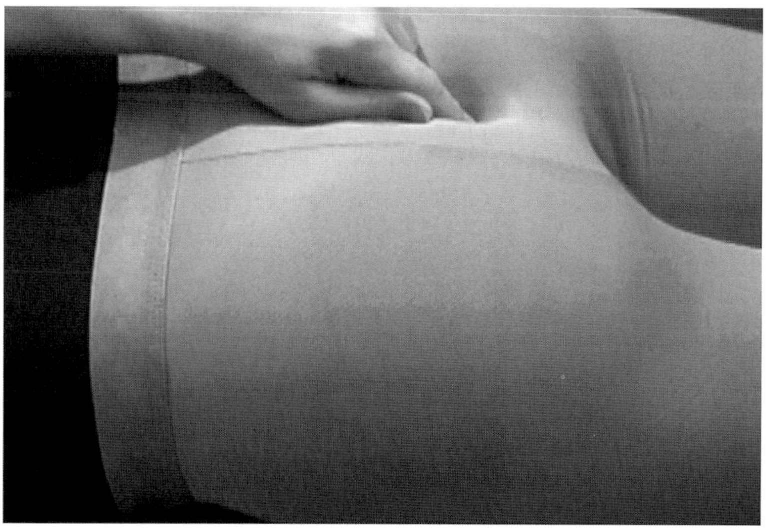

꼬리뼈를 촉진하기 위해,

1) 환자는 테이블 위에서 엎드린 자세를 취한다.
2) 엉치뼈를 찾는다. 그 다음, 뼈가 갑자기 사라지는 지점까지 엉치뼈를 따라 먼쪽으로 움직한다.
3) 꼬리뼈는 볼기주름의 위쪽가장자리 부근에 위치한다.
4) 꼬리뼈를 촉진할 때 주의를 요하는데, 그 이유는 강한 압박으로 꼬리뼈가 손상될 수 있기 때문이다.

큰볼기근 (대둔근) Gluteus Maximus Muscle

뼈대 표식점과 해부학 표식점 (Skeletal and Anatomical Landmarks)

뼈대 표식점 (Skeletal)

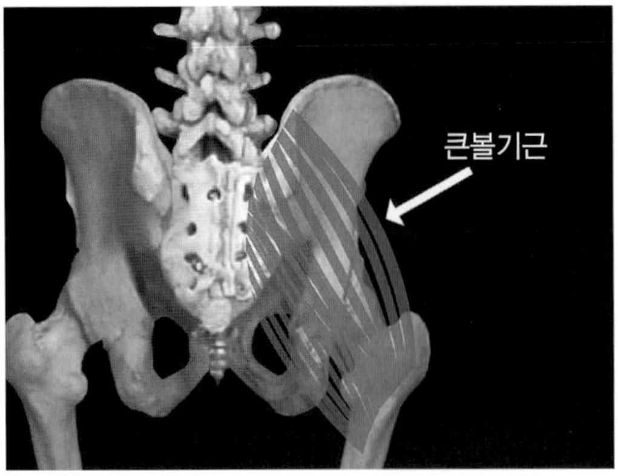

해부학 표식점 (Anatomical)

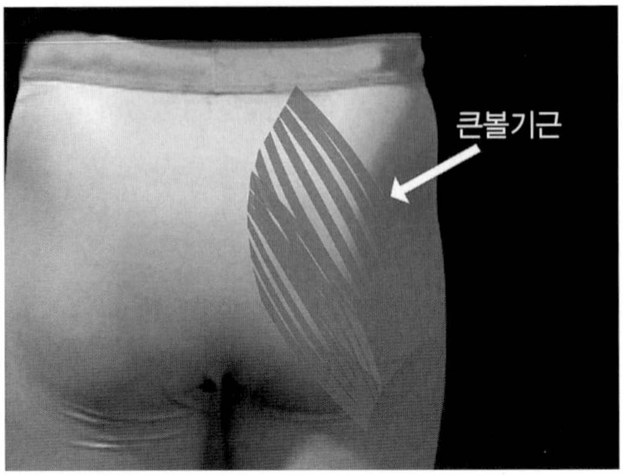

큰볼기근은 볼기 부위에서 가장 큰 근육이다. 큰볼기근은 위쪽 엉덩뼈의 뒤쪽면과 엉치뼈에서 시작하여, 엉덩정강띠와 넙다리뼈의 거친선의 가쪽능선에서 착지한다.

촉진의 예 (Palpation Example)

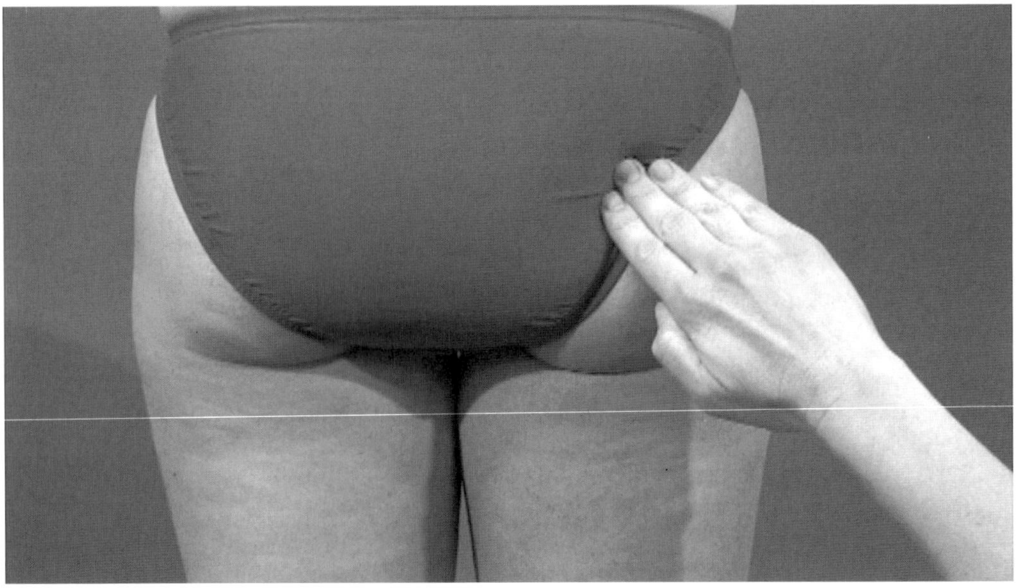

큰볼기근을 촉진하기 위해,

1) 환자는 엎드린 자세를 취하거나 선 자세를 취한다.
2) 볼기 부위의 큰 근육을 찾는다.
3) 뒤쪽엉덩뼈능선과 엉치뼈에서 위쪽 넙다리뼈까지 대각선 방향으로 근육을 촉진한다.

중간볼기근 (중둔근) Gluteus Medius Muscle

뼈대 표식점과 해부학 표식점 (Skeletal and Anatomical Landmarks)

뼈대 표식점 (Skeletal)

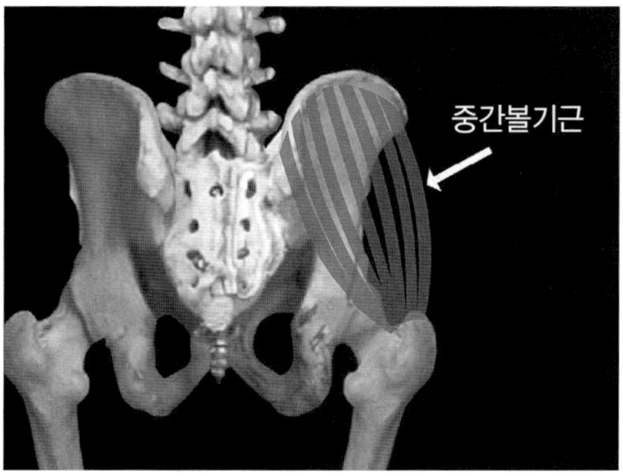

해부학 표식점 (Anatomical)

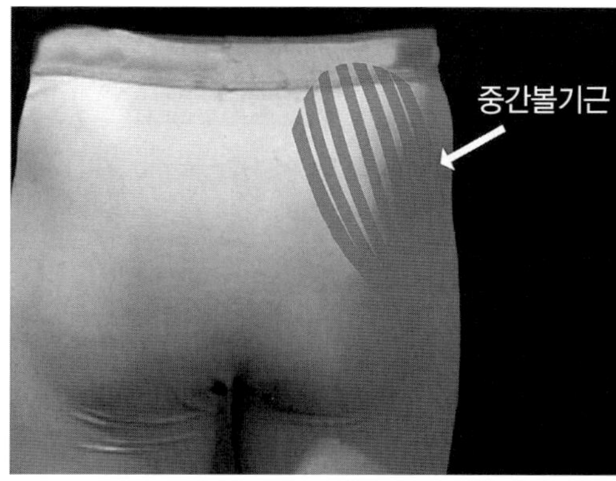

중간볼기근의 일부는 큰볼기근 밑에 위치한다. 중간볼기근은 엉덩뼈능선의 가쪽과 위쪽면에서 시작하여 큰뼈돌기에 착지한다.

촉진의 예 (Palpation Example)

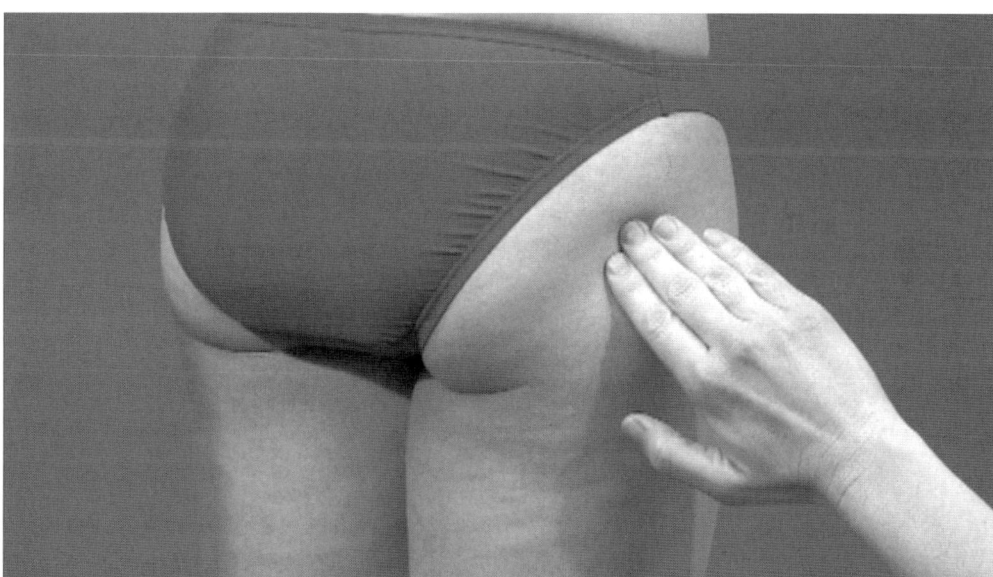

중간볼기근을 촉진하기 위해,

1) 환자는 엎드린 자세나 선 자세를 취한다.
2) 큰볼기의 앞쪽과 넙다리근막긴장근의 뒤쪽인 엉덩뼈능선 아래 부위를 찾는다. 중간볼기근은 이 영역에 위치한다.
3) 환자에게 다리를 벌림하도록 지시하고 약간 저항을 가하면, 중간볼기근이 보다 쉽게 촉진될 수 있다.

● 두덩정강근 (박근)과 힘줄 Gracilis Tendon/Muscle

뼈대 표식점과 해부학 표식점 (Skeletal and Anatomical Landmarks)

뼈대 표식점 (Skeletal)

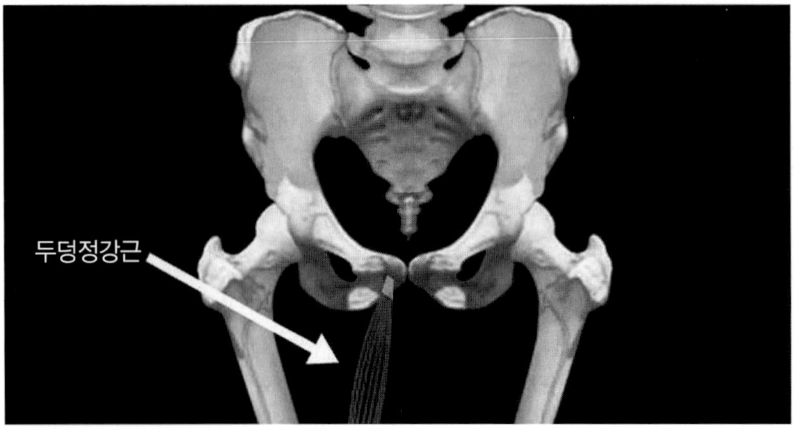

해부학 표식점 (Anatomical)

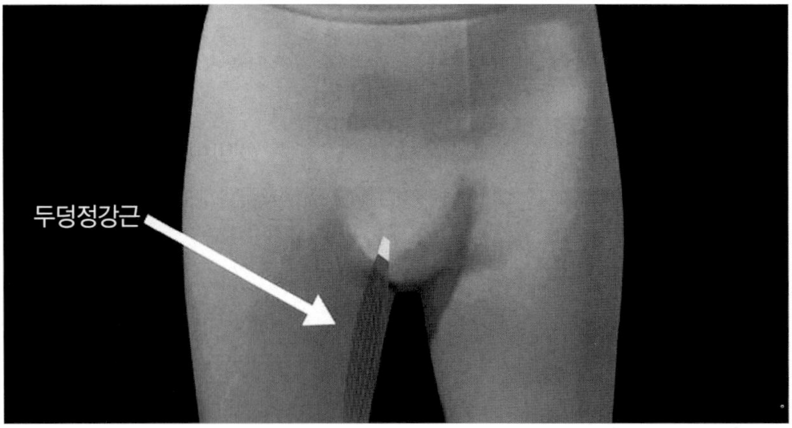

두덩정강근은 두덩뼈결절에서 시작하는 2개의 힘줄 중에서 뒤가쪽에 위치하는 힘줄이다.

촉진의 예 (Palpation Example)

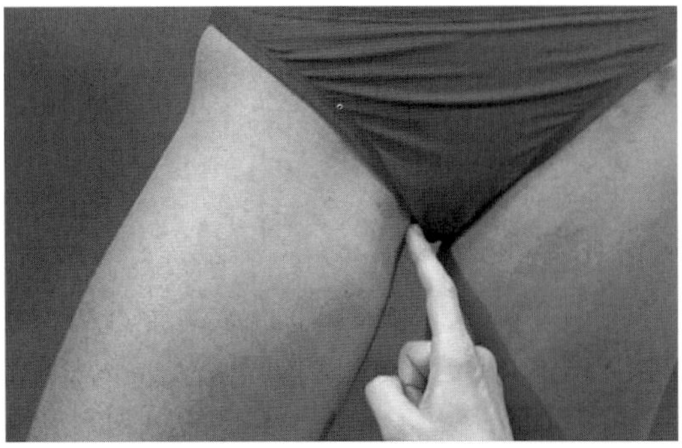

두덩정강근을 촉진하기 위해,

1) 환자는 누운 자세나 선 자세를 취한다.
2) 환자에게 허벅지를 굽힘하고 약간 가쪽돌림하도록 지시한다.
3) 두덩뼈결절 근처의 위안쪽 허벅지에서 2개의 힘줄이 튀어나온다.
4) 2개의 힘줄 중에서 뒤가쪽에 있는 힘줄을 찾는다. 바로 이 힘줄이 두덩정강근 힘줄이다.

● 큰뼈돌기 (대전자) Greater Trochanter

뼈대 표식점과 해부학 표식점 (Skeletal and Anatomical Landmarks)

뼈대 표식점 (Skeletal)

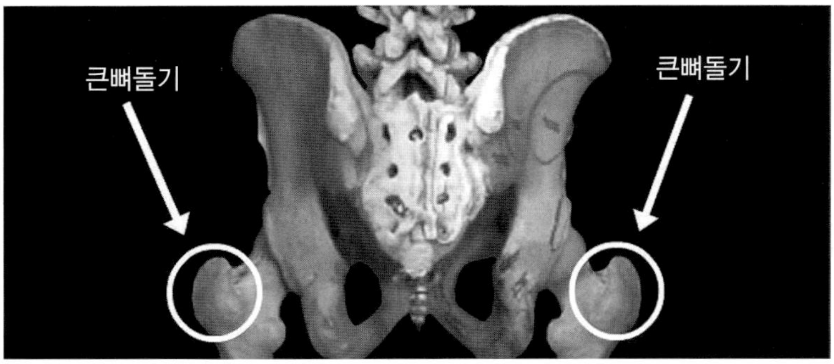

해부학 표식점 (Anatomical)

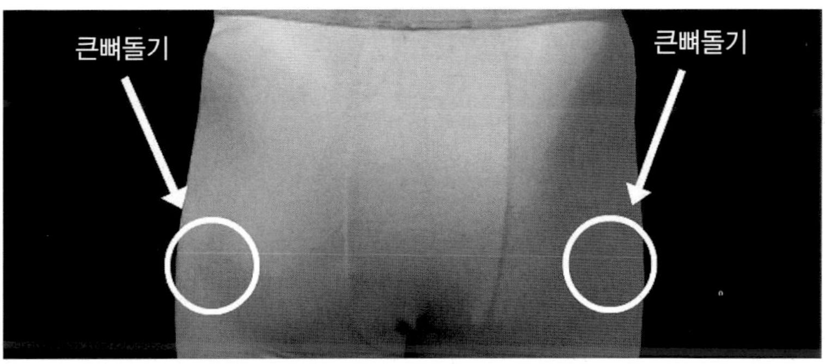

큰뼈돌기는 가장 넓은 엉덩관절 측면에 위치한 뼈돌출 부위이다.

촉진의 예 (Palpation Example)

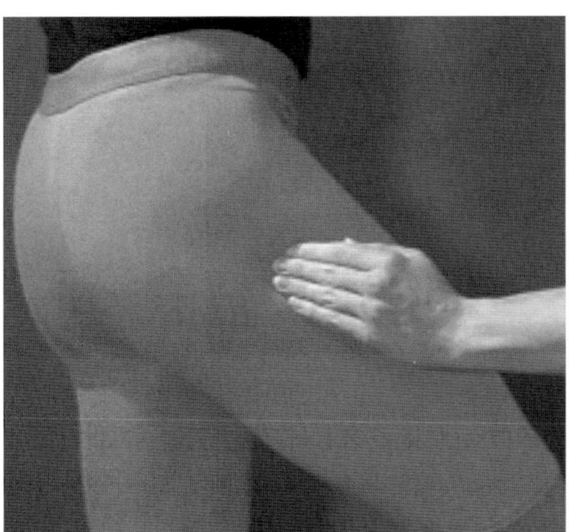

큰뼈돌기를 촉진하기 위해,

1) 환자는 엎드린 자세나 선 자세를 취한다.
2) 서 있는 환자의 큰뼈돌기를 찾는 다음, 환자에게 엉덩관절을 굽힌 후 안쪽돌림과 가쪽돌림을 하도록 지시한다.
3) 환자가 넙다리뼈를 돌림할 때, 검사자는 손바닥을 엉덩관절 측면(가상선의 바지 봉제선 바로 뒤쪽이나 뒤쪽 주머니의 가쪽과 아래쪽 가장자리)에 배치한다.
4) 환자가 다리를 안쪽과 가쪽으로 돌림할 때, 큰뼈돌기가 느껴질 수 있다.
5) 노트: 만약 손의 위치가 너무 높으면, 넙다리근막긴장근이나 엉덩정강띠가 손가락에서 움직여서, 큰뼈돌기로 잘못 생각할 수 있다.

다른 방법 (Alternate Method)

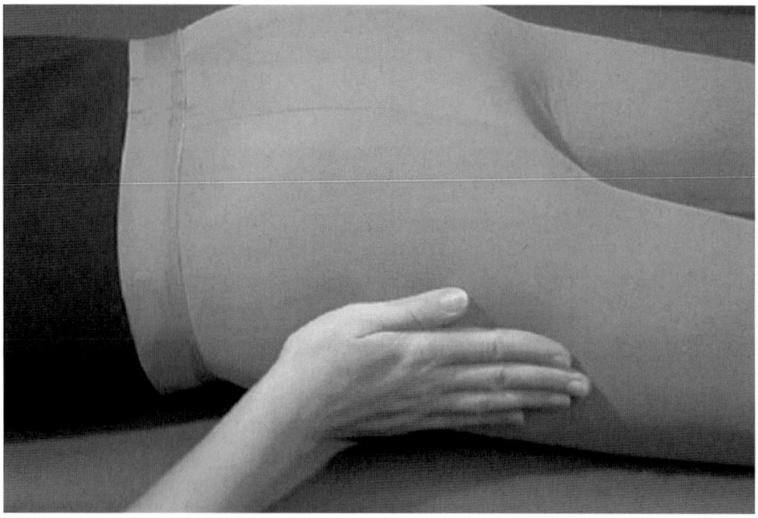

엎드린 환자의 큰뼈돌기를 촉진하기 위해,

1) 환자에게 무릎을 굽힘한 후, 넙다리뼈를 안쪽과 가쪽으로 돌림하도록 지시한다.
2) 환자에게 다리를 돌림하도록 지시한 후, 손바닥을 엉덩관절 측면(가상선의 바지 봉제선 바로 뒤쪽이나 뒤쪽 주머니의 가쪽과 아래쪽 가장자리)에 배치한다.
3) 환자가 다리를 안쪽과 가쪽으로 돌림할 때, 큰뼈돌기가 느껴질 수 있다.
4) 노트: 만약 손의 위치가 너무 높으면, 넙다리근막긴장근이나 엉덩정강띠가 손가락에서 움직여서, 큰뼈돌기로 잘못 생각할 수 있다.

팁(Tip)

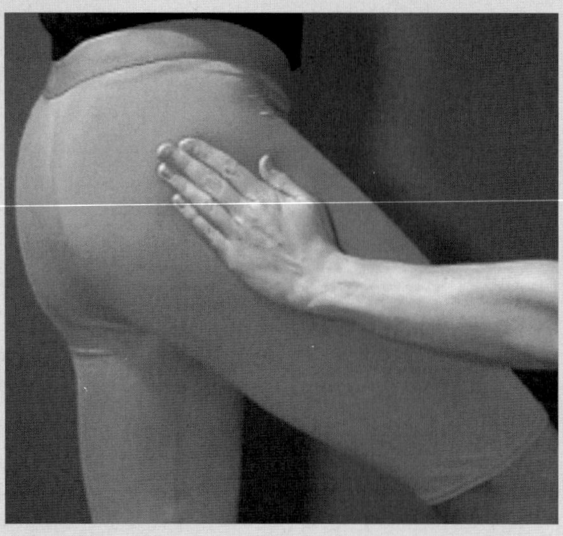

큰뼈돌기를 찾는 가장 좋은 방법은 환자에게 엉덩관절을 돌림하도록 지시하고, 엉덩관절의 측면(가상선의 바지 봉제선 바로 뒤쪽)에 손바닥을 배치하는 것이다.

● 엉덩뼈능선 (장골능) Iliac Crest

뼈대 표식점과 해부학 표식점 (Skeletal and Anatomical Landmarks)

뼈대 표식점 (Skeletal)

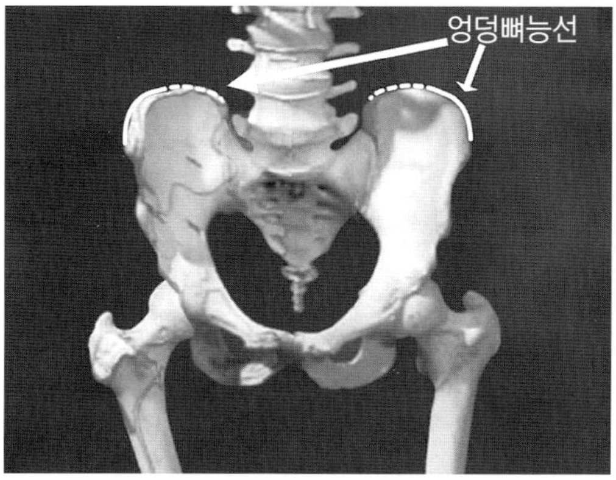

해부학 표식점 (Anatomical)

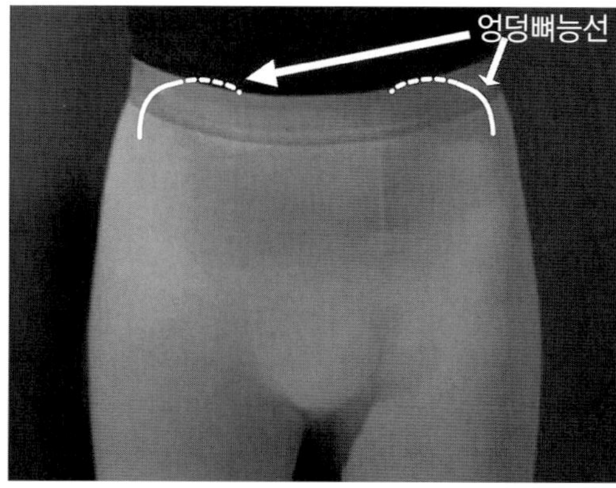

엉덩뼈능선은 골반의 가장 위쪽 면이다. 엉덩뼈능선은 몸통 바로 아래쪽인 엉덩관절의 가쪽면에 위치하고, ASIS에서 PSIS까지 뻗어 있다.

촉진의 예 (Palpation Example)

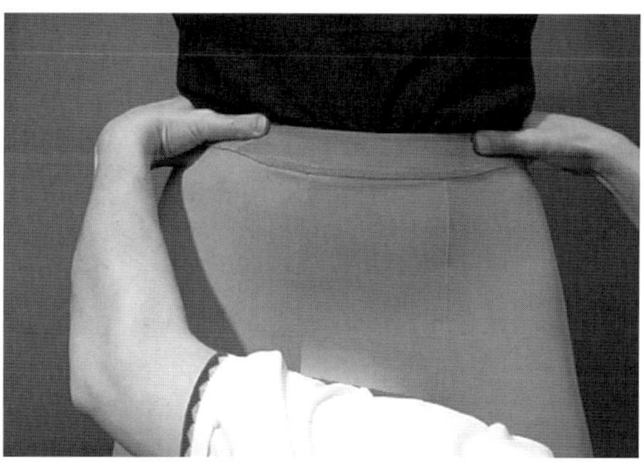

엉덩뼈능선을 촉진하기 위해,

1) 환자는 선 자세나 누운 자세를 취한다.
2) 검사자의 손을 엎침하여, 엄지 갈퀴 부위로 환자의 측면을 잡고서 엉덩뼈능선을 찾는다. 그 다음 엉덩뼈능선의 측면을 압박하거나 큰 능선을 느끼기 위해 허리선의 바로 밑을 압박해 본다.
3) 엉덩뼈능선 전체를 감쌀 수 있도록 엄지와 손가락을 위쪽 엉덩뼈능선에 배치한다.

다른 방법 (Alternate Method):

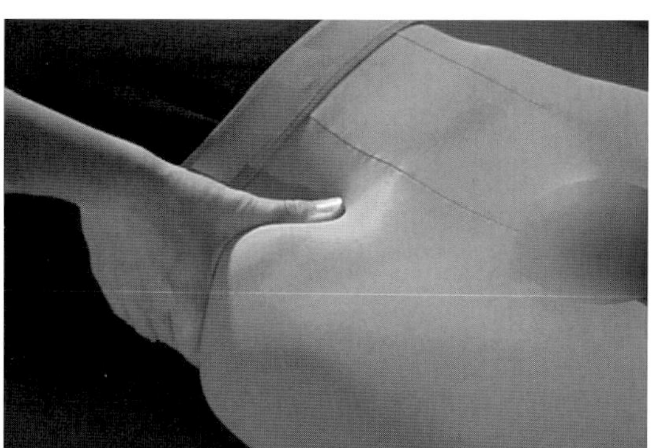

다른 방법을 이용하여 엉덩뼈능선을 촉진하려면,

1) 엄지 갈퀴 부위로 허리선 바로 위쪽의, 환자 측면을 잡는다.
2) 뼈능선이 느껴질 때까지 양 손을 아래쪽으로 활주시킨다.
3) 엄지 갈퀴 부위(thenar webspace)로 부드럽게 압박을 가하면, 엉덩뼈능선의 위치를 찾을 수 있다.

궁둥뼈거친면 (좌골결절) Ischial Tuberosity

뼈대 표식점과 해부학 표식점 (Skeletal and Anatomical Landmarks)

뼈대 표식점 (Skeletal)

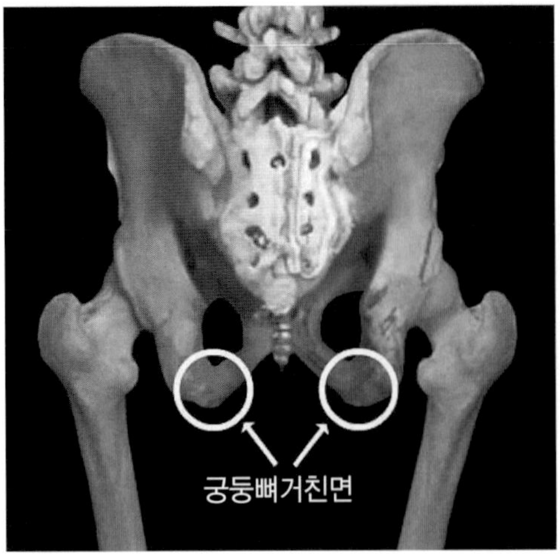

해부학 표식점 (Anatomical)

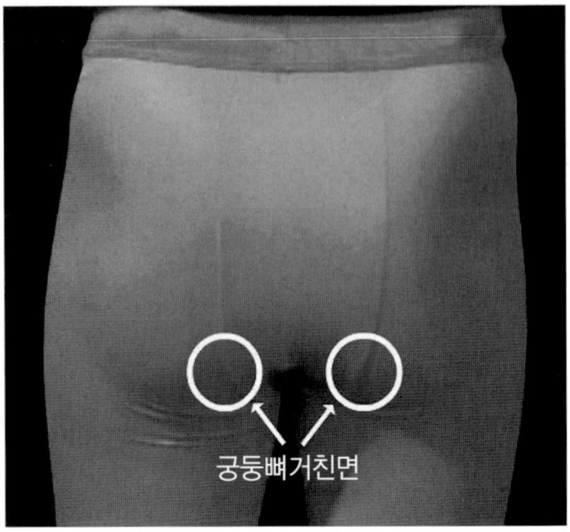

궁둥뼈거친면은 골반의 아래쪽면이고, "butt bone"으로도 불리는데, 그 이유는 앉은 자세를 취할 때 느낄 수 있기 때문이다.

촉진의 예 (Palpation Example)

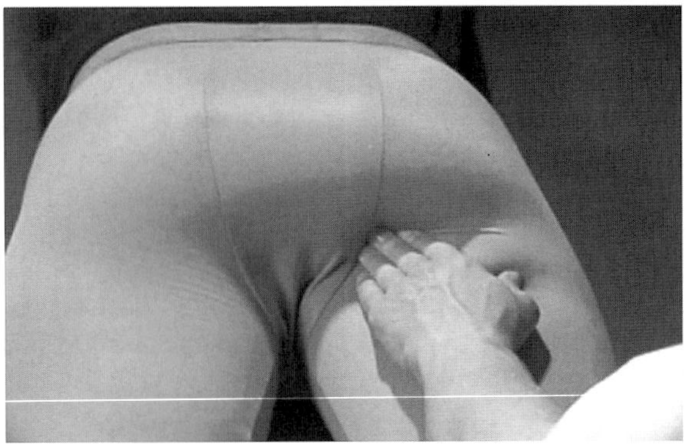

궁둥뼈거친면을 촉진하기 위해,

1) 환자는 엎드린 자세나 옆으로 누운 자세를 취한다.
2) 환자가 엎드린 자세를 취할 때, 궁둥뼈거친면은, 볼기 주름과 궁둥이를 안쪽과 가쪽으로 양단하는 다른 선이 교차하는 지점의 안쪽에 위치한다.
3) 궁둥이를 양단하는 선의 안쪽과, 볼기 주름이 만나는 부위에 손가락 2개를 배치한다.
4) 그 다음 복부를 향해 45° 방향으로 압박을 가한다.
5) 궁둥뼈거친면은 2번 손가락 밑에서 작고 딱딱한 덩어리처럼 느껴진다.

다른 방법 (Alternate Method)

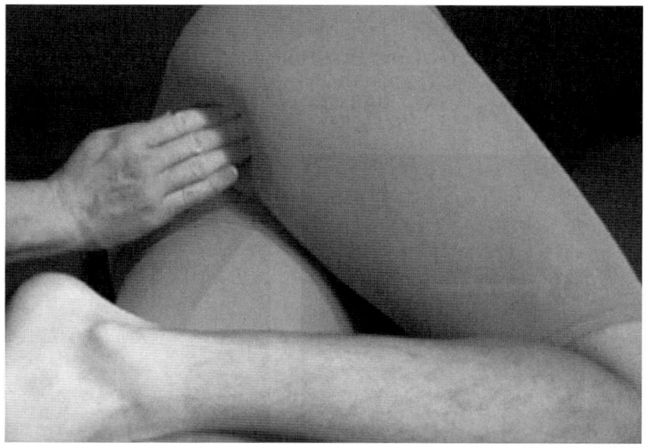

만약 환자가 옆으로 누워 있다면,

1) 궁둥뼈거친면이 더 많이 튀어나오도록 환자에게 엉덩관절을 90° 까지 굽힘하도록 지시한다.
2) 손바닥을 골반 밑 즉, 의자에 앉았을 때 닿는 볼기 부위의 안쪽에 배치한다.
3) 머리를 향해 위쪽으로 압박을 적용한다.
4) 궁둥뼈거친면은 2번 손가락 밑에서 작고 딱딱한 덩어리처럼 느껴진다.

팁(Tip)

가상의 선

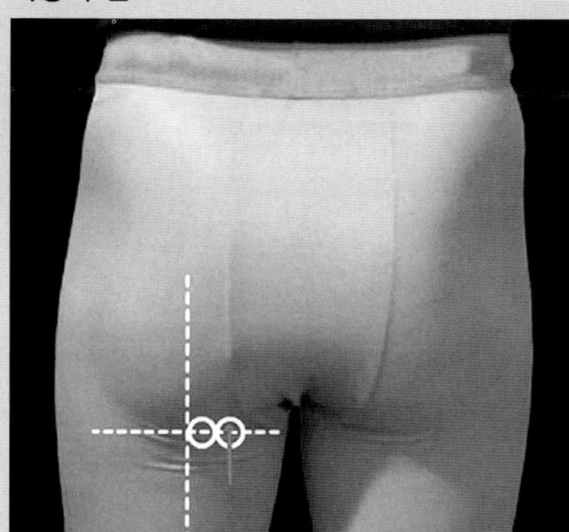

환자가 엎드린 자세를 취할 때, 궁둥뼈거친면은 볼기 주름과 궁둥이를 안쪽과 가쪽으로 양단하는 다른 선이 교차하는 지점에 위치한다.

검사자는 2개의 손가락을 볼기주름 선(궁둥이를 양단하는 수직의 안쪽)에 배치한다. 그 다음 손가락을 45° 방향으로 압박한다.

궁둥뼈거친면은 2번 손가락 밑에서 작고 딱딱한 덩어리처럼 느껴진다.

뒤위엉덩뼈가시 (상후장골극, PSIS)

뼈대 표식점과 해부학 표식점 (Skeletal and Anatomical Landmarks)

뼈대 표식점 (Skeletal)

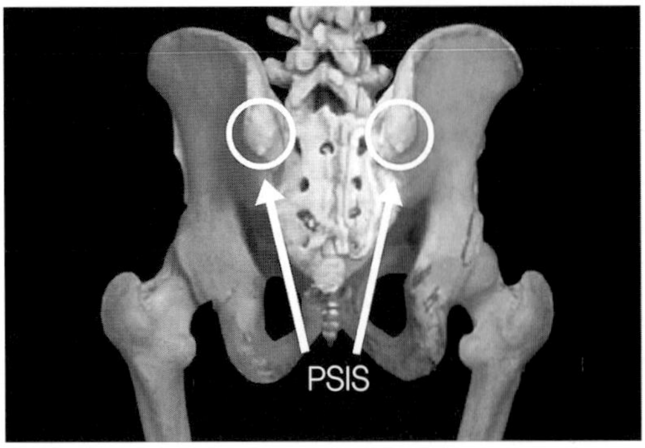

해부학 표식점 (Anatomical)

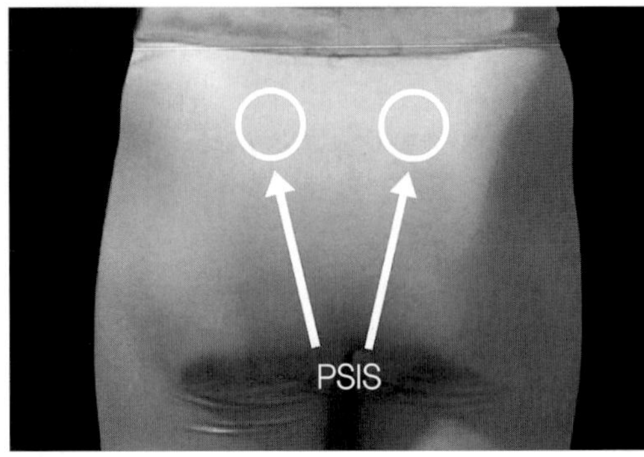

PSIS는 엉덩뼈능선의 가장 뒤쪽면에 위치한다.

촉진의 예 (Palpation Example)

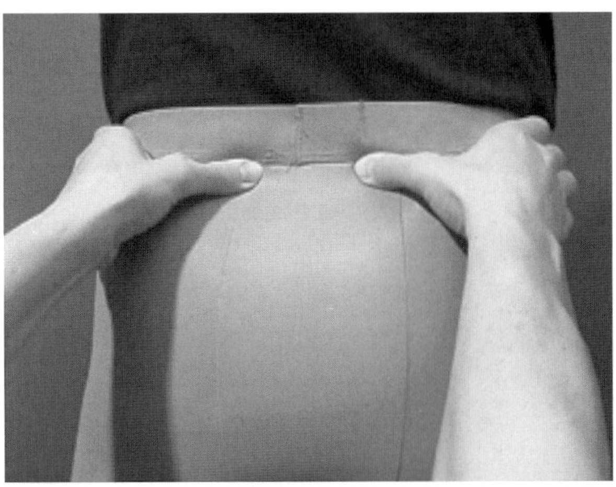

선 자세를 취하는 환자의 PSIS를 촉진하기 위해,

1) 환자의 허리/엉덩뼈능선 위에 손을 배치하고, 엄지를 양쪽 엉덩뼈능선이 이루는 수평선의 바래 밑에 배치한다.
2) PSIS는 허리선 바로 밑쪽과 척추에서 2~3인치 떨어진 곳의 볼기 위쪽의 오목(dimple) 부위에 위치한다.
3) PSIS는 공처럼 생긴 뼈돌출 부위이다.

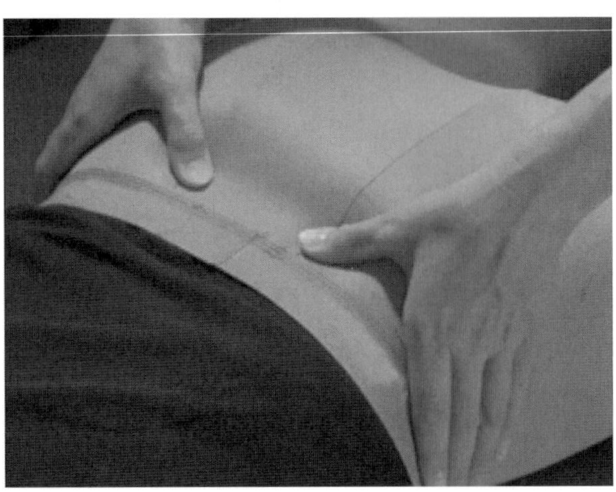

엎드린 환자의 PSIS를 촉진하기 위해,

1) 환자의 허리/엉덩뼈능선 위에 손을 배치하고, 엄지로 허리 부위를 가로질러 배치한다.
2) PSIS는 엉덩뼈능선 수평선의 아래쪽인 허리선 밑에 위치한다.
3) PSIS는 허리 정중선으로부터 약 2인치 떨어지고, 허리선 아래쪽으로 2인치 떨어진 곳에서 작은 돌출부위로 느껴질 수 있다.
4) PSIS는 허리의 오목 부위에 위치한다.

● 두덩뼈결절 (치골결절) Pubic Tubercles

뼈대 표식점과 해부학 표식점 (Skeletal and Anatomical Landmarks)

뼈대 표식점 (Skeletal)

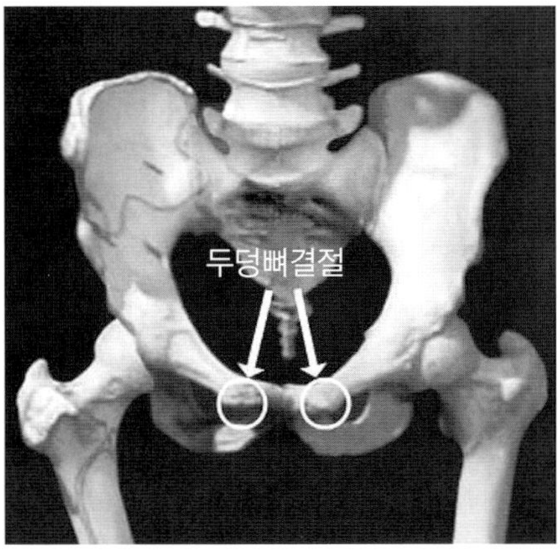

해부학 표식점 (Anatomical)

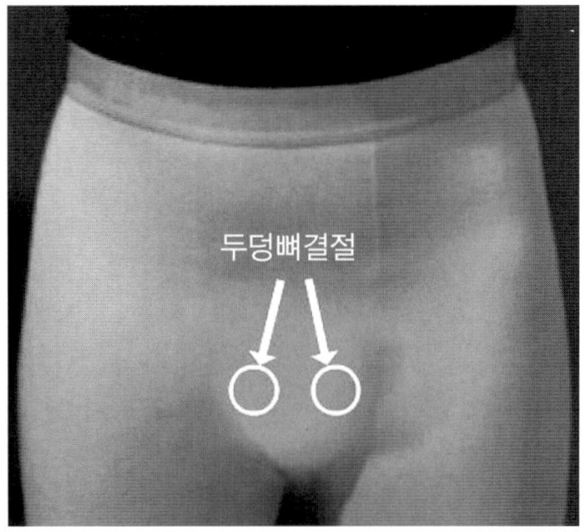

두덩뼈결절은 앞쪽 두덩뼈 영역에서 가장 많이 튀어나온 뼈이다.

촉진의 예 (Palpation Example)

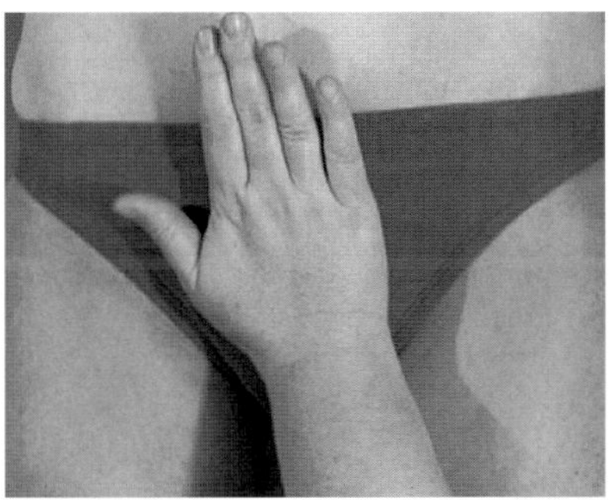

두덩뼈결절을 촉진하기 위해,

1) 환자는 선 자세나 누운 자세를 취한다.
2) 손끔치를 이용하여, 비키니 선(bikini line)에서 시작한다.
3) 손끔치를 점차 아래쪽으로 움직이고, 뼈돌출 부위가 느껴질 때까지 부드럽게 압박한다.

다른 방법으로 두덩뼈결절을 촉진하려면,

1) ASIS의 수평선 밑에 있는 골반의 가쪽면을 찾는다.
2) 두덩뼈결절 쪽으로 엄지를 이동한다.
3) 두덩뼈결절의 위치를 확인하고, 엄지로 부드럽게 그 부위를 압박한다.

자가 촉진:

1) 환자는 앞쪽 두덩뼈 영역에서 가장 많이 튀어나온 부위를 찾은 다음, 자가 촉진을 수행할 수 있다.

다른 면 (Alternate View)-엄지(Thumbs)

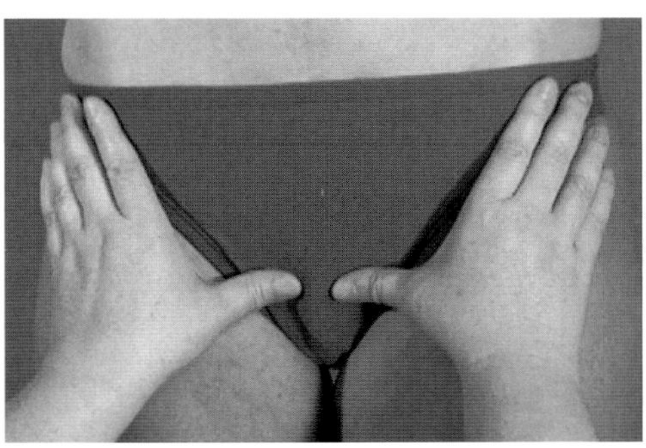

자가 촉진 (Self-Palpation)

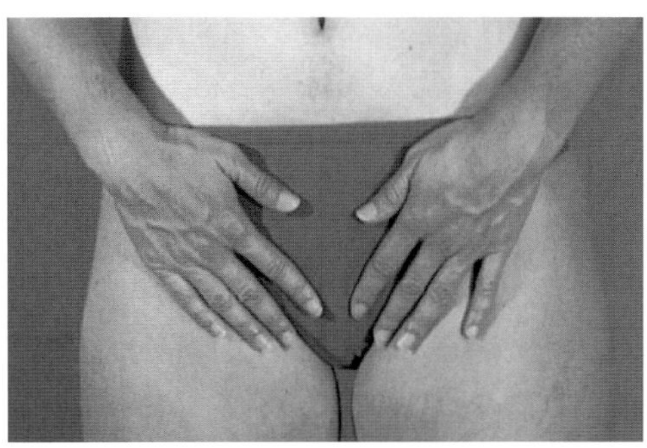

넙다리곧은근 (대퇴직근)과 힘줄

뼈대 표식점과 해부학 표식점 (Skeletal and Anatomical Landmarks)

뼈대 표식점 (Skeletal)

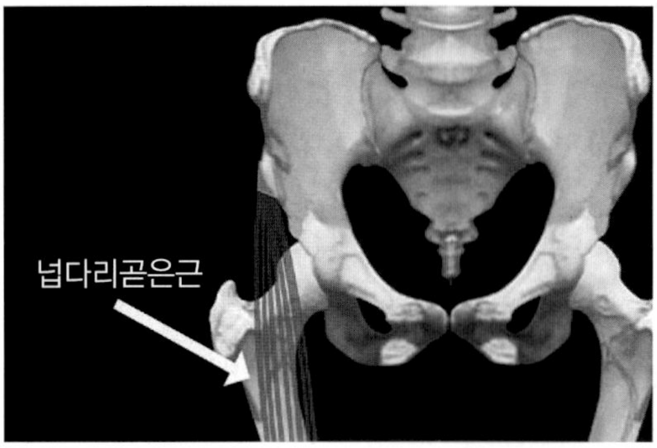

해부학 표식점 (Anatomical)

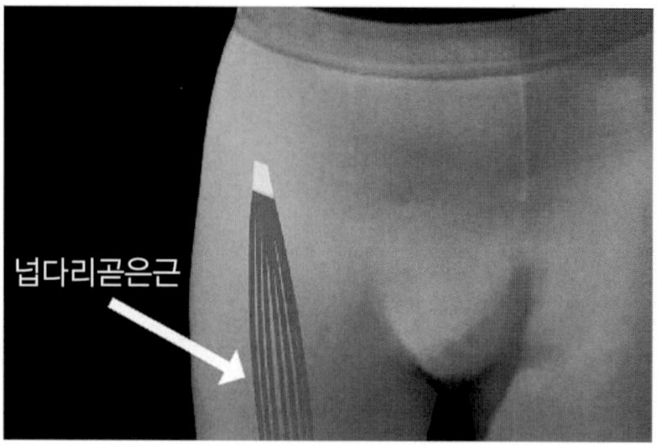

넙다리곧은근은 AIIS에서 시작해, 무릎뼈를 거쳐서 넙다리네갈래근 힘줄에 착지한다.
넙다리네갈래근은 엉덩관절의 굽힘근과 무릎관절의 폄근으로 작용한다.

촉진의 예 (Palpation Example)

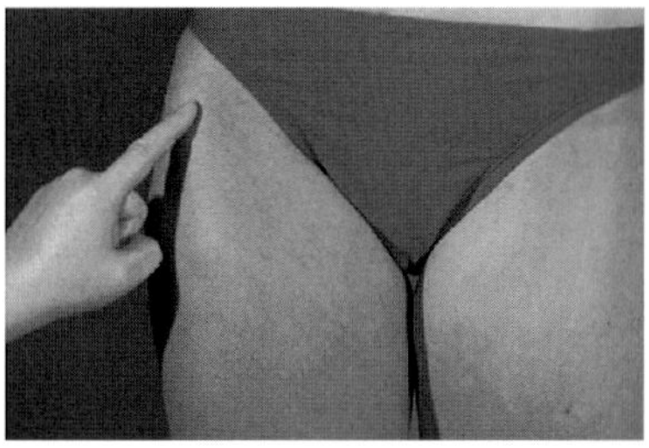

넙다리곧은근을 촉진하기 위해,

1) 환자는 누운 자세나 선 자세를 취한다.
2) 가능하다면, 환자에게 엉덩관절을 굽힘하도록 지시한다. 이때 환자는 부드럽게 수축해야 한다.
3) ASIS에서 2인치 먼쪽에 위치하는 엉덩관절의 앞쪽 주름에 있는 힘줄을 찾는다.
4) 가쪽 힘줄은 넙다리근막긴장근 힘줄이다. 안쪽 힘줄은 넙다리빗근 힘줄이다.
5) 이들 힘줄 사이를 촉진한 다음, 약간 먼쪽으로(1~2인치) 이동한다.
6) 넙다리곧은근 힘줄은 이 공간 깊숙한 곳에서 느껴질 수 있다.
7) 넙다리곧은근을 촉진하려면, 1~2인치 먼쪽으로 힘줄을 따라간다.
8) 그런 다음, 허벅지 중간지점에서 무릎뼈까지 점차 내려간다.

팁(Tip)

근육을 구분한다.

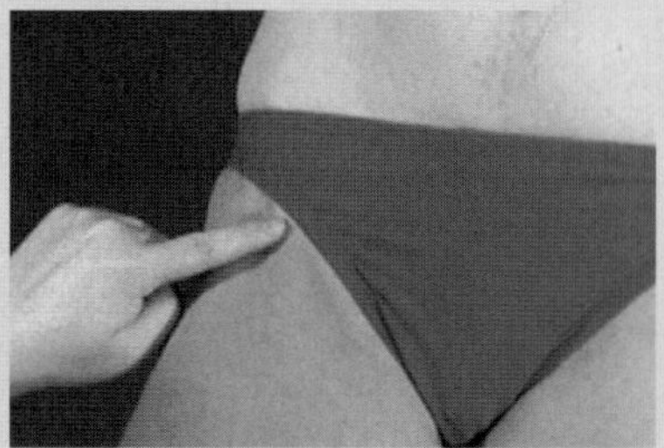

환자가 엉덩관절을 굽힘한다면, 이들 근육과 힘줄들은 ASIS 근처에서 더 튀어나오게 된다. 가쪽 힘줄은 넙다리근막긴장근의 힘줄이고, 안쪽 힘줄은 넙다리빗근의 힘줄이다. 넙다리곧은근의 힘줄은 이들 두 힘줄 사이의 깊은 곳에 위치한다. 넙다리곧은근의 힘줄은 허벅지 2~3인치 아래에서 뚜렷하게 튀어나온다.

● 엉치뼈 (천골) Sacrum

뼈대 표식점과 해부학 표식점 (Skeletal and Anatomical Landmarks)

뼈대 표식점 (Skeletal)

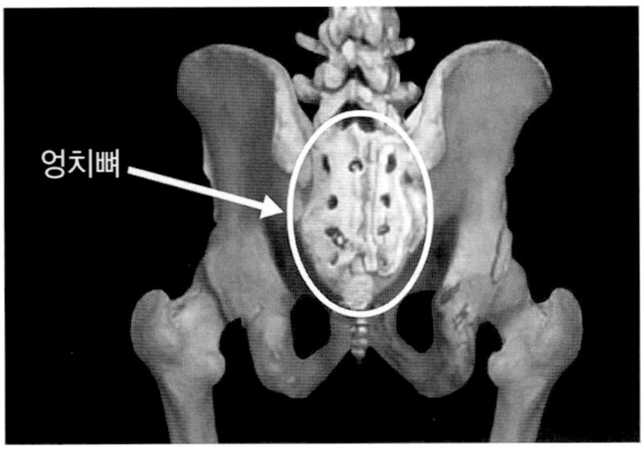

해부학 표식점 (Anatomical)

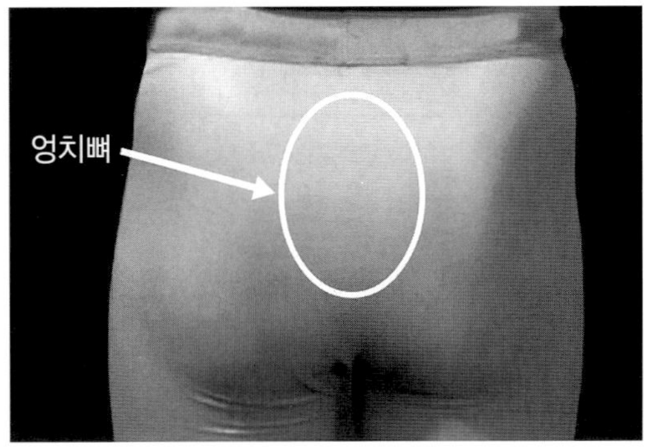

엉치뼈는 허리뼈 가시돌기의 아래쪽과 꼬리뼈의 위쪽에 위치한다. 엉치뼈의 윗면은 PSIS 레벨에 위치한다.

촉진의 예 (Palpation Example)

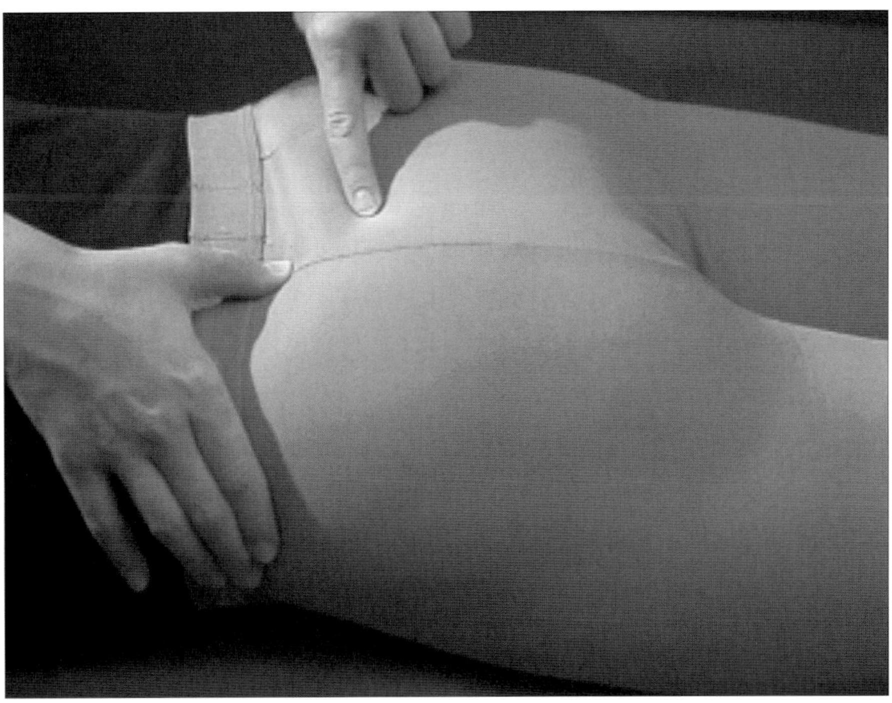

엉치뼈를 촉진하기 위해,

1) 환자는 엎드린 자세를 취한다.
2) PSIS를 찾는다.
3) 척주 쪽인 안쪽으로 움직인다.
4) 엉치뼈의 길이는 이 높이에서 시작하여, 먼쪽으로 약 4~5인치(1~1$\frac{1}{2}$의 손 폭)까지, 즉, 볼기 주름의 시작점을 바로 지나서까지 이루어져 있다.

넙다리빗근 (봉공근) Sartorius Muscle

뼈대 표식점과 해부학 표식점 (Skeletal and Anatomical Landmarks)

뼈대 표식점 (Skeletal)

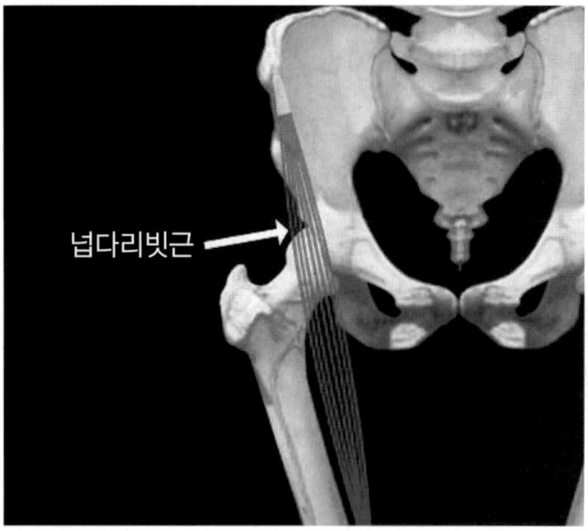

해부학 표식점 (Anatomical)

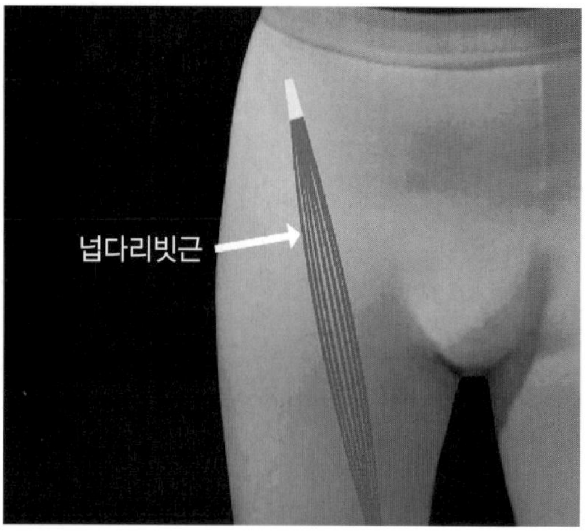

넙다리빗근은 ASIS에서 시작하는 길다란 리본처럼 생긴 근육으로써 허벅지의 앞쪽을 지나, 거위발에서 착지한다.

촉진의 예 (Palpation Example)

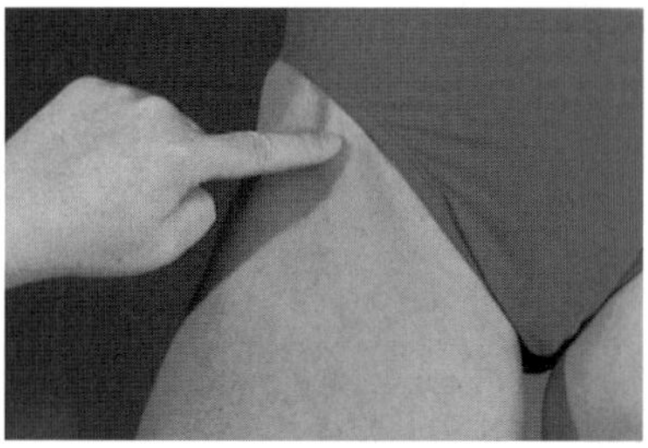

넙다리빗근을 촉진하기 위해,

1) 환자는 누운 자세를 취한다.
2) 환자에게 엉덩관절을 약간 굽힘하고 가쪽돌림하도록 지시한다.
3) 넙다리빗근의 힘줄은 ASIS의 바로 먼쪽인 엉덩관절 앞쪽 주름에서 가장 많이 튀어나온 힘줄이다.
4) 넙다리빗근의 힘줄은 두 개의 힘줄 중에서 더 안쪽에 위치한 힘줄이다.
5) 넙다리빗근은 앞쪽 엉덩관절의 정중선 근처에 위치하고, 먼쪽으로 몇 인치 떨어진 곳에서 촉진된다.

팁(Tip)

근육을 구분한다.

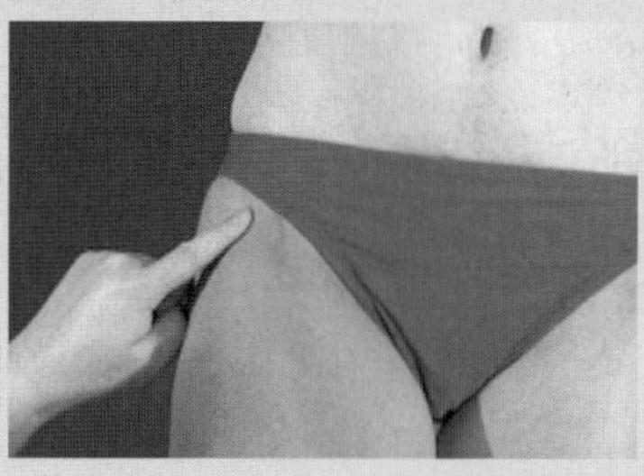

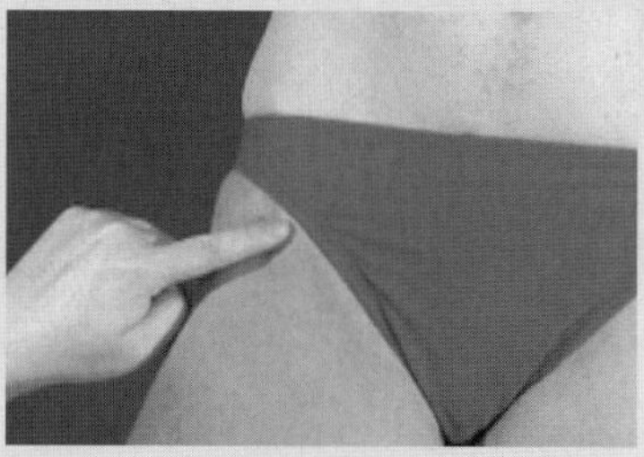

앞쪽 허벅지에 있는 힘줄을 구분하려면, 환자에게 엉덩관절을 굽힘한 후 가쪽돌림하도록 지시한다. 3개의 힘줄/근육이 느껴질 것이다. 뚜렷한 안쪽의 힘줄은 넙다리빗근의 힘줄이고, 가쪽에 있는 힘줄은 넙다리근막긴장근의 힘줄이다. 그리고 이들 힘줄 사이와 약간 먼쪽에 있는 힘줄은 넙다리곧은근의 힘줄이다.

● 궁둥신경 (좌골신경) Sciatic Nerve

뼈대 표식점과 해부학 표식점 (Skeletal and Anatomical Landmarks)

뼈대 표식점 (Skeletal)

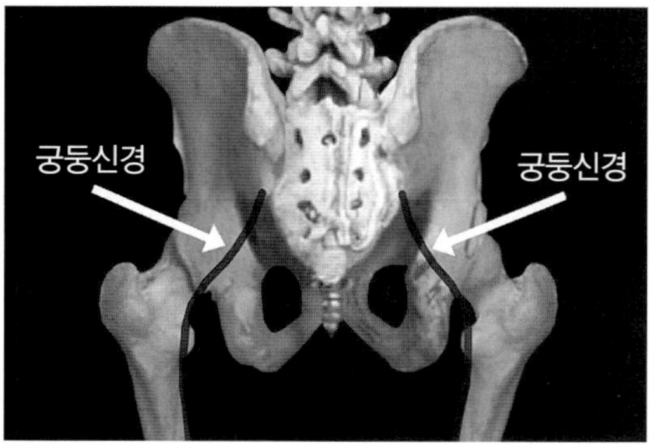

해부학 표식점 (Anatomical)

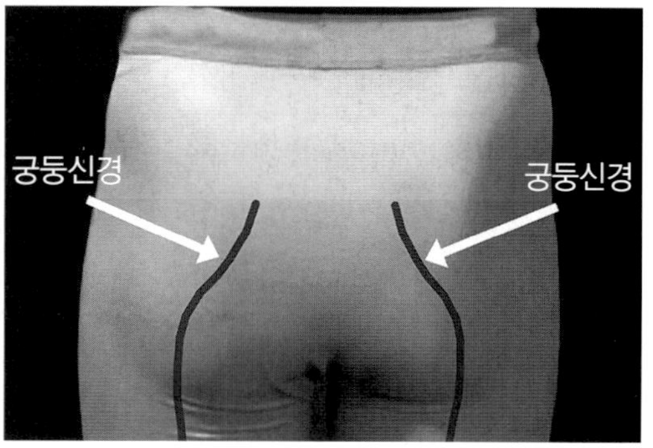

궁둥신경은 큰뼈돌기와 궁둥뼈거친면 사이의 중간 지점에 위치한다.

촉진의 예 (Palpation Example)

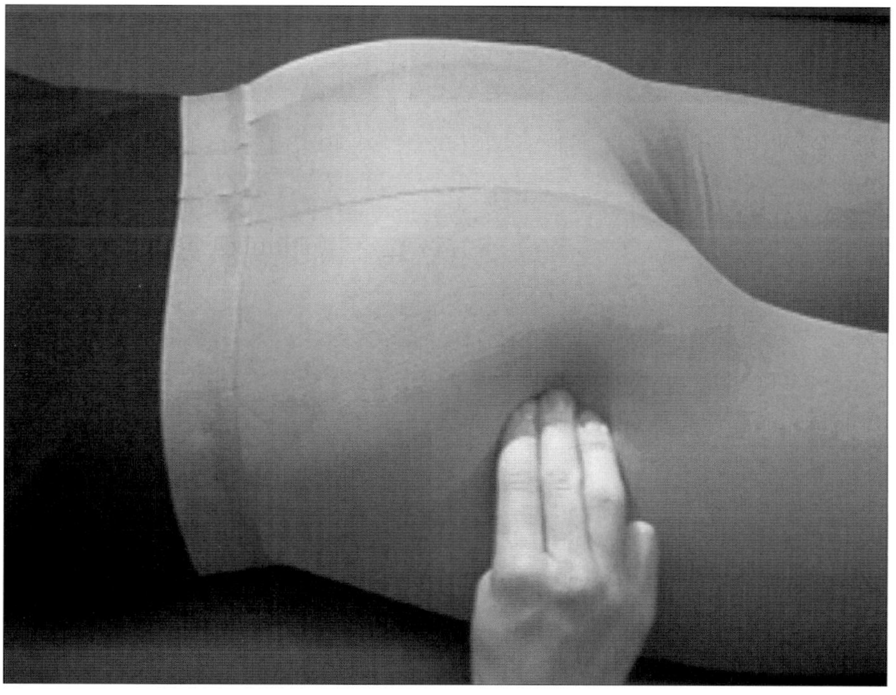

궁둥신경을 촉진하기 위해,

1) 환자는 엎드린 자세를 취한다.
2) 먼저 큰뼈돌기를 찾는다.
3) 궁둥뼈거친면 쪽으로 2~3인치 정도 움직인다.
4) 큰뼈돌기의 뒤쪽과 안쪽에 있는 고랑을 찾는다.
5) 궁둥신경은 큰뼈돌기와 궁둥뼈거친면의 중간 지점인 이 고랑의 깊은 곳에 위치한다.
6) 손가락 2개 또는 3개를 이용하여 고랑 안으로 압박을 가하면서 촉진한다.

넙다리근막긴장근 (대퇴근막장근)

뼈대 표식점과 해부학 표식점 (Skeletal and Anatomical Landmarks)

뼈대 표식점 (Skeletal)

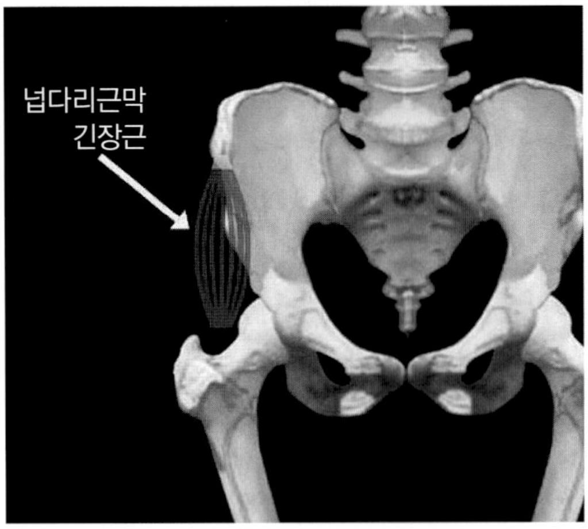

해부학 표식점 (Anatomical)

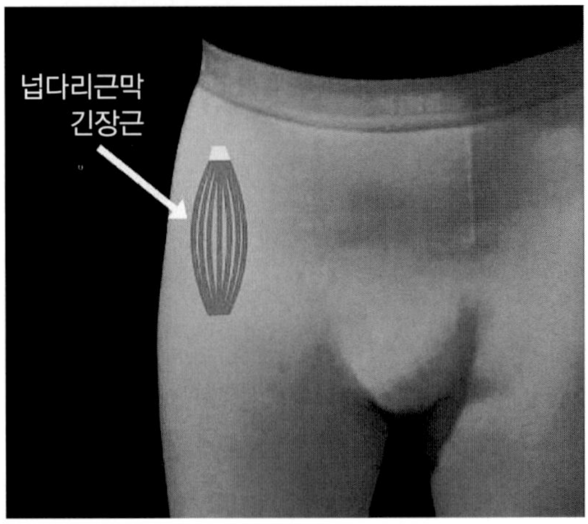

넙다리근막긴장근은 ASIS에서 시작하여 엉덩정강띠에 착지하고, 엉덩정강띠는 다시 Gerdy 결절에서 착지한다. 넙다리근막긴장근은 주로 엉덩관절을 모음시키는 작용을 하지만, 엉덩관절과 무릎관절을 안정화시키는 기능을 가지고 있다.

촉진의 예 (Palpation Example)

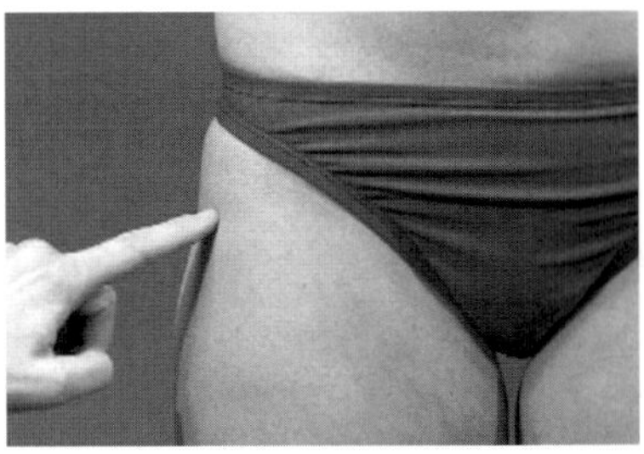

넙다리근막긴장근을 촉진하기 위해,

1) 환자는 누운 자세나 선 자세를 취한다.
2) 환자에게 엉덩관절을 약간 굽힘한 후 가쪽돌림과 안쪽돌림을 하도록 지시한다.
3) ASIS의 바로 먼쪽인 엉덩관절 앞쪽 주름에서, 가장 많이 튀어나온 힘줄을 찾는다.
4) 넙다리근막긴장근의 힘줄은 2개의 힘줄 중에서 가쪽에 위치한 힘줄이고, 엉덩관절을 안쪽돌림, 약간의 굽힘 또는 모음을 할 때, 가장 잘 느껴진다.
5) 넙다리근막긴장근 까지 힘줄을 따라 2~3인치 정도 먼쪽으로 움직인다.
6) 넙다리근막긴장근은 이마면과 시상면의 중간 지점인 45° 로 ASIS의 먼쪽에 위치하고, 몇 인치 길이의 근육만이 촉진될 수 있다.

팁(Tip)

근육을 구분한다.

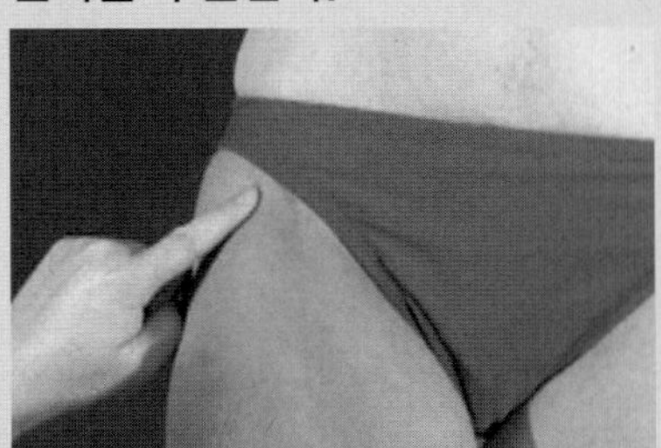

앞쪽 허벅지에 있는 힘줄을 구분하려면, 환자에게 엉덩관절을 굽힘한 후 가쪽돌림과 안쪽돌림을 하도록 지시한다.
3개의 힘줄/근육이 느껴질 것이다. 뚜렷한 안쪽의 힘줄은 넙다리빗근의 힘줄이고, 가쪽에 있는 힘줄은 다리근막긴장근의 힘줄이다. 그리고 이들 힘줄 사이와 약간 먼쪽에 있는 힘줄은 넙다리곧은근의 힘줄이다.

7 무릎 (Knee)

● 모음근결절 (내전근결절) Adductor Tubercle

뼈대 표식점과 해부학 표식점 (Skeletal and Anatomical Landmarks)

뼈대 표식점 (Skeletal)

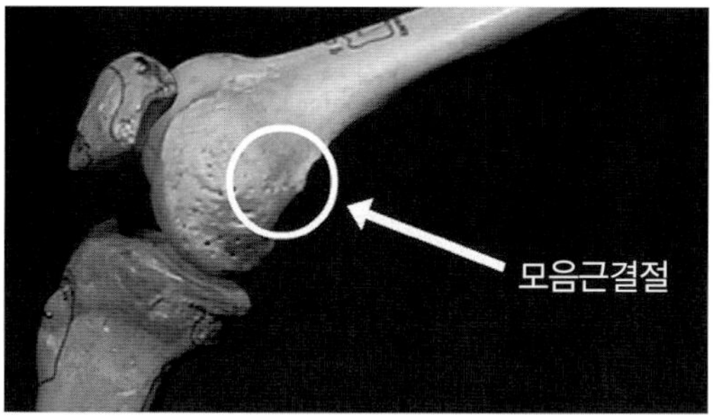

해부학 표식점 (Anatomical)

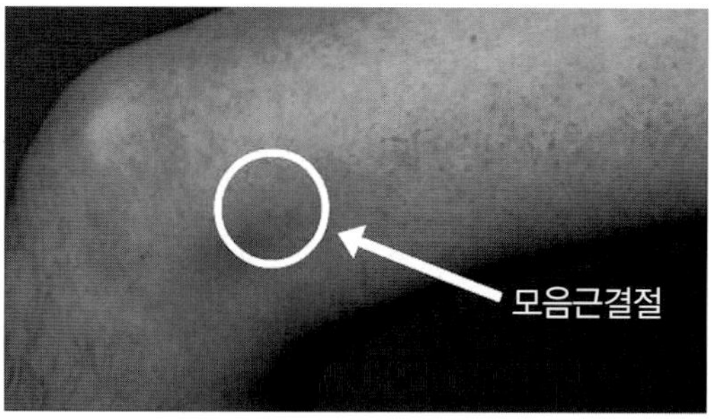

모음근결절은 안쪽위관절융기의 뒤안쪽면에 위치한다.

촉진의 예 (Palpation Example)

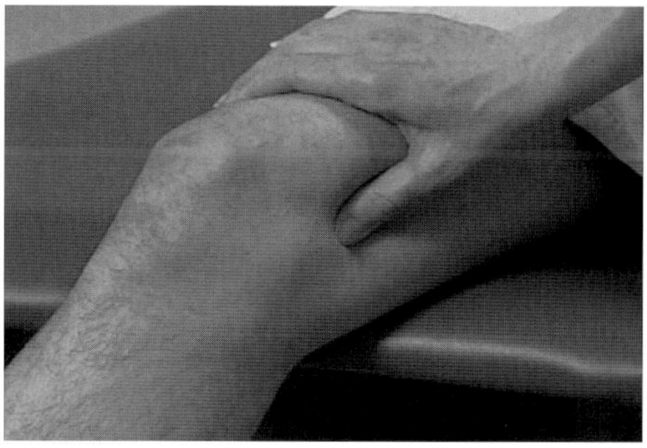

모음근결절을 촉진하기 위해,

1) 환자는 테이블 끝에 앉거나, 누운 자세를 취한다. 검사자는 앉아 있는 환자의 앞쪽에 있거나 누운 환자의 측면에 위치한다.
2) 안쪽 허벅지(바지의 봉제선)의 먼쪽 1/3에서 시작하여, 무릎의 안쪽위관절융기 쪽인 먼쪽으로 움직이고, 압박을 가한다.
3) 검사자는 커다란 뼈 능선 안으로 주행하기 전에 무릎 바로 위쪽의 근육에 있는 부드러운 함몰 부위를 통과한다. 모음근결절은 뼈 능선의 뒤안쪽면이고, 쉽게 촉진할 수 있는 지점이다.

팁(Tip)

바지 봉제선

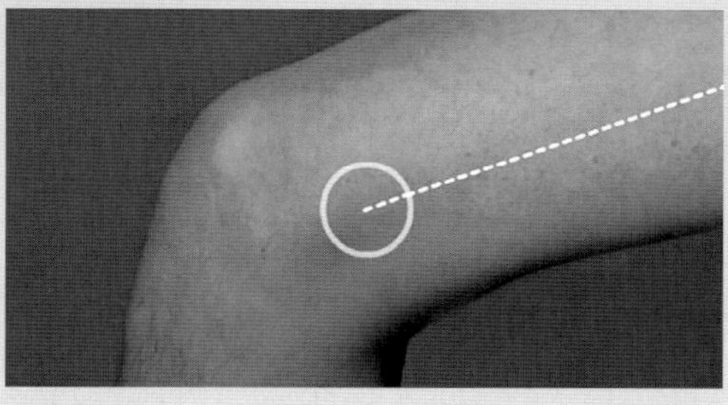

모음근결절은 바지의 봉제선을 따라 먼쪽 허벅지의 안쪽에 위치한다.

넙다리두갈래근 (대퇴이두근) 힘줄

뼈대 표식점과 해부학 표식점 (Skeletal and Anatomical Landmarks)

뼈대 표식점 (Skeletal)

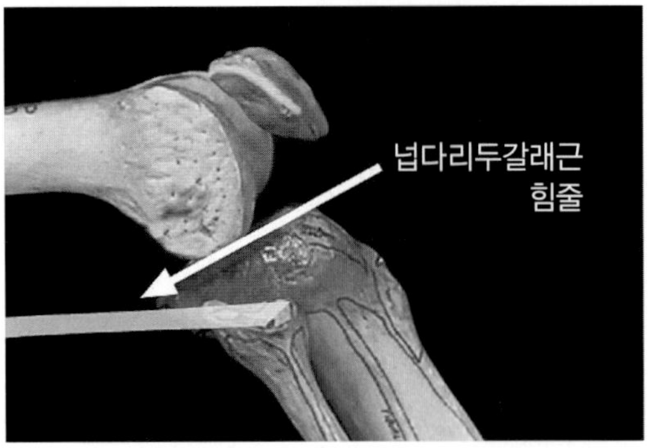

해부학 표식점 (Anatomical)

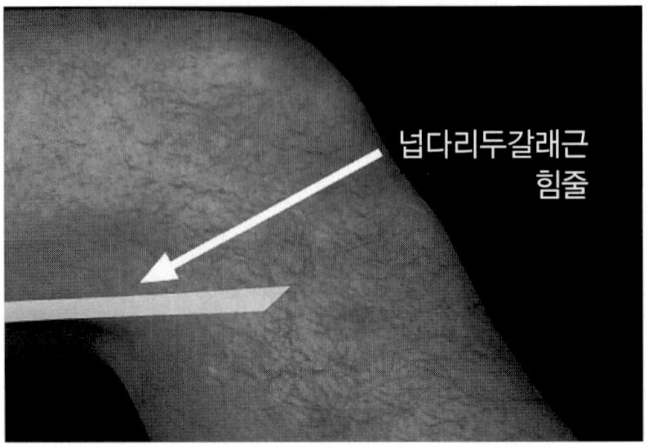

넙다리두갈래근 힘줄은 가장 가쪽에 있는 뒤넙다리근이다. 넙다리두갈래근의 힘줄은 무릎의 뒤가쪽에서 무릎을 가로지른다.

촉진의 예 (Palpation Example)

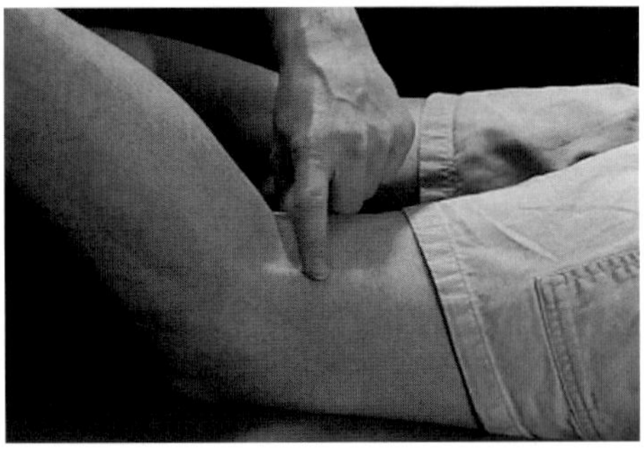

넙다리두갈래근 힘줄을 촉진하기 위해,

1) 환자는 테이블 끝에 앉거나, 엎드린 자세를 취한다. 검사자는 앉아 있는 환자의 앞쪽에 있거나 엎드려 있는 환자의 측면에 위치한다.
2) 환자에게 무릎을 굽힘하도록 지시하고, 약간의 저항을 가한다.
3) 뒤쪽 무릎의 가쪽면에 있는 두꺼운 띠처럼 보이는 힘줄을 찾는다.
4) 손가락으로 힘줄을 촉진하거나, 엄지와 손가락으로 힘줄을 잡는다.

다른 방법 (Alternate Method)

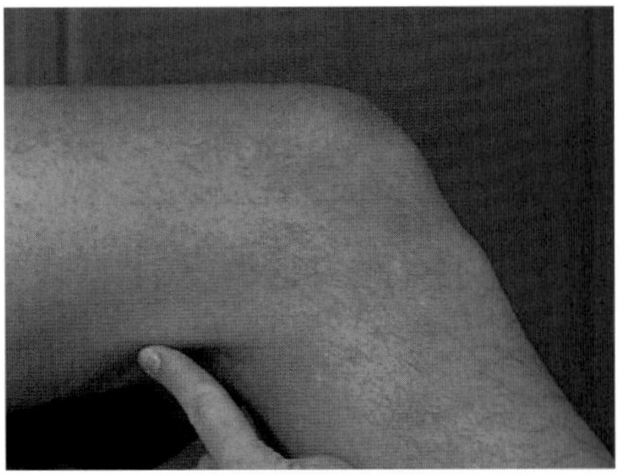

환자가 앉은 자세를 취할 때도 넙다리두갈래의 힘줄을 촉진할 수 있다.

온종아리신경 (총비골신경) Common Peroneal Nerve

뼈대 표식점과 해부학 표식점 (Skeletal and Anatomical Landmarks)

뼈대 표식점 (Skeletal)

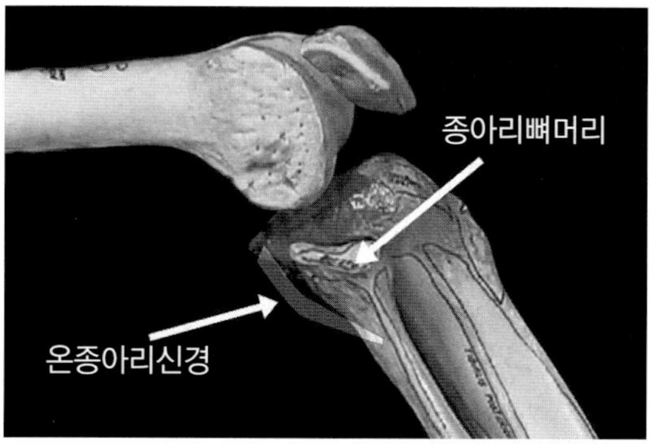

해부학 표식점 (Anatomical)

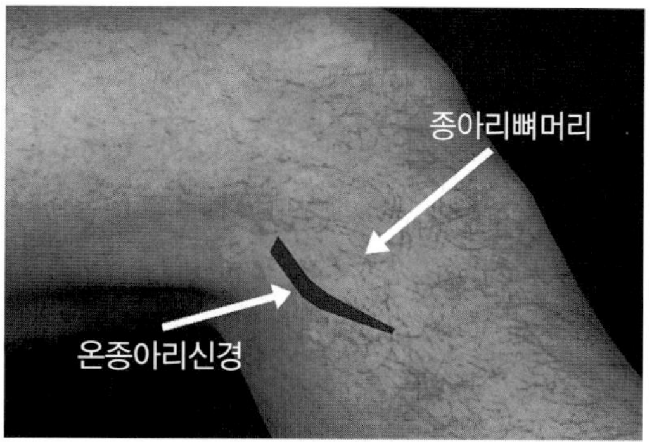

온종아리신경은 종아리뼈머리 뒤쪽을 감싸 돈다.

촉진의 예 (Palpation Example)

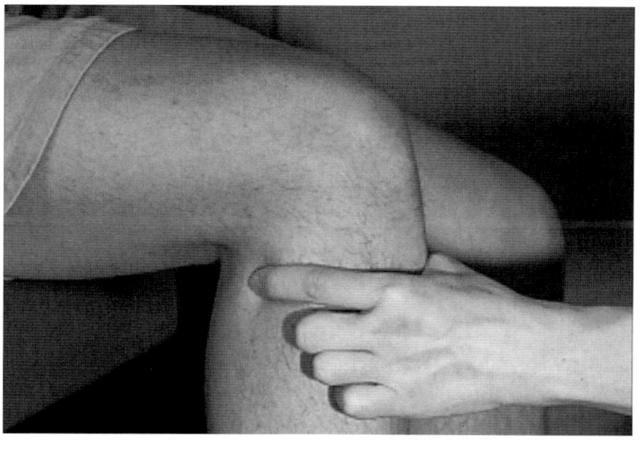

온종아리신경을 촉진하기 위해,

1) 환자는 테이블 끝에 앉는다.
2) 종아리뼈머리를 찾고, 종아리뼈목의 가쪽 부분인 먼쪽으로 움직인다.
3) 온종아리신경은 종아리뼈머리를 감싸 앞쪽으로 돌아가는 부드러운 띠처럼 느껴질 수 있다.
4) 앞위쪽에서 뒤아래쪽으로 온종아리신경을 가로질러 부드럽게 스트러밍하면서, 신경의 위치를 찾는다.
5) 손상을 방지하기 위해 온종아리신경을 부드럽게 촉진해야 한다.

● 종아리뼈머리 (비골두) Fibular Head

뼈대 표식점과 해부학 표식점 (Skeletal and Anatomical Landmarks)

뼈대 표식점 (Skeletal)

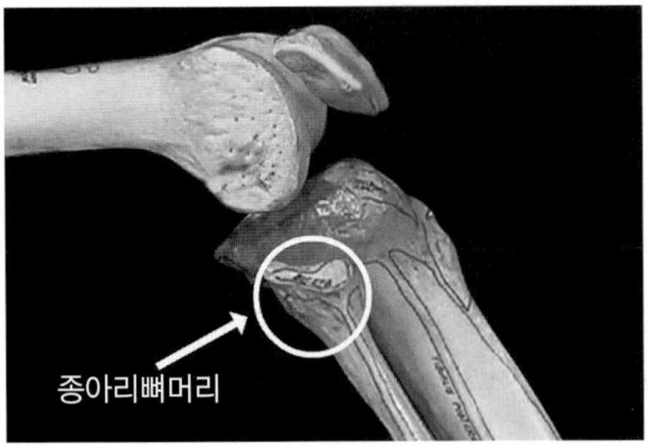

해부학 표식점 (Anatomical)

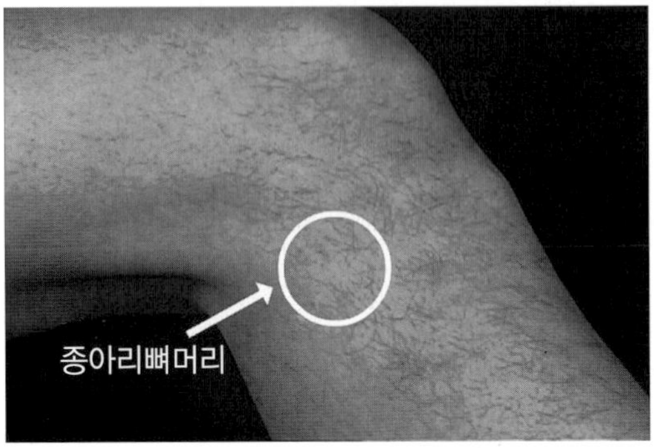

종아리뼈머리는 무릎관절선의 바로 아래쪽인 다리의 가쪽면에 위치한다. 종아리뼈머리는 정강뼈결절과 같은 높이에 위치한다.

촉진의 예 (Palpation Example)

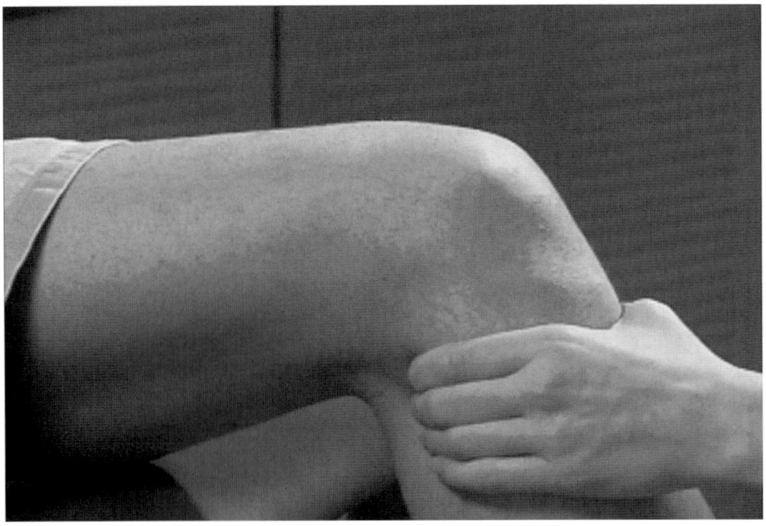

종아리뼈머리를 촉진하기 위해,

1) 환자는 테이블 끝에 앉고, 검사자는 환자의 앞쪽에 앉는다. 왼손을 이용하여 환자의 오른쪽 무릎을 잡거나, 오른손을 이용하여 환자의 왼쪽 무릎을 잡는다.
2) 관절선에 집게손가락을 배치하고, 무릎힘줄에 엄지갈퀴를 배치함으로써, 환자의 종아리를 잡는다.
3) 손가락으로 종아리의 가쪽면을 감싼다.
4) 이런 자세에서, 가운데손가락/반지손가락으로 뼈 돌출부위가 느껴지는 종아리뼈머리의 뒤가쪽면을 잡는다.
5) 종아리뼈머리의 주요 부위를 촉진하기 위해, 뼈 돌출부위의 가장 가쪽면으로 손가락을 당긴다.
6) 표식점을 제대로 촉진하고 있는지를 확인하기 위해, 환자에게 종아리를 안쪽과 가쪽으로 돌림하도록 지시한다. 종아리를 안쪽과 가쪽으로 돌림할 때, 손가락 밑에서 종아리뼈머리가 느껴진다.

다른 방법 (Alternate Method)

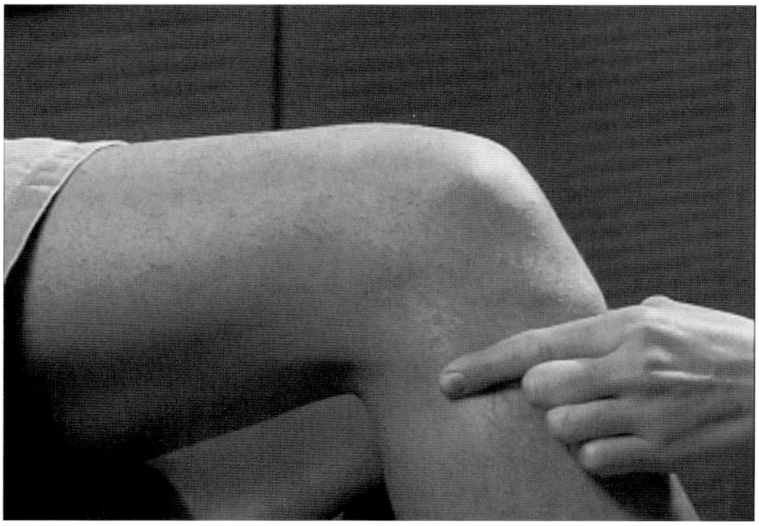

다른 방법으로 종아리뼈머리를 촉진하려면,

1) 환자는 테이블 끝에 앉고, 검사자는 환자의 앞쪽에 위치한다. 왼손을 이용하여 환자의 오른쪽 무릎을 잡거나, 오른손을 이용하여 환자의 왼쪽 무릎을 잡는다.
2) 무릎관절의 관절선을 찾은 후, 집게손가락을 이용하여 가쪽곁인대까지 관절선을 따라 가쪽으로 움직인다.
3) 이 지점에서, 1개 또는 2개의 손가락 폭만큼 큰 뼈 돌출부위가 느껴질 때까지 먼쪽으로 움직인다.
4) 종아리뼈머리의 가장 돌출된 부위를 느끼려면, 1개 또는 2개 손가락 폭만큼 뒤쪽으로 움직여야 한다.

Gerdy 결절 Gerdy's Tubercle

뼈대 표식점과 해부학 표식점 (Skeletal and Anatomical Landmarks)

뼈대 표식점 (Skeletal)

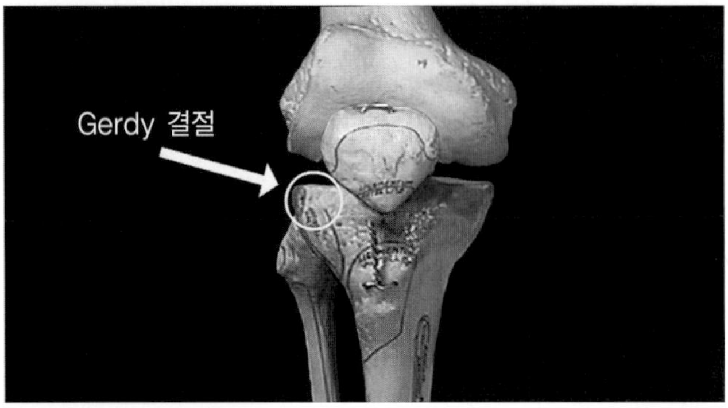

해부학 표식점 (Anatomical)

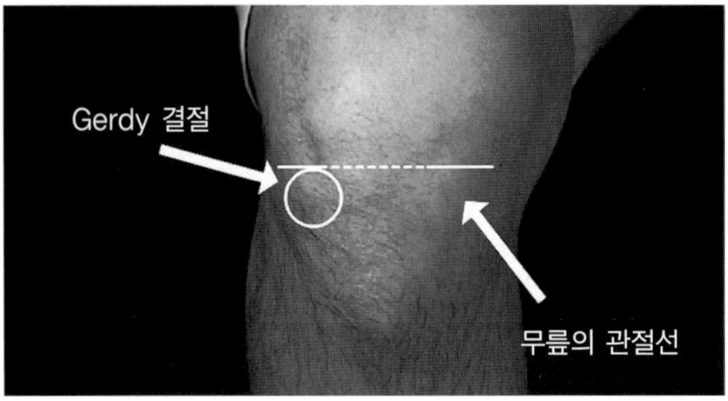

Gerdy 결절은 무릎관절선의 바로 먼쪽인 정강뼈의 앞가쪽면에 위치한다. Gerdy 결절은 엉덩정강띠의 부착점으로 작용한다.

촉진의 예 (Palpation Example)

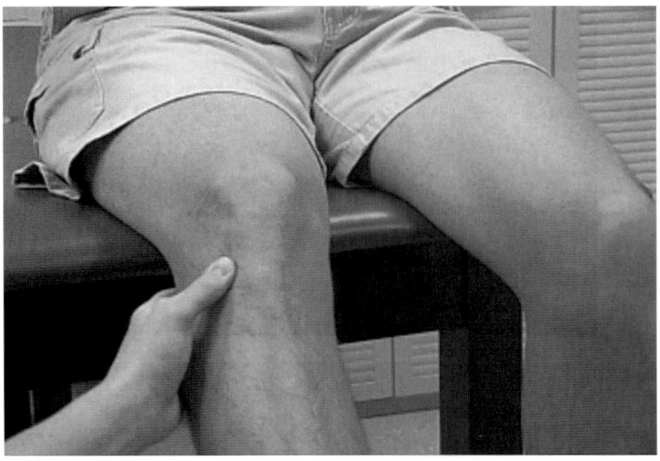

Gerdy 결절을 촉진하기 위해,

1) 환자는 테이블 끝에 앉는다.
2) 무릎힘줄의 바로 가쪽인 무릎관절선을 찾는다.
3) 정강뼈를 따라 먼쪽으로 움직인다.
4) Gerdy 결절은 무릎관절선 아래로부터 1~2개 손가락 폭만큼 떨어진 곳의 커다란 뼈 돌출부위이다.

엉덩정강띠 (장경인대) Iliotibial Tract

뼈대 표식점과 해부학 표식점 (Skeletal and Anatomical Landmarks)

뼈대 표식점 (Skeletal)

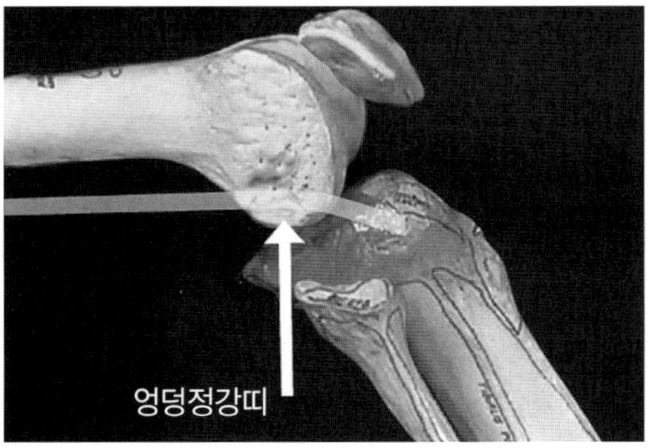

해부학 표식점 (Anatomical)

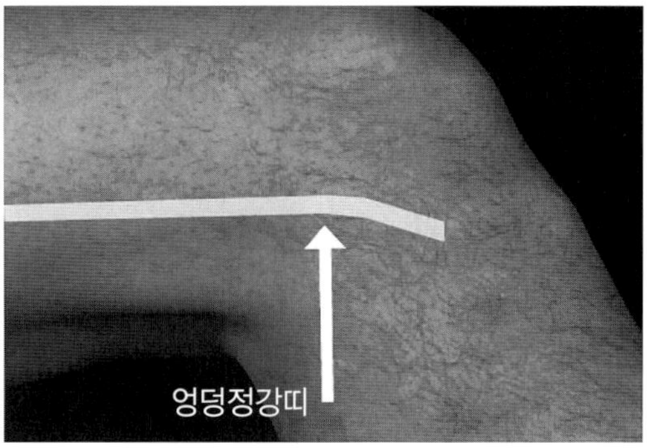

엉덩정강띠(종종 IT 밴드로 알려진)는 가쪽위관절융기 근처인 무릎관절의 가쪽을 가로지른 후, Gerdy 결절에서 착지한다.

촉진의 예 (Palpation Example)

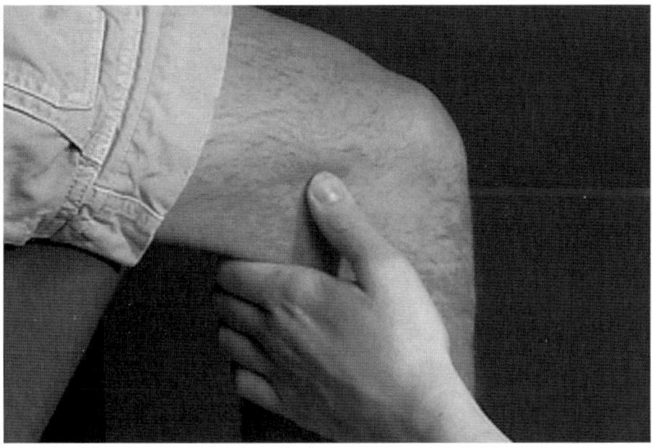

엉덩정강띠를 촉진하기 위해,

1) 환자는 테이블 끝에 앉는다.
2) 가쪽위관절융기를 찾는다.
3) 그 다음, 약 1인치 정도 몸쪽으로 움직인다.
4) 검사자가 엉덩정강띠를 가로질러 앞 · 뒤로 움직일 때, 엉덩정강띠는 타이트한 밴드처럼 느껴질 수 있다.
5) 엉덩정강띠를 제대로 촉진하고 있는지를 확인하려면, 환자에게 무릎관절을 굽힘과 펌하도록 지시한다. 손가락 밑에서 엉덩정강띠가 앞 · 뒤로 굴러가는 느낌이 나야 한다.

팁(Tip)

무릎관절을 굽힘하고 폄한다.

엉덩정강띠를 제대로 촉진하고 있는지를 확인하려면, 환자에게 무릎관절을 굽힘과 폄하도록 지시한다. 손가락 밑에서 엉덩정강띠가 앞 · 뒤로 굴러가는 느낌 즉, 환자가 무릎을 폄할 때 앞쪽으로 움직이고, 굽힘을 할 때 뒤쪽으로 움직이는 느낌이 나야 한다.

● 무릎아래 윤활주머니 (슬하점액낭) Infrapatellar Bursa

뼈대 표식점과 해부학 표식점 (Skeletal and Anatomical Landmarks)

뼈대 표식점 (Skeletal)

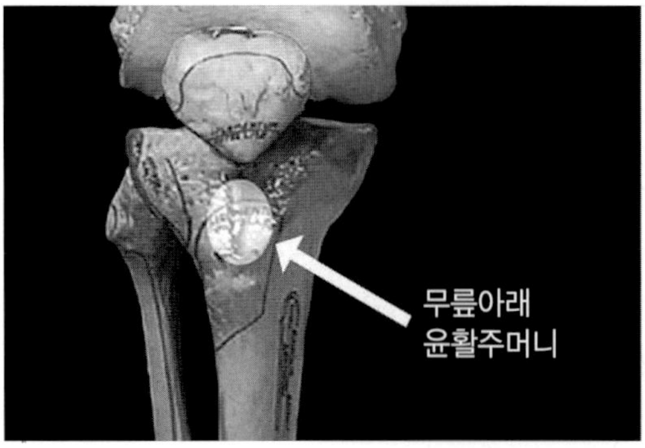

해부학 표식점 (Anatomical)

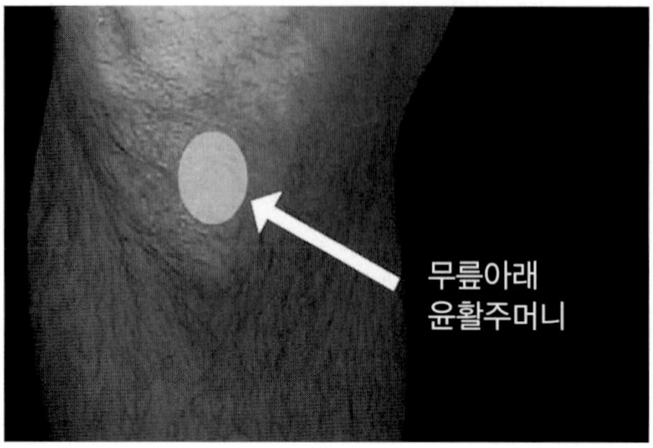

무릎아래 윤활주머니는 무릎의 아래쪽에 위치한다. 하나의 윤활주머니는 먼쪽 무릎힘줄의 속층에 위치하고, 다른 윤활주머니는 힘줄의 가층에 위치한다.

촉진의 예

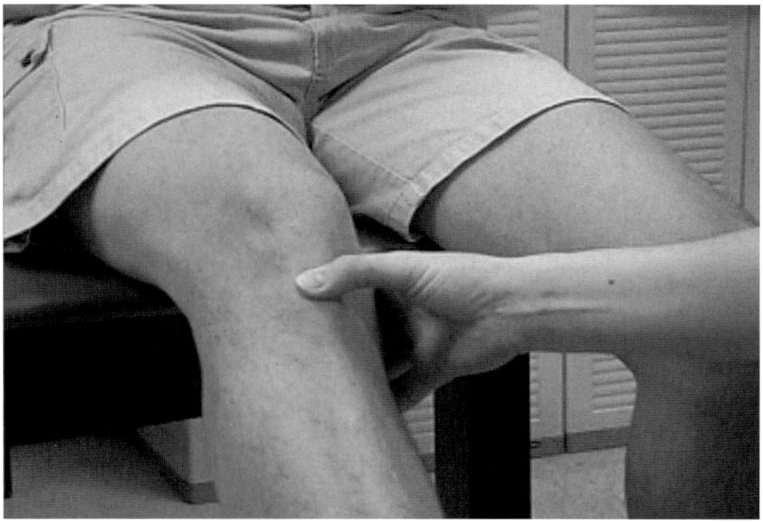

무릎아래 윤활주머니를 촉진하기 위해,

1) 환자는 테이블 끝에 앉는다.
2) 무릎힘줄을 따라 그 부위를 촉진한다.
3) 염증이 없을 때는 윤활주머니를 촉진할 수 없다.

● 무릎의 관절선 (슬관절선) Joint Line of the Knee

뼈대 표식점과 해부학 표식점 (Skeletal and Anatomical Landmarks)

뼈대 표식점 (Skeletal)

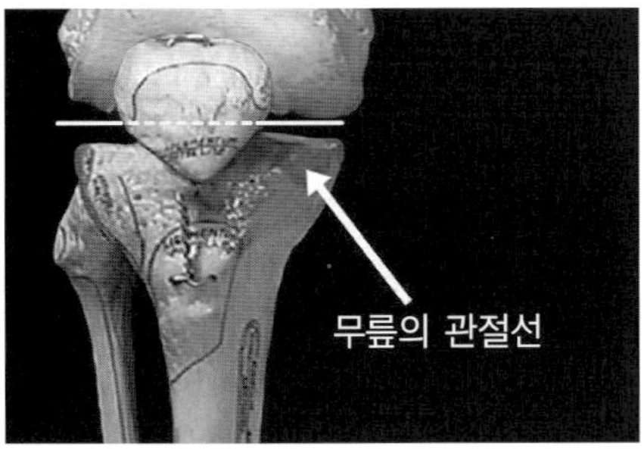

해부학 표식점 (Anatomical)

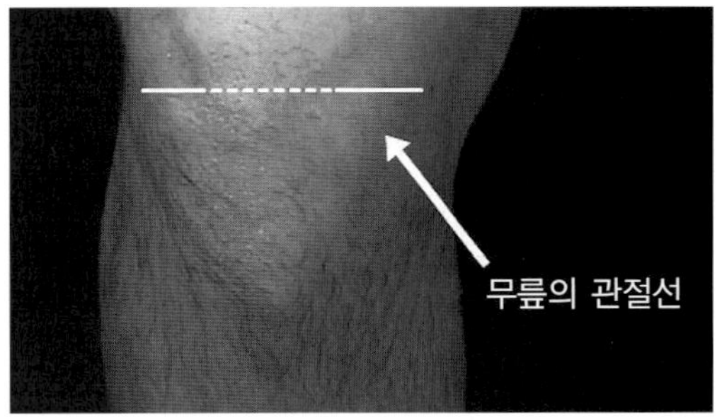

무릎의 관절선은 넙다리뼈와 정강뼈가 연결된 부위이다.

촉진의 예

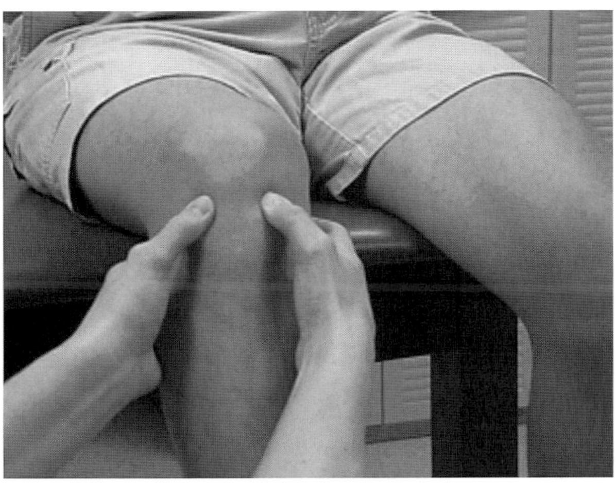

무릎의 관절선을 촉진하기 위해,

1) 환자는 무릎관절을 90° 로 굽힘하고, 테이블 끝에 앉는다.
2) 양 손으로 정강뼈를 잡고, 엄지를 무릎힘줄의 측면에 배치함으로써, 무릎관절선을 찾는다.
3) 함몰부위가 느껴질 때까지 무릎을 따라 엄지를 위쪽과 아래쪽으로 움직인다.
4) 함몰 부위는 관절선의 앞쪽에 위치한다.

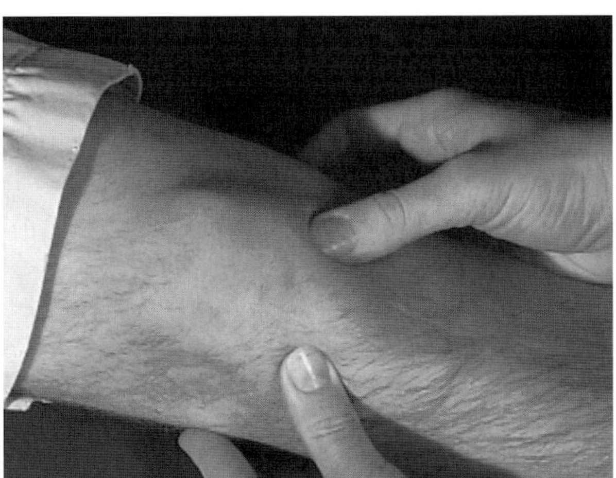

무릎을 완전히 폄한 상태로도 무릎의 관절선을 촉진할 수 있다. 이 자세에서 무릎관절선을 촉진하려면,

1) 넙다리네갈래근은 이완되어야 한다.
2) 무릎뼈의 먼쪽 가장자리를 찾는다.
3) 관절선은 무릎뼈의 먼쪽 가장자리와 같은 높이에 있고, 무릎뼈로부터 안쪽과 가쪽으로 엄지를 약간 움직이면, 관절선을 가장 쉽게 촉진할 수 있고, 넙다리뼈와 정강뼈 사이의 틈을 느낀다.

가쪽곁인대 (외측측부인대, 무릎)

뼈대 표식점과 해부학 표식점 (Skeletal and Anatomical Landmarks)

뼈대 표식점 (Skeletal)

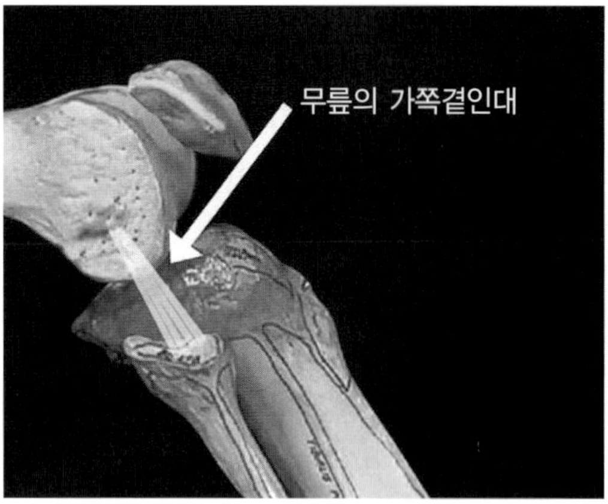

해부학 표식점 (Anatomical)

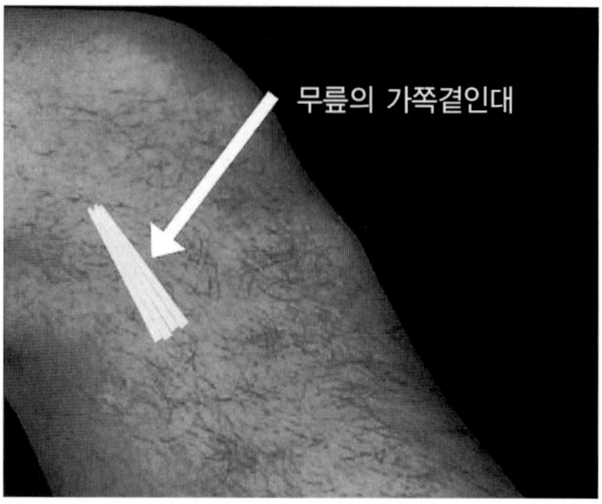

가쪽곁인대는 가쪽위관절융기에서 종아리뼈까지 연결된 좁은 인대이다.

촉진의 예 (Palpation Example)

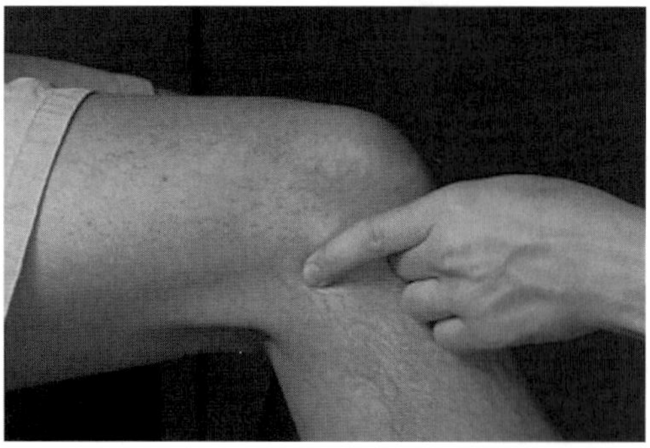

가쪽곁인대를 촉진하기 위해

1) 환자는 테이블 끝에 앉는다.
2) 무릎의 가쪽 관절선을 찾는다.
3) 그 다음, 가쪽 무릎의 중간 지점까지 관절선을 따라 움직인다.
4) 가쪽곁인대는 관절선을 가로질러 연결된 커다란 고무 밴드와 비슷하다. 곁인대를 가로질러 앞뒤로 손가락을 움직임으로써 가쪽곁인대를 느낄 수 있다.

팁(Tip)

허벅지를 가쪽으로 돌림한다.

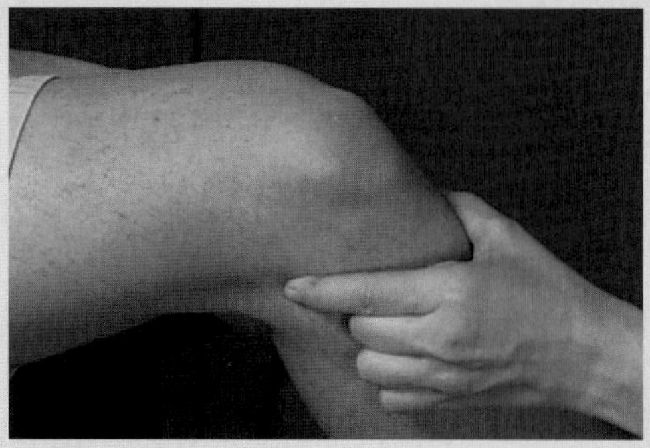

무릎을 굽힘하고 허벅지를 가쪽돌림할 때, 가쪽곁인대가 가장 두드러지게 튀어나온다.

가쪽위관절융기 (외측상과)

뼈대 표식점과 해부학 표식점 (Skeletal and Anatomical Landmarks)

뼈대 표식점 (Skeletal)

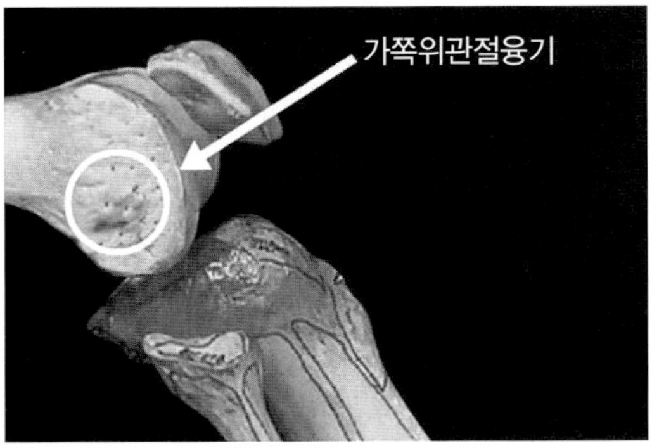

해부학 표식점 (Anatomical)

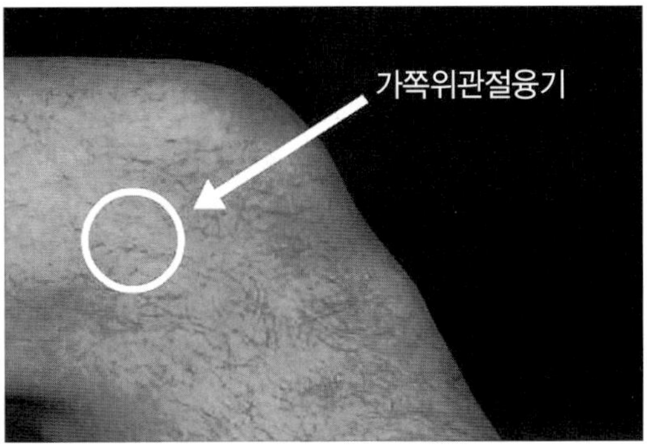

가쪽위관절융기는 관절선 바로 위쪽에서 가쪽으로 가장 많이 튀어나온 뼈 돌출부위이다.

촉진의 예 (Palpation Example)

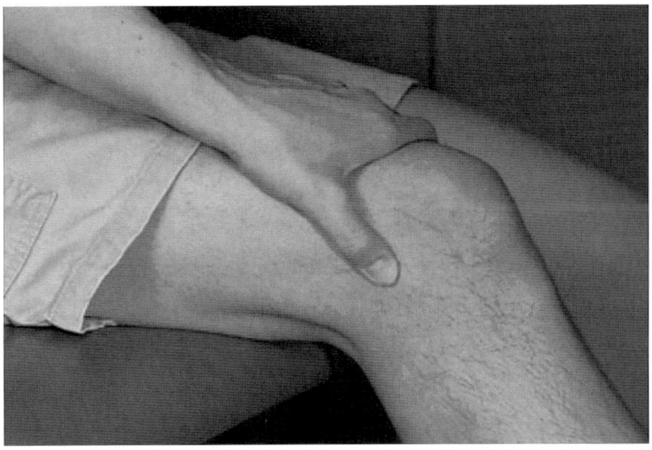

가쪽위관절융기를 촉진하기 위해,

1) 환자는 테이블 끝에 앉는다.
2) 관절선 바로 위쪽에서 가쪽으로 가장 많이 튀어나온 뼈 돌출부위를 찾는다.
3) 가쪽위관절융기를 눈으로 찾거나 먼쪽 허벅지를 잡고 가장 돌출된 부위가 느껴질 때까지 무릎의 관절선 쪽으로 움직이면서 찾는다.

안쪽곁인대 (내측측부인대)

뼈대 표식점과 해부학 표식점 (Skeletal and Anatomical Landmarks)

뼈대 표식점 (Skeletal)

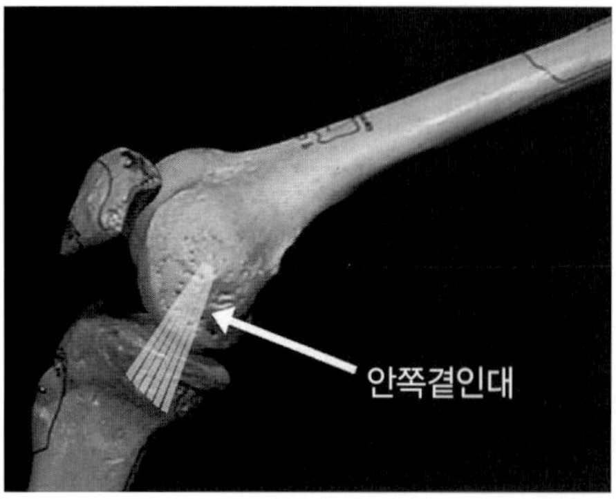

해부학 표식점 (Anatomical)

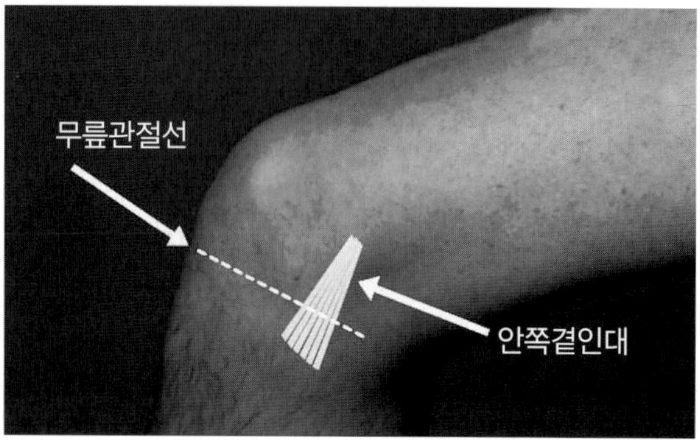

안쪽곁인대는 안쪽 관절선 중심의 약간 뒤쪽에 위치한다. 안쪽곁인대는 모음근결절의 먼쪽인 안쪽위관절융기에서 안쪽정강뼈융기에 붙어 있다.

촉진의 예 (Palpation Example)

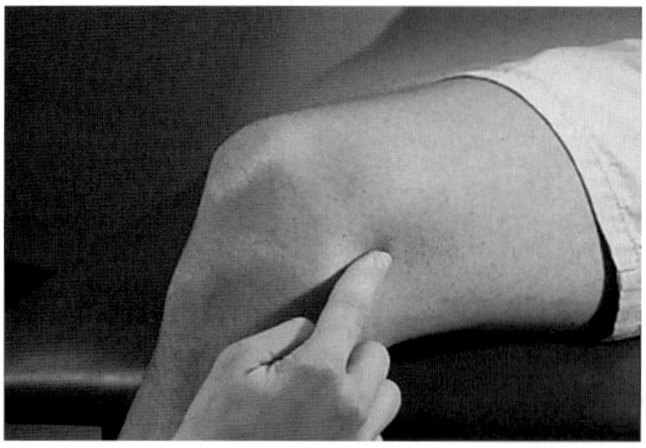

안쪽곁인대를 촉진하기 위해,

1) 환자는 테이블 끝에 앉는다.
2) 무릎의 안쪽관절선을 찾는다.
3) 안쪽 무릎뼈의 중간 지점까지 무릎관절선을 따라 움직인다.
4) 안쪽곁인대는 관절선을 가로질러 연결된 큰 고무 밴드와 비슷하다.
5) 안쪽곁인대를 가로질러 앞 · 뒤로 손가락을 움직임으로써 가쪽곁인대를 느낄 수 있다.

팁(Tip)

허벅지를 돌림한다.

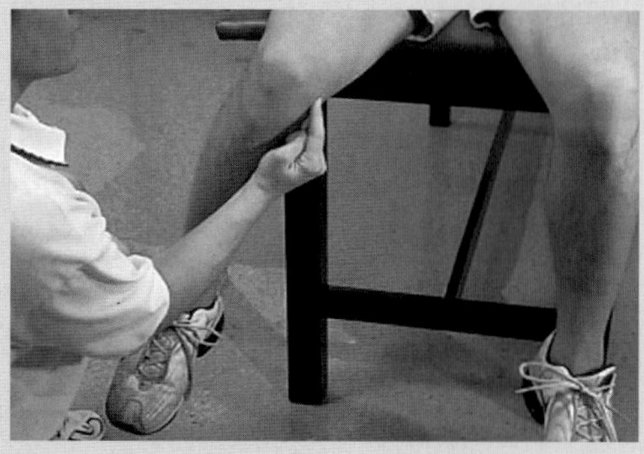

무릎을 굽힘하고 허벅지를 안쪽돌림할 때, 안쪽곁인대가 가장 두드러지게 튀어나온다.

● 안쪽위관절융기 (내측상과)

뼈대 표식점과 해부학 표식점 (Skeletal and Anatomical Landmarks)

뼈대 표식점 (Skeletal)

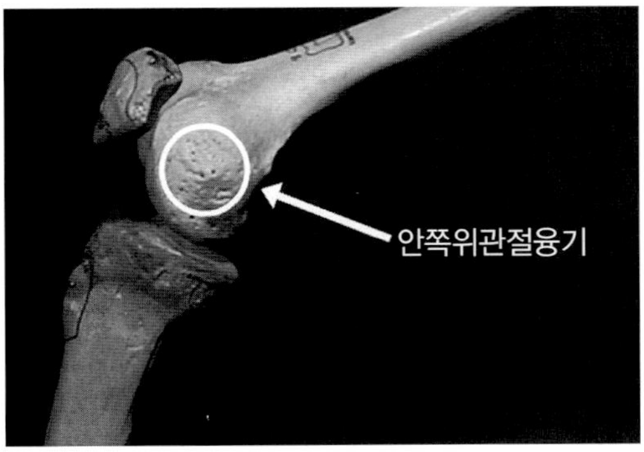

해부학 표식점 (Anatomical)

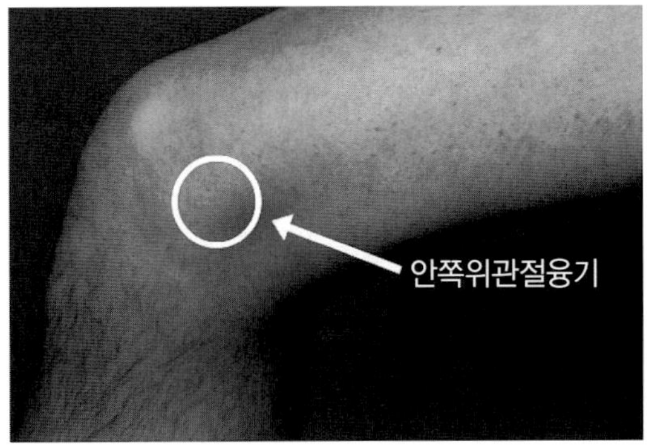

안쪽위관절융기는 먼쪽 넙다리뼈에서 안쪽으로 가장 많이 튀어나온 뼈 돌출부위이다.
안쪽위관절융기는 안쪽곁인대/정강쪽곁인대의 부착점을 작용한다.

촉진의 예 (Palpation Example)

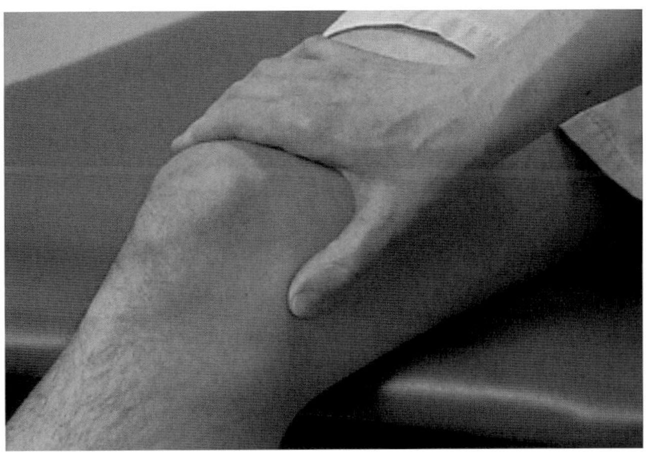

안쪽위관절융기를 촉진하기 위해,

1) 환자는 테이블 끝에 앉는다.
2) 관절선 바로 위쪽에서 안쪽으로 가장 많이 튀어나온 뼈 돌출부위를 찾는다.
3) 안쪽위관절융기를 눈으로 찾거나 안쪽 무릎에서 가장 돌출된 부위가 느껴질 때까지 무릎의 관절선 쪽으로 움직이면서 찾는다.

무릎뼈 (슬개골) Patella

뼈대 표식점과 해부학 표식점 (Skeletal and Anatomical Landmarks)

뼈대 표식점 (Skeletal)

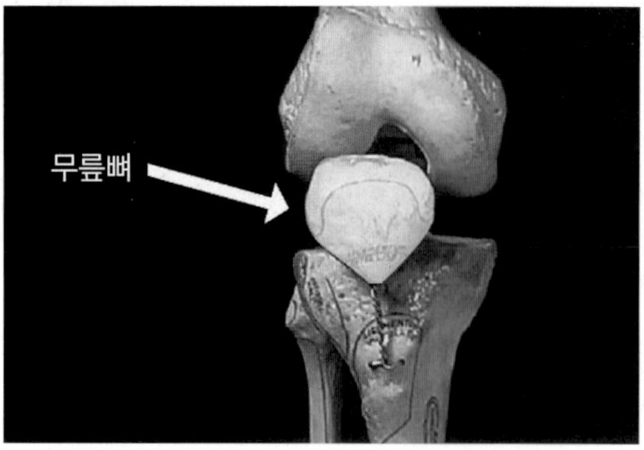

해부학 표식점 (Anatomical)

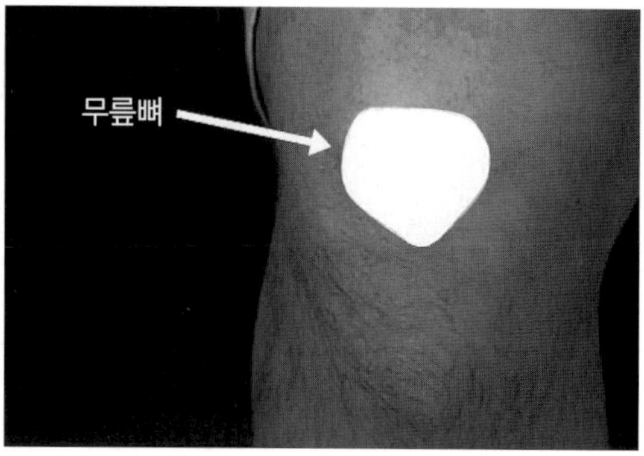

무릎뼈는 "kneecap"으로도 불린다.

촉진의 예 (Palpation Example)

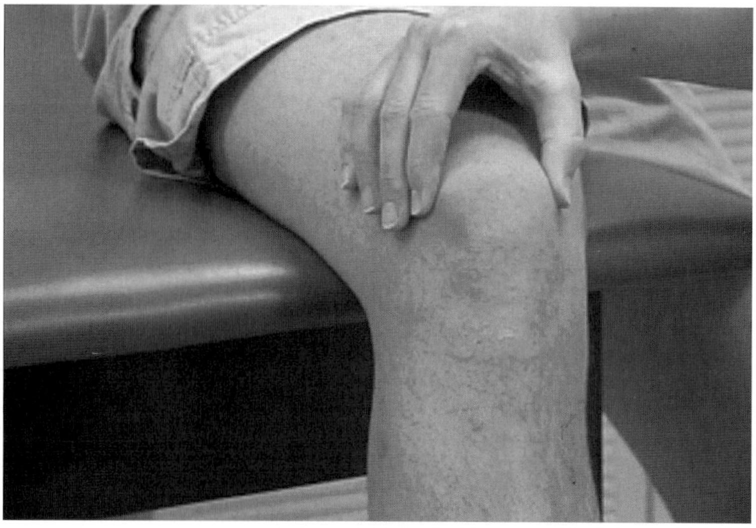

무릎뼈를 촉진하기 위해,

1) 환자는 테이블 끝에 앉거나 테이블 위에서 길게 앉는다.
2) 무릎의 앞쪽에서 무릎뼈로 알려진 뼈 부위를 찾는다.
3) 무릎뼈의 바닥(위쪽면), 꼭대기(아래쪽의 각진 부위), 안쪽모서리, 가쪽모서리 및 앞면을 포함해 모든 측면을 촉진한다.

● 무릎인대 (슬개인대) Patellar Ligament

뼈대 표식점과 해부학 표식점 (Skeletal and Anatomical Landmarks)

뼈대 표식점 (Skeletal)

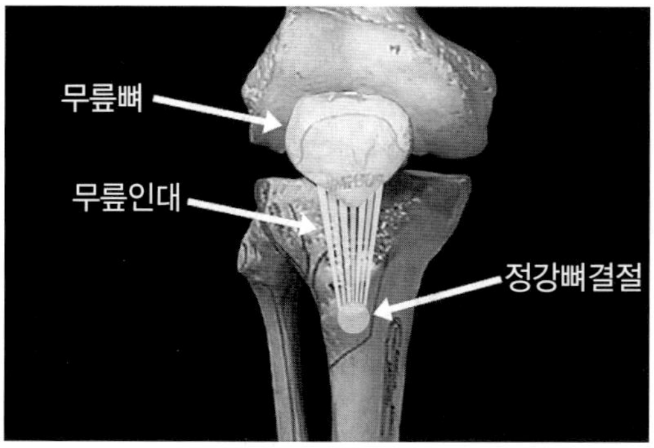

해부학 표식점 (Anatomical)

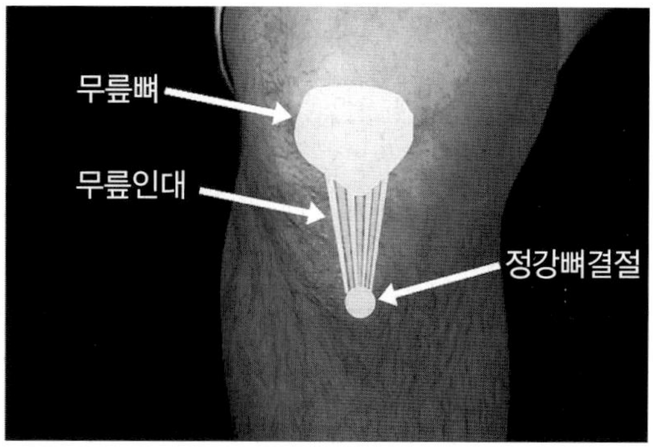

무릎인대는 몸쪽의 무릎뼈와 먼쪽의 정강뼈결절을 연결한다.

촉진의 예 (Palpation Example)

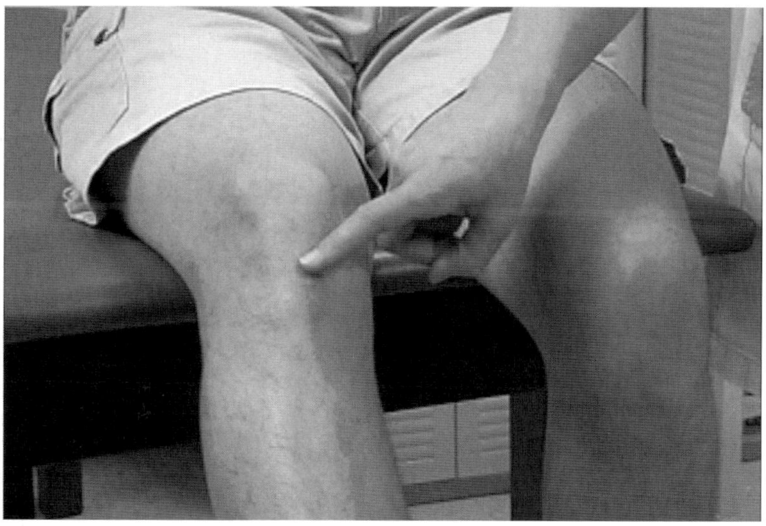

무릎인대를 촉진하기 위해,

1) 환자는 테이블 끝에 앉거나 테이블 위에서 길게 앉는다.
2) 힘줄이 시작하는 무릎뼈의 아래쪽 면을 찾는다.
3) 정강뼈결절에 있는 먼쪽 부착점까지 두꺼운 힘줄을 따라 움직인다.

거위발 (안쪽) Pes Anserine

뼈대 표식점과 해부학 표식점 (Skeletal and Anatomical Landmarks)

뼈대 표식점 (Skeletal)

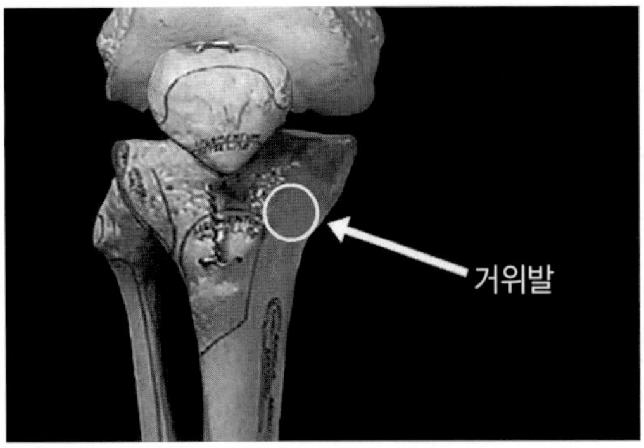

해부학 표식점 (Anatomical)

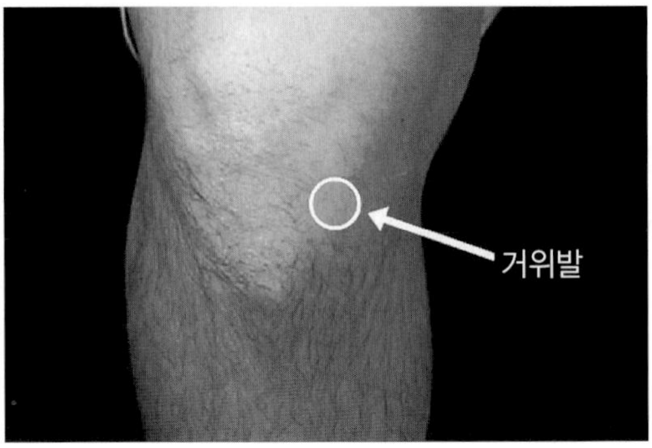

거위발은 위쪽 무릎힘줄의 안쪽인 정강뼈의 앞안쪽면에 위치한다. 거위발은 넙다리빗근 힘줄, 두덩정강근 힘줄 및 반힘줄모양근 힘줄의 부착점으로 작용한다.

촉진의 예 (Palpation Example)

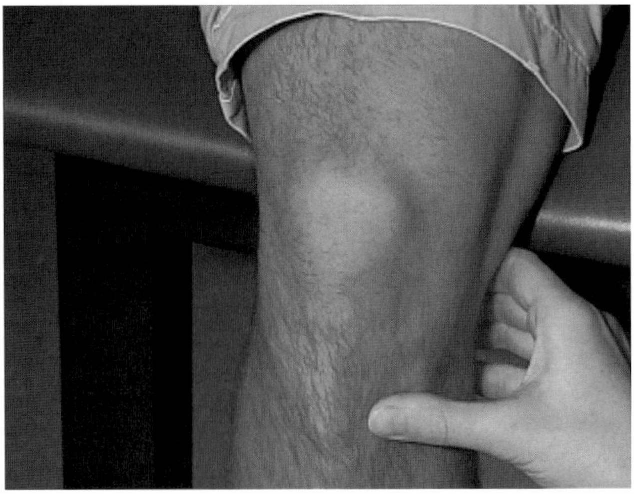

거위발을 촉진하기 위해,

1) 환자는 테이블 끝에 앉는다.
2) 안쪽 관절선을 찾는다.
3) 정강뼈고원을 지나 관절선의 아래쪽 2인치에 있는 평편한 뼈 부위까지 먼쪽으로 움직인다.
4) 이 부위가 바로 거위발이다.

● 거위발 윤활주머니 (안족점액낭) Pes Anserine Bursa

뼈대 표식점과 해부학 표식점 (Skeletal and Anatomical Landmarks)

뼈대 표식점 (Skeletal)

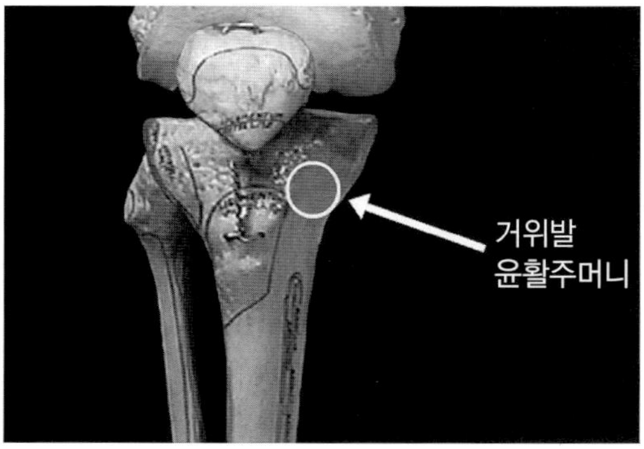

해부학 표식점 (Anatomical)

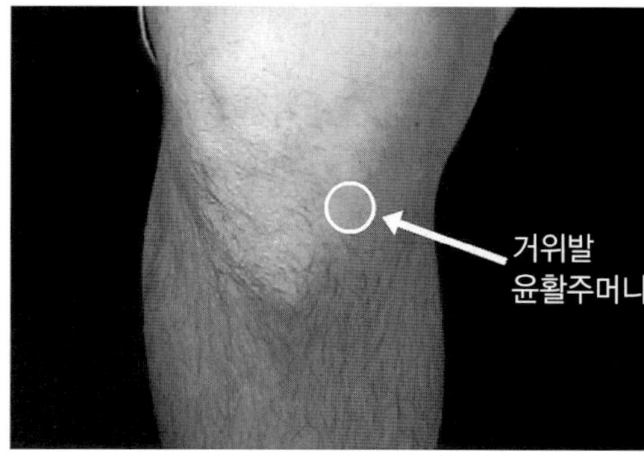

거위발 윤활주머니는 무릎힘줄의 안쪽인 위쪽 정강뼈의 앞안쪽면에 위치한다. 거위발 윤활주머니는 거위발을 덮고 있고, 뼈와 넙다리빗근 힘줄, 두덩정강근 힘줄 및 반힘줄모양근 힘줄 사이에서 쿠션 역할을 한다.

촉진의 예 (Palpation Example)

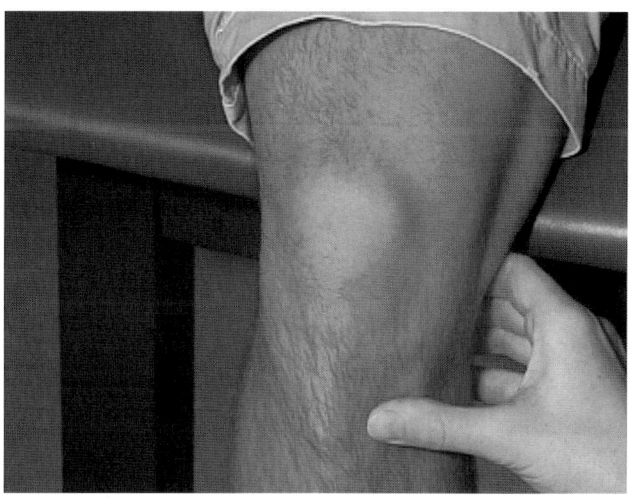

거위발 윤활주머니를 촉진하기 위해,

1) 환자는 테이블 끝에 앉는다.
2) 안쪽 관절선을 찾는다.
3) 정강뼈고원을 지나 관절선의 아래쪽 2인치에 있는 평편한 뼈 부위까지 먼쪽으로 움직인다.
4) 이 부위가 바로 거위발이고, 거위발 윤활주머니를 포함하고 있다.
5) 염증이 없다면, 거위발 윤활주머니를 촉진할 수 없다.

오금 오목 (슬와) Popliteal Fossa

뼈대 표식점과 해부학 표식점 (Skeletal and Anatomical Landmarks)

뼈대 표식점 (Skeletal)

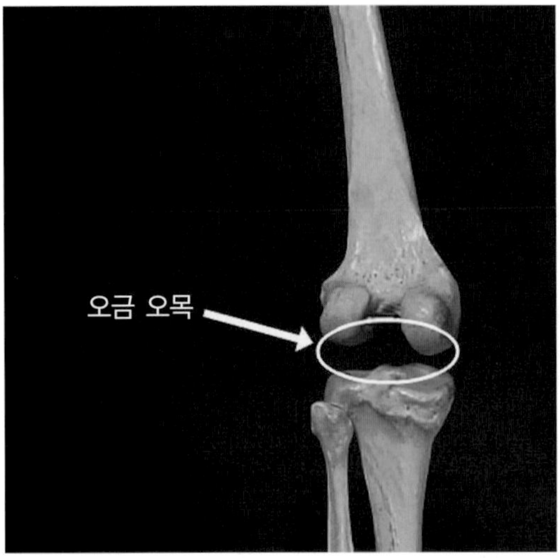

해부학 표식점 (Anatomical)

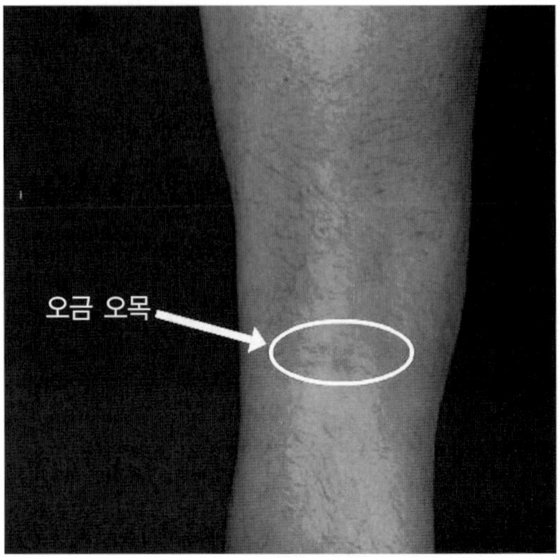

오금 오목은 무릎 뒤쪽면의 관절 주름에 있는 뒤넙다리근 힘줄 사이의 큰 함몰 부위이다.

촉진의 예 (Palpation Example)

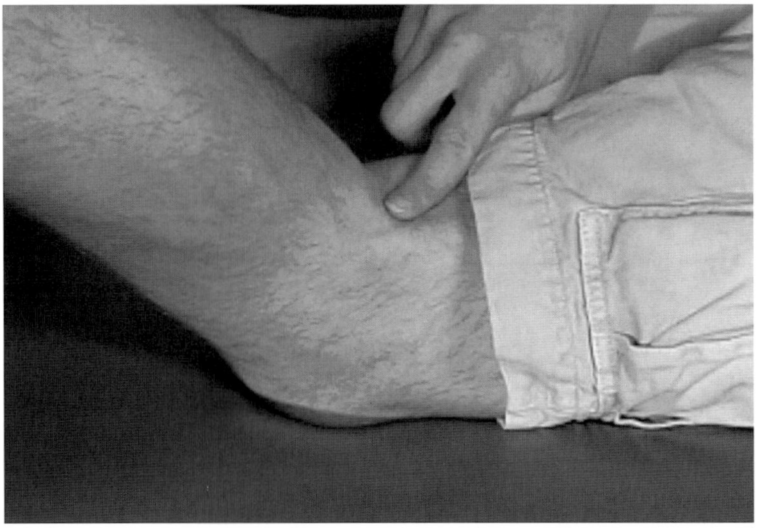

오금 오목을 촉진하기 위해,

1) 환자는 테이블 끝에 앉는다.
2) 환자에게 무릎을 굽힘하도록 지시하고, 약간의 저항을 가한다.
3) 안쪽 뒤넙다리근 힘줄과 가쪽 뒤넙다리근 힘줄 사이에 있는 큰 함몰 부위를 찾는다.
4) 이 함몰 부위가 바로 오금 오목이다.

● 앞무릎 윤활주머니 (전슬점액낭) Prepatellar Bursa

뼈대 표식점과 해부학 표식점 (Skeletal and Anatomical Landmarks)

뼈대 표식점 (Skeletal)

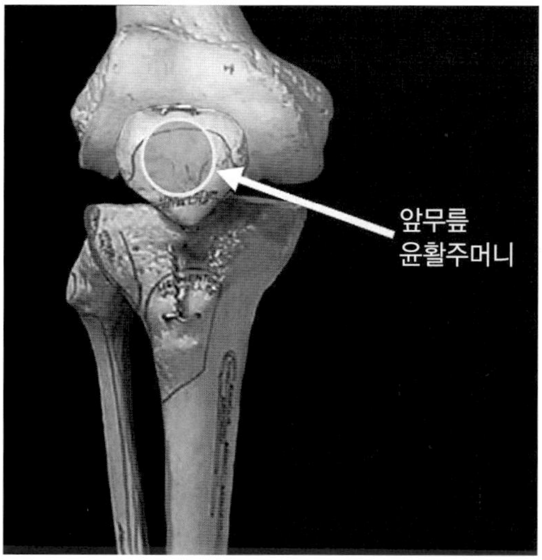

해부학 표식점 (Anatomical)

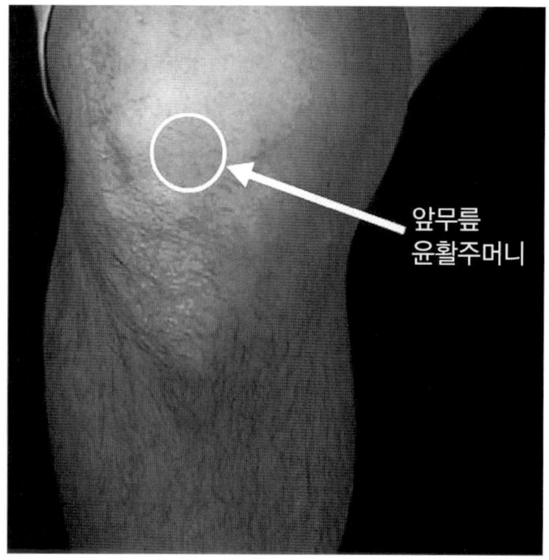

앞무릎 윤활주머니는 무릎뼈의 앞쪽면에 위치한다.

촉진의 예 (Palpation Example)

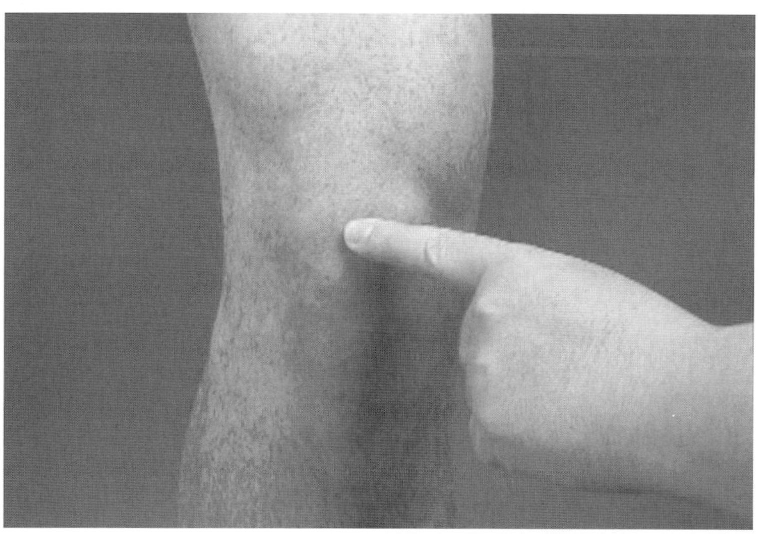

앞무릎 윤활주머니를 촉진하기 위해,

1) 환자는 테이블 끝에 앉거나 테이블 위에서 길게 앉는다.
2) 무릎뼈를 찾고, 앞쪽면을 촉진한다.
3) 윤활주머니는 앞쪽면에 위치하지만, 염증이 없으면 촉진될 수 없다.

넙다리네갈래근 (대퇴사두근) 힘줄 Quadriceps Tendon

뼈대 표식점과 해부학 표식점 (Skeletal and Anatomical Landmarks)

뼈대 표식점 (Skeletal)

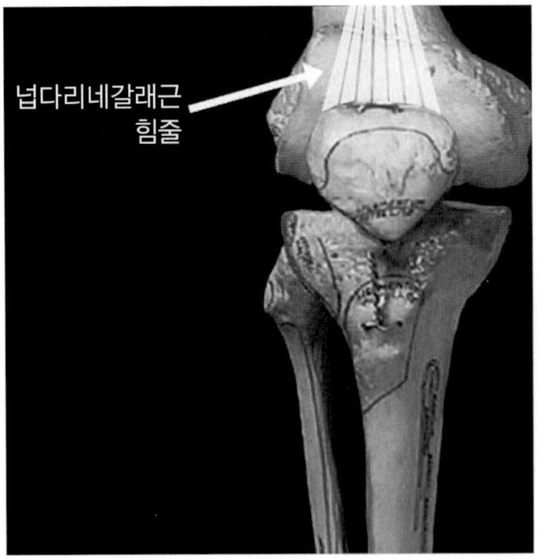

해부학 표식점 (Anatomical)

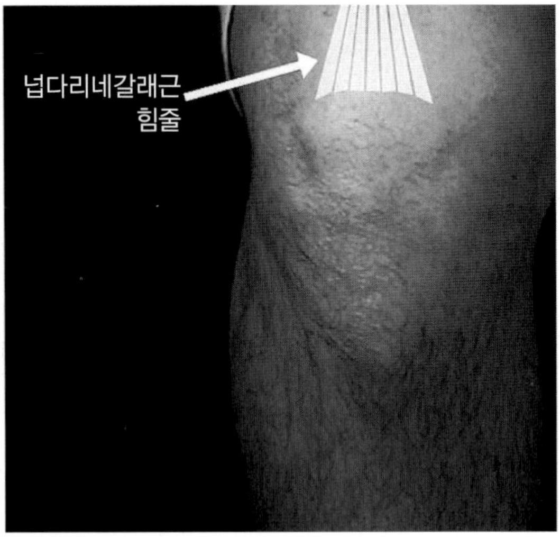

넙다리네갈래근 힘줄은 넙다리네갈래근에서 무릎뼈까지 연결된다.

촉진의 예 (Palpation Example)

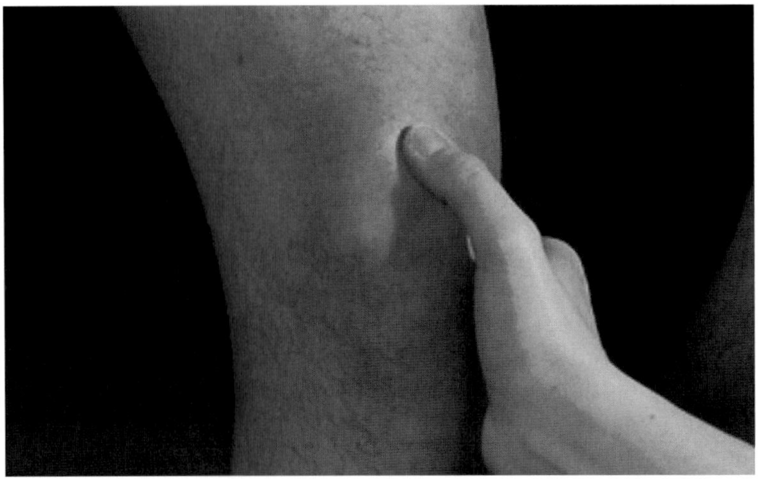

넙다리네갈래근 힘줄을 촉진하기 위해,

1) 환자는 테이블 끝에 앉거나 테이블 위에서 길게 앉는다.
2) 넙다리네갈래근 힘줄은 넙다리네갈래근에서 무릎뼈까지 연결되어 있다.
3) 무릎뼈 바로 몸쪽의 힘줄을 찾는다.
4) 손가락이나 엄지를 이용하여, 힘줄 전체 길이 1~2인치 뿐만 아니라, 무릎뼈 위쪽면을 따라 부착점을 촉진한다.
5) 환자에게 넙다리네갈래근을 수축하도록 지시하면, 그 힘줄이 더 많이 튀어나온다.

반막모양근 (반막양근) 힘줄

뼈대 표식점과 해부학 표식점 (Skeletal and Anatomical Landmarks)

뼈대 표식점 (Skeletal)

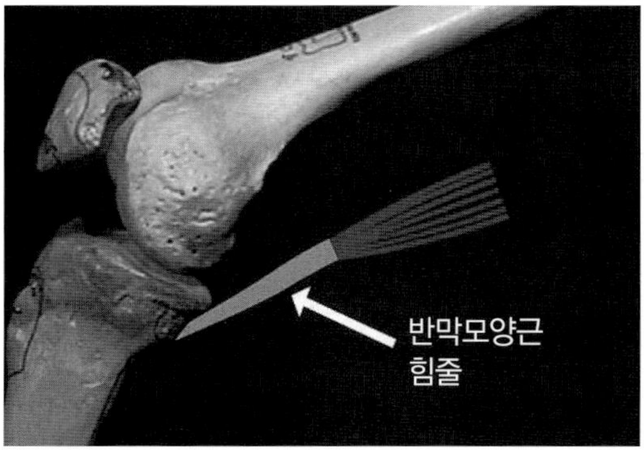

해부학 표식점 (Anatomical)

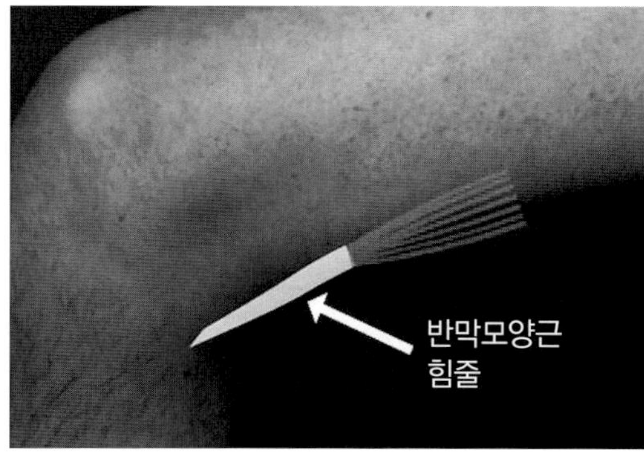

반막모양근 힘줄은 가장 안쪽의 뒤넙다리근이고, 궁둥뼈거친면에서 시작하여 안쪽 정강뼈에서 착지한다. 이 근육의 힘줄은 반막모양근 힘줄의 바로 안쪽의 무릎관절을 가로지른다.

촉진의 예 (Palpation Example)

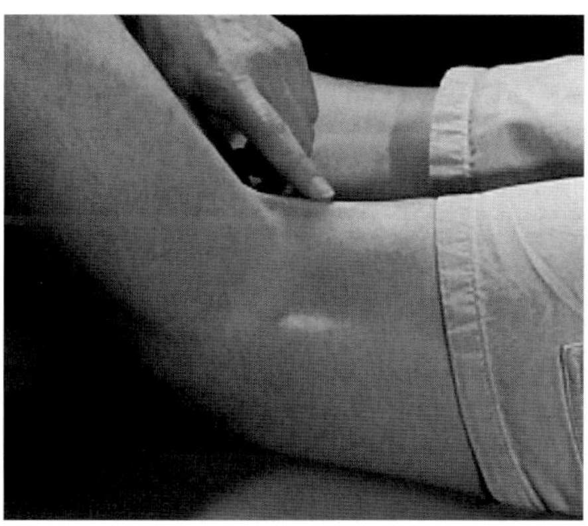

반막모양근 힘줄을 촉진하기 위해,

1) 환자는 테이블 끝에 앉거나 엎드린 자세를 취한다.
2) 환자에게 무릎을 굽힘하도록 지시하고, 약간의 저항을 가한다.
3) 뒤쪽 무릎의 안쪽면에서 두꺼운 띠처럼 육안으로 가장 확연하게 보이고 촉진되는 힘줄은 반막모양근의 힘줄이다.
4) 힘줄을 찾는다. 그 다음, 잘 보이지 않는 두 번째 힘줄까지 1개 손가락 폭만큼 안쪽으로 움직인다.
5) 두 번째 힘줄은 반힘줄모양근의 힘줄이다.
6) 반막모양근의 힘줄은 몇 인치의 길이를 가진 힘줄로 촉진될 수 있다.

다른 면 (Alternate View)

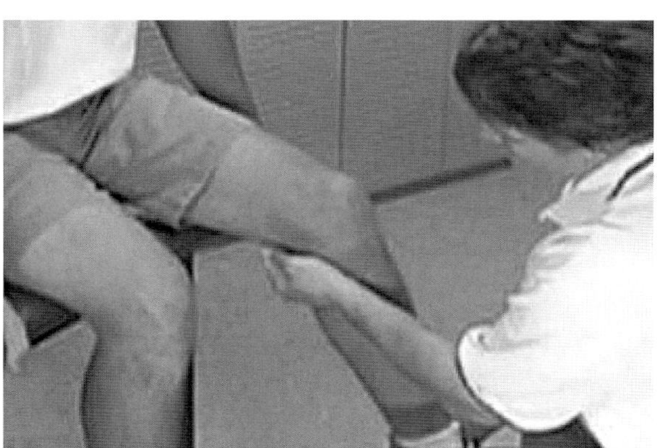

환자는 무릎을 90°로 굽힘하고 테이블 끝에 앉는다.

1) 이 자세에서, 검사자는 무릎의 뒤안쪽면으로 가서, 관절선의 바로 몸쪽에 있는 띠 모양의 구조물을 찾는다.
2) 가장 많이 튀어나온 힘줄이 반막모양근의 힘줄이다.
3) 잘 보이지 않는 두 번째 힘줄까지, 1개 손가락 폭만큼 안쪽으로 움직인다.
4) 두 번째 힘줄은 반힘줄모양근의 힘줄이다.

● 반힘줄모양근 (반건양근) 힘줄 Semitendinosus Tendon

뼈대 표식점과 해부학 표식점 (Skeletal and Anatomical Landmarks)

뼈대 표식점 (Skeletal)

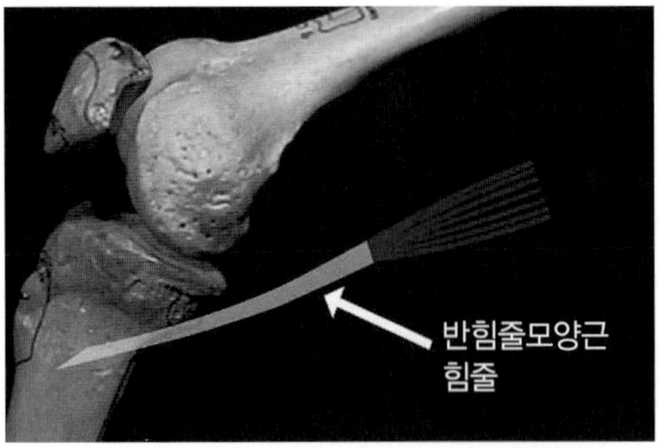

해부학 표식점 (Anatomical)

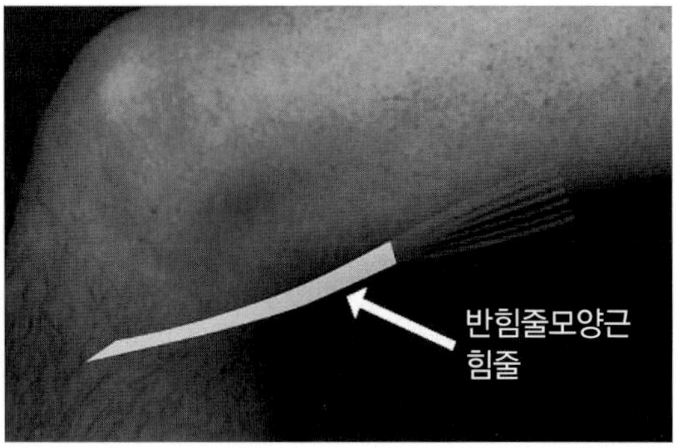

반힘줄모양근 힘줄은 무릎의 뒤안쪽면에 있는 2개의 뒤넙다리근 힘줄 중에서 가쪽에 있는 힘줄이다. 이 힘줄은 거위발에서 착지한다.

촉진의 예 (Palpation Example)

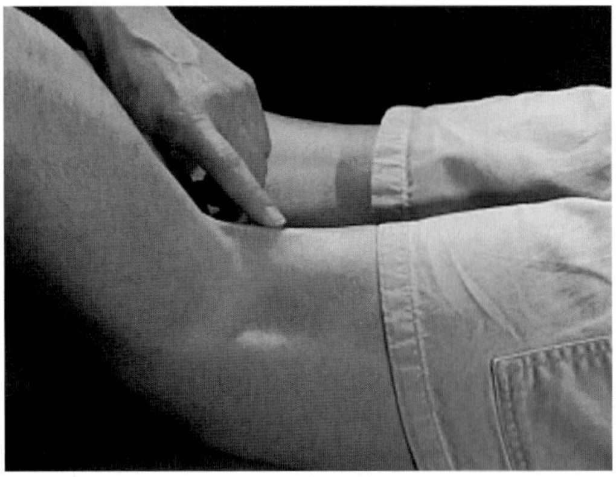

반힘줄모양근 힘줄을 촉진하기 위해,

1) 환자는 테이블 끝에 앉거나 엎드린 자세를 취한다.
2) 환자에게 무릎을 굽힘하도록 지시하고, 약간의 힘줄을 가한다.
3) 뒤쪽 무릎의 안쪽면에서 두꺼운 띠처럼 육안으로 가장 확연하게 보이고 촉진되는 힘줄은 반힘줄모양근의 힘줄이다.
4) 반힘줄모양근의 힘줄은 몇 인치의 길이를 가진 힘줄로 촉진될 수 있다.

다른 면 (Alternate View)

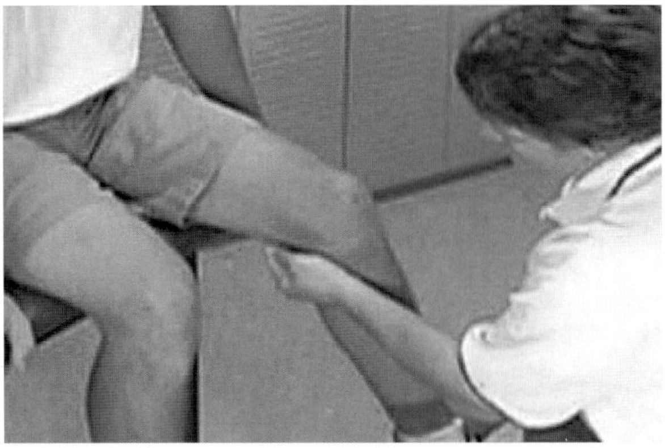

환자는 무릎을 90° 로 굽힘하고 테이블 끝에 앉는다.

1) 이 자세에서, 검사자는 무릎의 뒤안쪽면으로 가서, 관절선의 바로 몸쪽에 있는 띠 모양의 구조물을 찾는다.
2) 가장 많이 튀어나온 힘줄이 반힘줄모양근의 힘줄이다.

● 무릎위 윤활주머니 (슬상점액낭) Suprapatellar Bursa

뼈대 표식점과 해부학 표식점 (Skeletal and Anatomical Landmarks)

뼈대 표식점 (Skeletal)

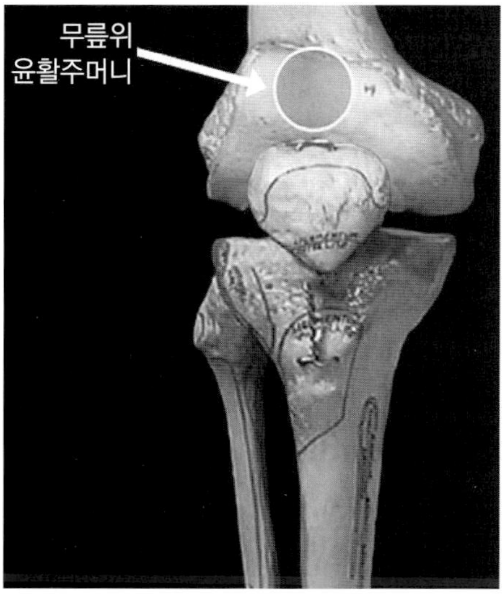

해부학 표식점 (Anatomical)

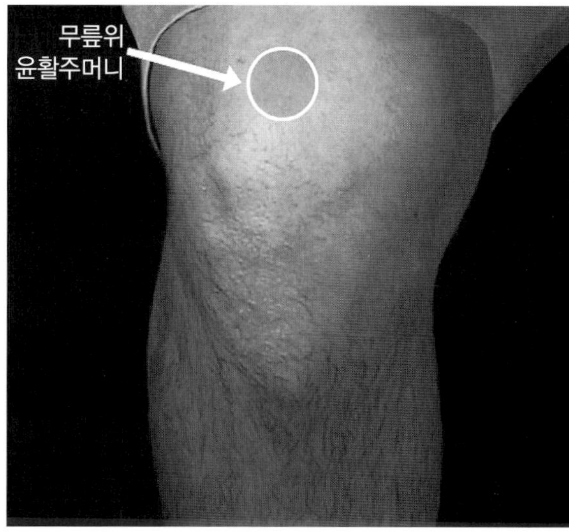

무릎위 윤활주머니는 먼쪽넙다리뼈와 넙다리네갈래근 힘줄 사이에 위치한다.

촉진의 예 (Palpation Example)

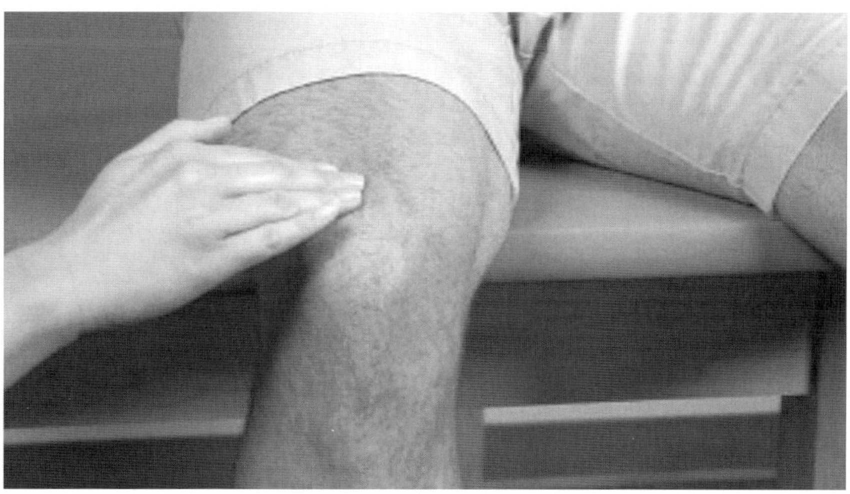

무릎위 윤활주머니를 촉진하기 위해,

1) 환자는 테이블 끝에 앉는다.
2) 넙다리네갈래근 힘줄의 가쪽 가장자리를 따라 촉진할 뿐만 아니라, 간접 촉진을 위해 그 힘줄 자체를 압박해 본다.
3) 염증이 없다면, 윤활주머니를 쉽게 촉진할 수 없을 것이다.

정강뼈고원 (경골고평부) Tibial Plateau

뼈대 표식점과 해부학 표식점 (Skeletal and Anatomical Landmarks)

뼈대 표식점 (Skeletal)

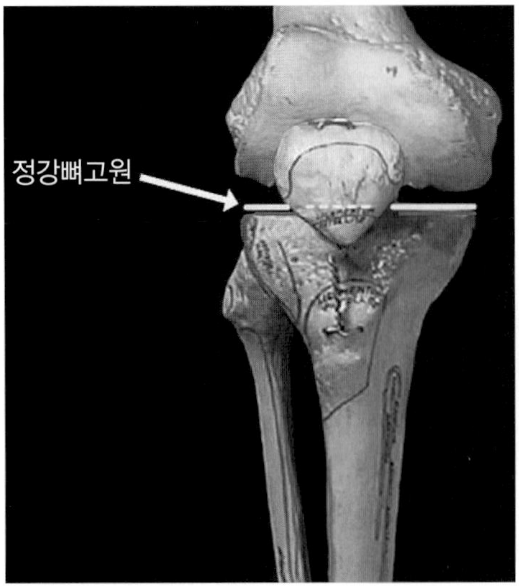

해부학 표식점 (Anatomical)

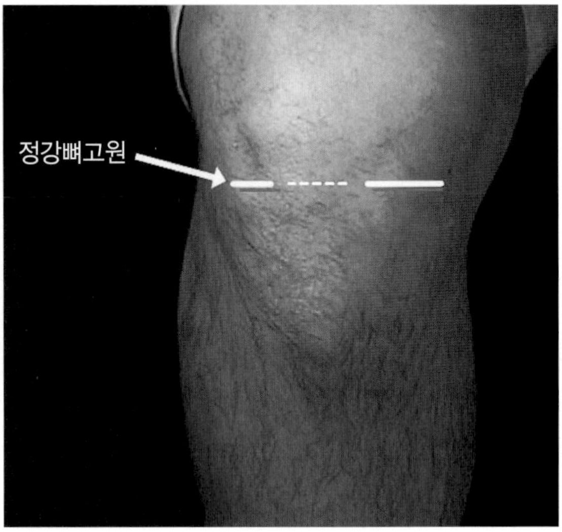

정강뼈고원은 반달판이 놓여 있는 정강뼈의 가장 위쪽면이다.

촉진의 예 (Palpation Example)

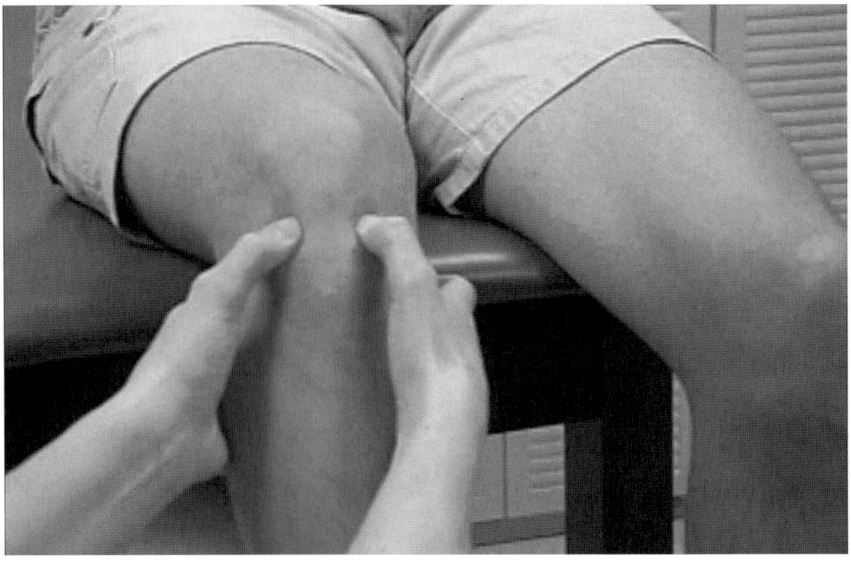

정강뼈고원을 촉진하기 위해,

1) 환자는 테이블 끝에 앉는다.
2) 무릎관절선을 찾는다.
3) 앞쪽 관절공간에 엄지를 배치하여, 정강뼈를 아래쪽으로 압박한다.
4) 정강뼈고원의 앞쪽 가장자리에 엄지를 배치한다.

● 정강뼈결절 (경골결절) Tibial Tubercle

뼈대 표식점과 해부학 표식점 (Skeletal and Anatomical Landmarks)

뼈대 표식점 (Skeletal)

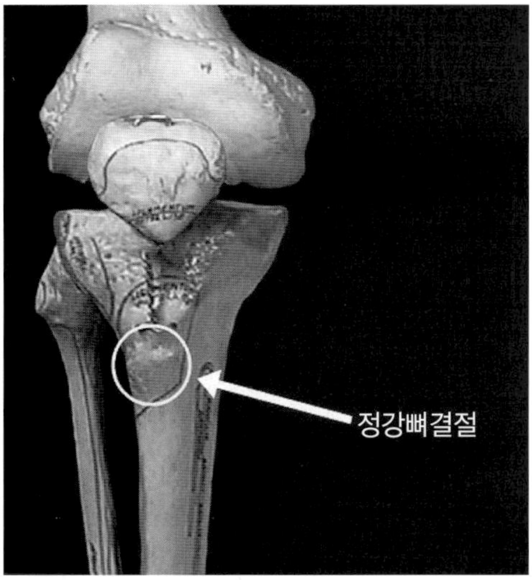

해부학 표식점 (Anatomical)

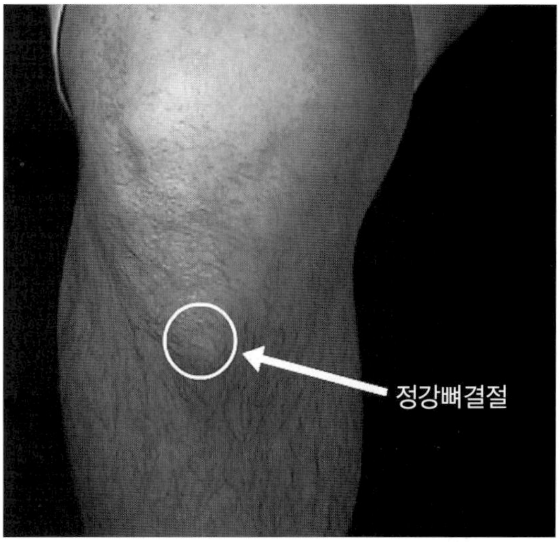

정강뼈결절은 무릎힘줄이 부착된 위앞쪽 정강뼈의 돌출 부위이다.

촉진의 예 (Palpation Example)

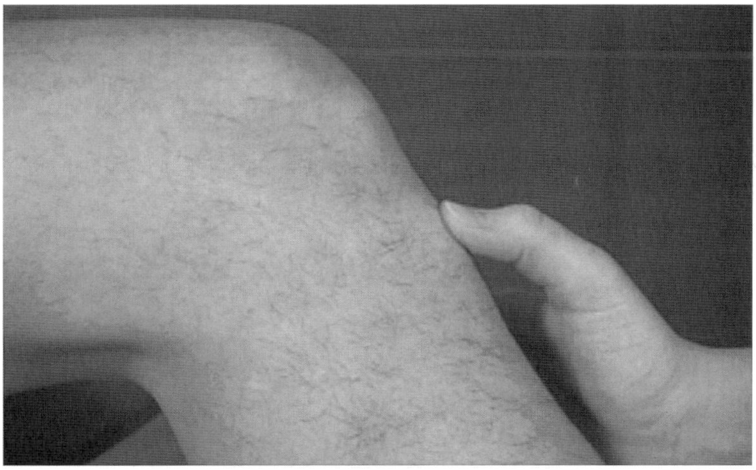

정강뼈결절을 촉진하기 위해,

1) 환자는 테이블 끝에 앉는다.
2) 관절선 아래쪽으로 2~3개 손가락 폭만큼 떨어진, 정강뼈의 위앞쪽면에 있는 커다란 뼈 돌출 부위(정강뼈결절)를 찾는다.
3) 정강뼈결절은 무릎힘줄의 먼쪽 부착점으로 작용하고, 무릎힘줄을 찾음으로써 이 부위를 촉진할 수 있고, 그 다음 무릎힘줄이 정강뼈를 만날 때까지 먼쪽으로 움직인다.

8 발/발목/종아리(Foot/Ankle/Lower Leg)

● 아킬레스 힘줄 (아킬레스건) Achilles Tendon

뼈대 표식점과 해부학 표식점 (Skeletal and Anatomical Landmarks)

뼈대 표식점 (Skeletal)

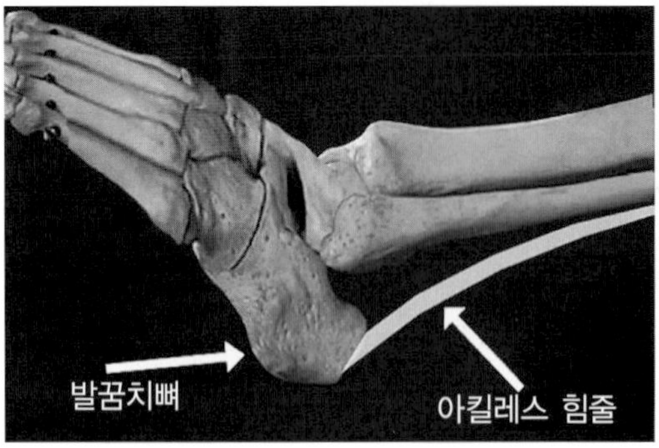

해부학 표식점 (Anatomical)

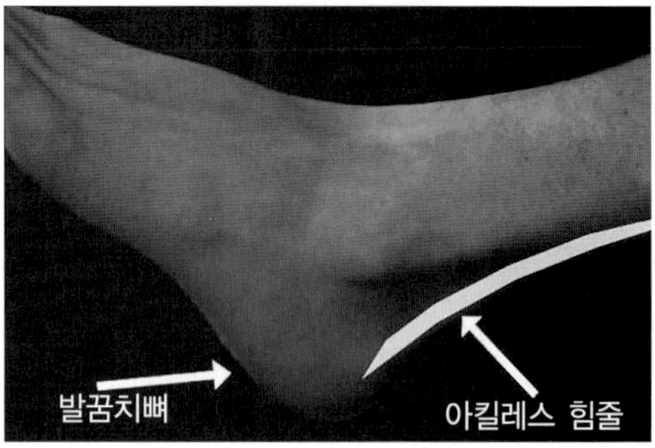

아킬레스 힘줄은 장딴지근과 가자미근의 공통 힘줄이고, 먼쪽 종아리에서 시작하여 뒤쪽발꿈치뼈에 착지한다.

촉진의 예 (Palpation Example)

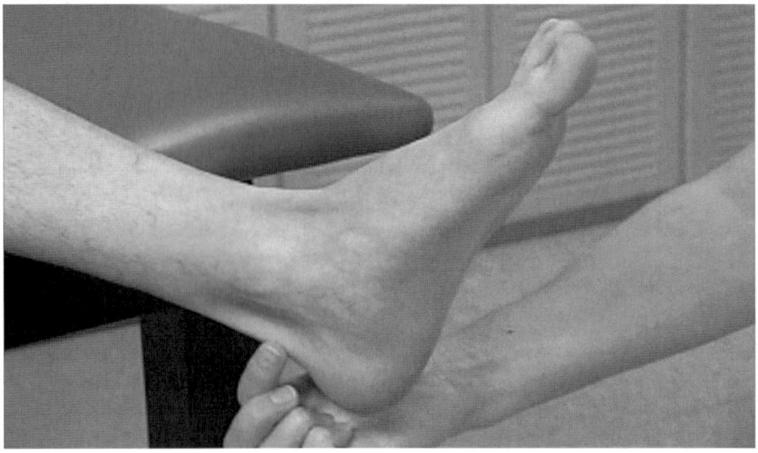

아킬레스 힘줄을 촉진하기 위해,

1) 환자는 엎드리거나 길게 앉거나 또는 선 자세를 취한다.
2) 종아리와 발목의 뒤쪽에 있는 로프 같은 큰 힘줄을 찾는다.
3) 엄지와 손가락으로 힘줄을 잡거나, 힘줄 길이를 따라 손가락을 압박해 본다.
4) 장딴지근에서 발꿈치뼈까지의 힘줄을 확인할 수 있다.
5) 힘줄의 안쪽 가장자리 가쪽 가장자리 및 중심 부위를 촉진한다.

● 앞목말종아리인대 (전거종인대)

뼈대 표식점과 해부학 표식점 (Skeletal and Anatomical Landmarks)

뼈대 표식점 (Skeletal)

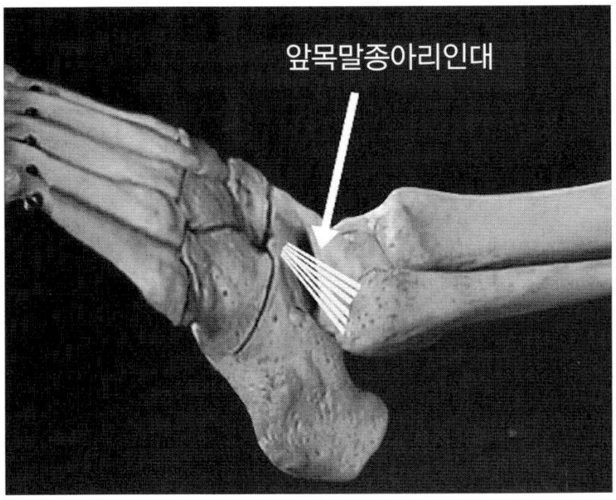

해부학 표식점 (Anatomical)

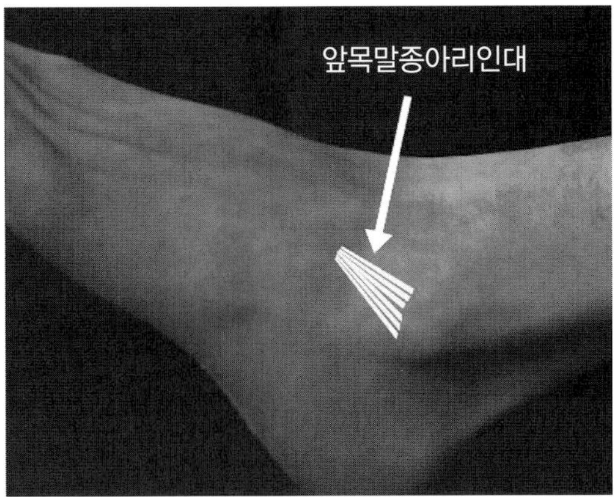

앞목말종아리인대는 발목뼈굴(sinus tarsi)에 위치하며, 먼쪽 종아리뼈에서 앞쪽 목말뼈까지 연결되어 있다.

촉진의 예 (Palpation Example)

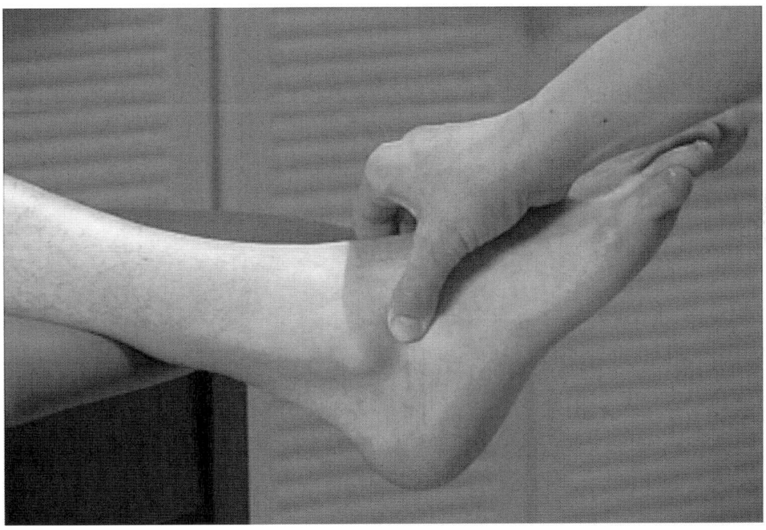

앞목말종아리인대를 촉진하기 위해,

1) 환자는 테이블 끝에 앉거나 테이블 위에서 길게 앉는다.
2) 가쪽복사뼈를 찾은 다음, 발목뼈굴 쪽으로 움직인다.
3) 인대는 가쪽복사뼈의 앞쪽 가장자리를 따라 발목뼈굴 안에서 짧고 얇은 띠처럼 느껴질 것이다.
4) 앞 · 뒤 움직임의 압박은 인대를 찾는데 필수적이다.

● 앞정강종아리인대 (전경종인대)

뼈대 표식점과 해부학 표식점 (Skeletal and Anatomical Landmarks)

뼈대 표식점 (Skeletal)

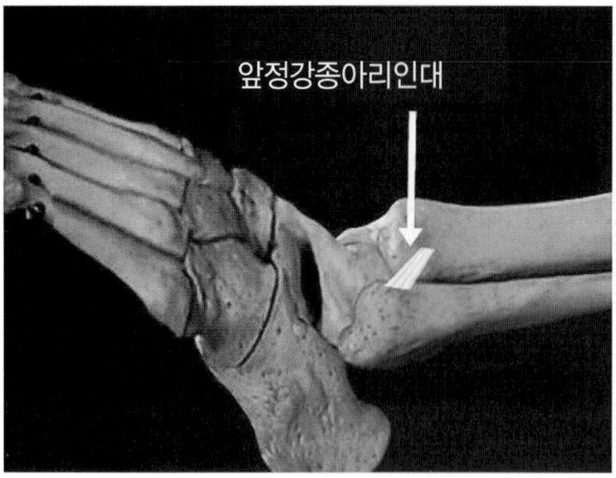

해부학 표식점 (Anatomical)

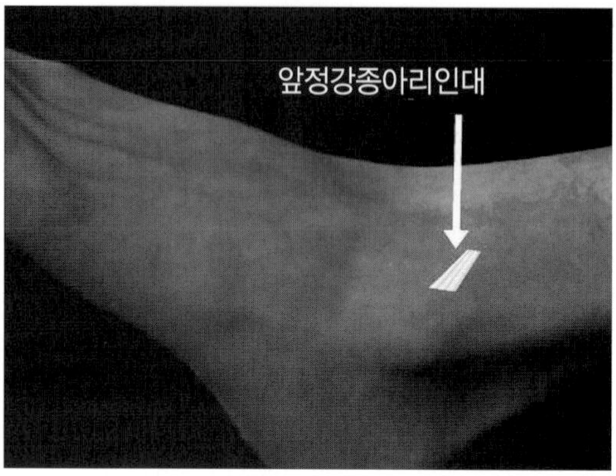

앞정강종아리인대는 가쪽복사뼈의 위쪽과 정강뼈몸통의 앞쪽에 위치한다.

촉진의 예 (Palpation Example)

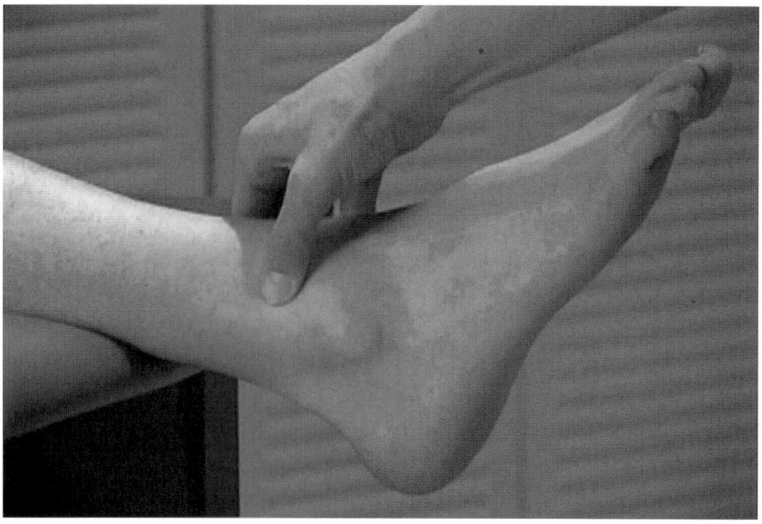

앞정강종아리인대를 촉진하기 위해,

1) 환자는 테이블 끝에 앉거나 테이블 위에서 길게 앉는다.
2) 가쪽복사뼈를 찾고, 그 다음 종아리뼈몸통을 따라 몸쪽으로 2~3개 손가락 폭만큼 이동하고, 종아리뼈의 가장자리까지 앞쪽으로 이동한다.
3) 손가락 하나로 촉진하거나, 엄지와 손가락으로 종아리뼈의 앞쪽과 뒤쪽을 잡는다. 그리고 종아리뼈몸통을 따라 위 · 아래로 짧게 움직인다.
4) 인대를 구분하지 못할 수도 있지만, 그 인대가 손상되면, 통증이 발생할 수 있다.

5번 발허리뼈바닥 (5번 중족골저)

뼈대 표식점과 해부학 표식점 (Skeletal and Anatomical Landmarks)

뼈대 표식점 (Skeletal)

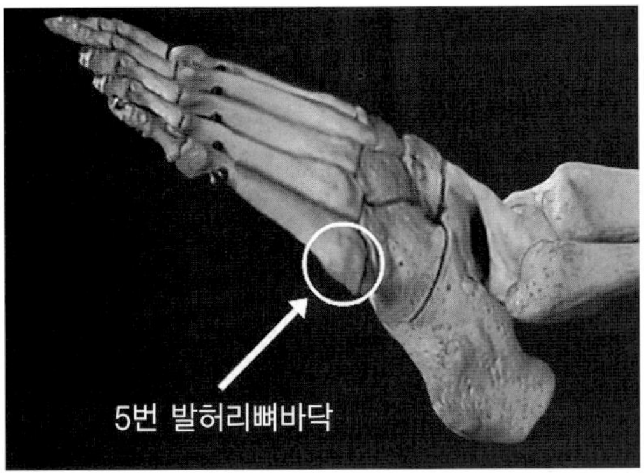

해부학 표식점 (Anatomical)

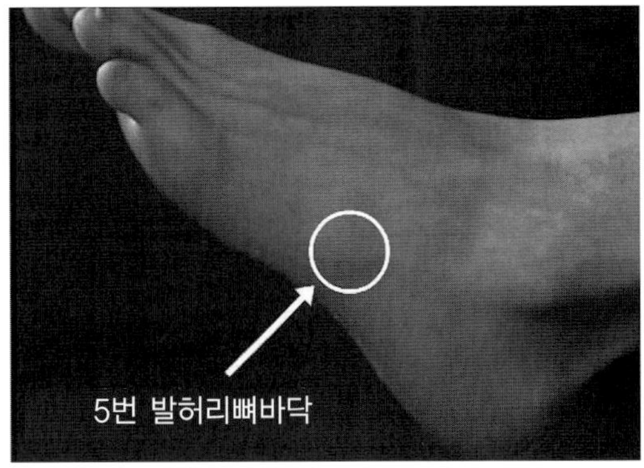

5번 발허리뼈바닥은 발허리뼈머리와 발꿈치뼈 사이의 중간 지점에서 가쪽으로 크게 튀어나온 부위이다.

촉진의 예 (Palpation Example)

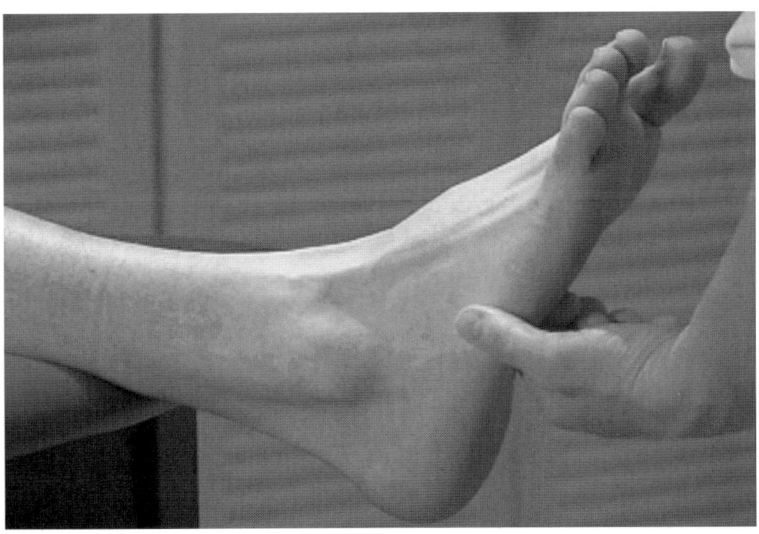

5번 발허리뼈바닥을 촉진하기 위해,

1) 환자는 테이블 끝에 앉거나 테이블 위에서 길게 앉는다.
2) 5번 발허리뼈머리를 찾고, 그 다음, 발의 가장 가쪽 부위에서 몸쪽으로 활주한다.
3) 5번 발허리뼈바닥은 발 길이의 절반 지점에서 큰 돌출 부위처럼 느껴질 수 있다.
4) 5번 발허리바닥의 바로 몸쪽에 함몰 부위가 있다.
5) 손가락 하나로 뼈를 촉진하거나, 엄지와 손가락으로 뼈를 부드럽게 잡을 수도 있다.

발꿈치종아리인대 (종비인대)

뼈대 표식점과 해부학 표식점 (Skeletal and Anatomical Landmarks)

뼈대 표식점 (Skeletal)

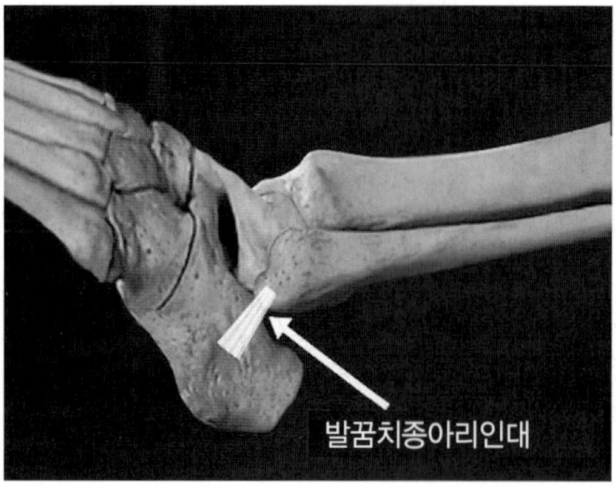

해부학 표식점 (Anatomical)

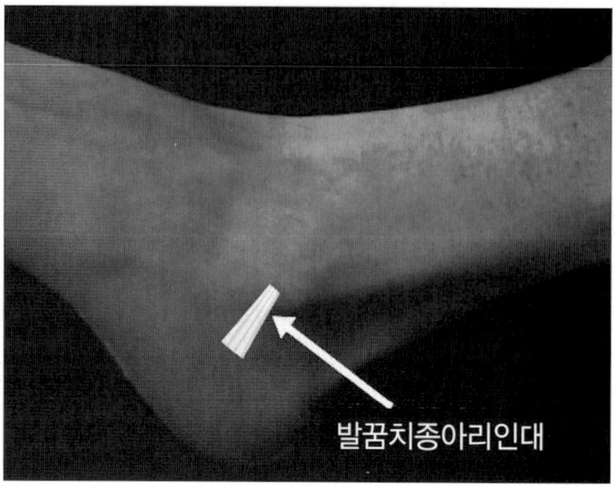

발꿈치종아리인대는 가쪽복사뼈의 바로 아래쪽에 위치하고, 가쪽복사뼈의 먼쪽 팁에서 발꿈치뼈까지 연결되어 있다.

촉진의 예 (Palpation Example)

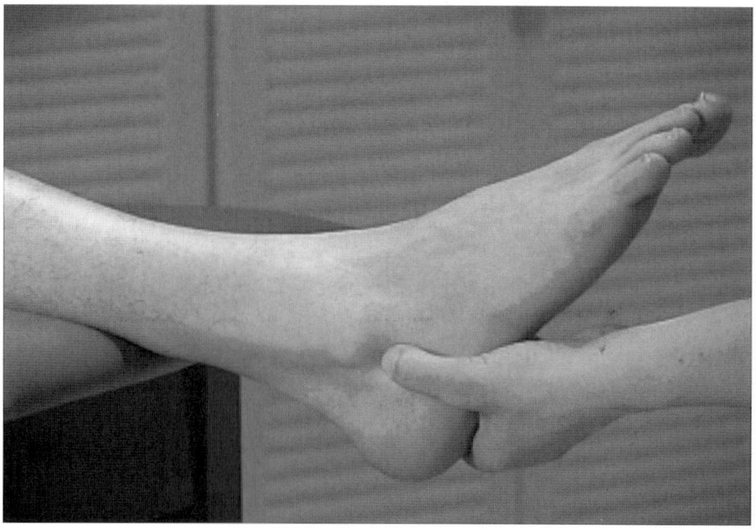

발꿈치종아리인대를 촉진하기 위해,

1) 환자는 테이블 끝에 앉거나 테이블 위에서 길게 앉는다.
2) 가쪽복사뼈를 찾고, 그 다음, 아래쪽으로 움직인다.
3) 발꿈치종아리인대는 짧고 좁은 띠처럼 느껴진다.
4) 손가락을 앞쪽과 뒤쪽으로 움직이면서 인대를 찾는다.

● 입방뼈 (입방골) Cuboid

뼈대 표식점과 해부학 표식점 (Skeletal and Anatomical Landmarks)

뼈대 표식점 (Skeletal)

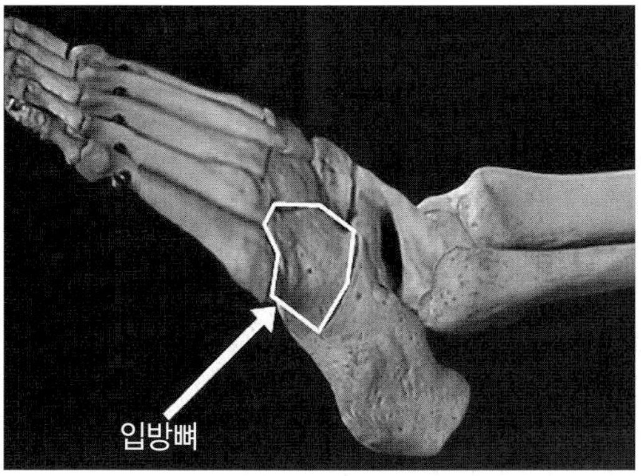

해부학 표식점 (Anatomical)

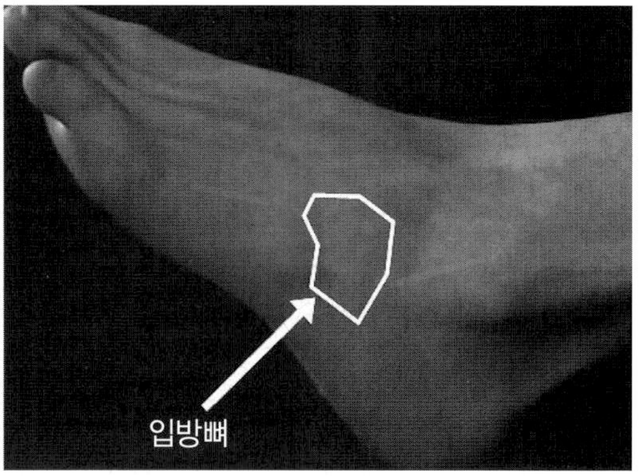

입방뼈는 5번 발허리뼈바닥의 몸쪽과 3번 쐐기뼈의 가쪽에 위치한다.

촉진의 예 (Palpation Example)

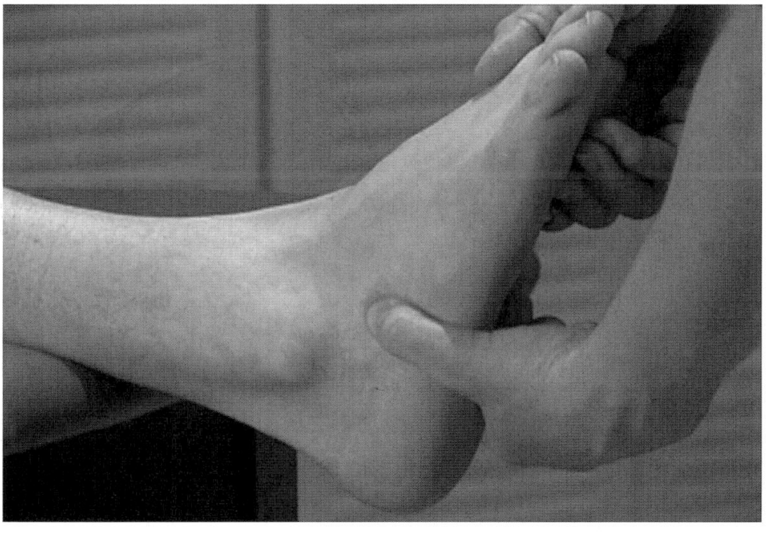

입방뼈를 촉진하기 위해,

1) 환자는 테이블 끝에 앉거나 테이블 위에서 길게 앉는다.
2) 5번 발허리뼈바닥을 찾고, 그 다음, 발허리뼈바닥 뒤쪽에 있는 함몰 부위로 손가락 1개 폭만큼 몸쪽으로 움직인다.
3) 입방뼈는 함몰 부위에 위치하고, 발등에서 손가락 2개의 폭만큼 안쪽으로 뻗어 있다.

● 쐐기뼈 (설상골) Cuneiforms

뼈대 표식점과 해부학 표식점 (Skeletal and Anatomical Landmarks)

뼈대 표식점 (Skeletal)

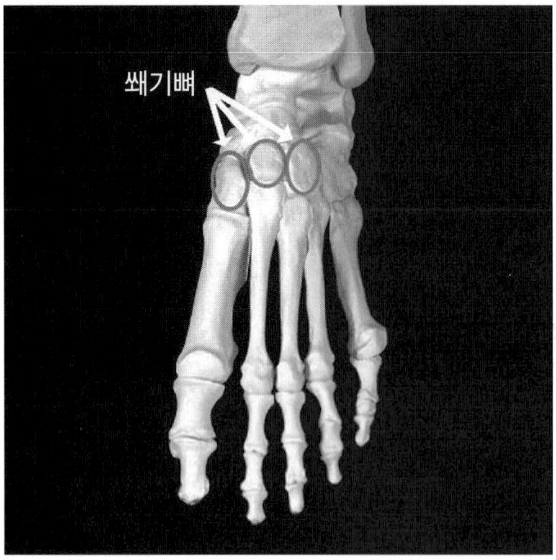

해부학 표식점 (Anatomical)

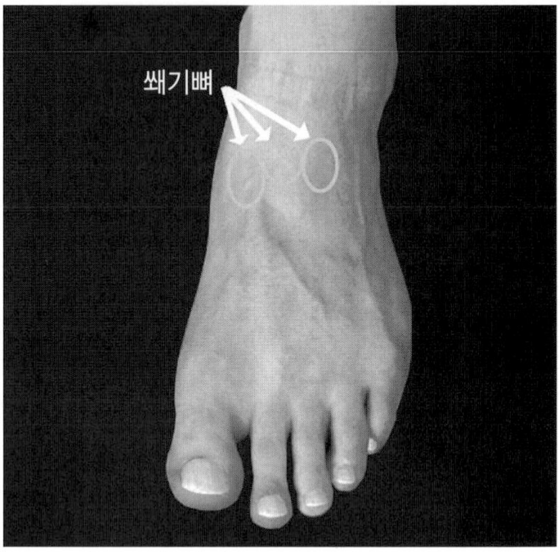

쐐기뼈는 발배뼈의 먼쪽과 1번~3번 발허리뼈의 몸쪽에 위치한다.

촉진의 예 (Palpation Example)

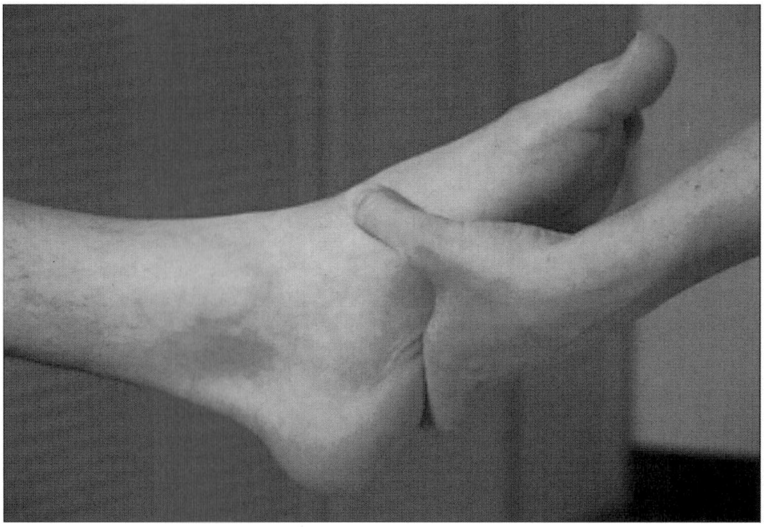

쐐기뼈를 촉진하기 위해,

1) 환자는 테이블 끝에 앉거나 테이블 위에서 길게 앉는다.
2) 발배뼈결절을 찾고, 그 다음 손가락 1개의 폭만큼 먼쪽으로 움직인다.
3) 이 뼈가 바로 1번 쐐기뼈이다.
4) 2번과 3번 쐐기뼈는 1번 쐐기뼈의 가쪽에 위치하고, 발의 정중선까지 뻗어 있다.

● 세모인대 (삼각인대) Deltoid Ligament

뼈대 표식점과 해부학 표식점 (Skeletal and Anatomical Landmarks)

뼈대 표식점 (Skeletal)

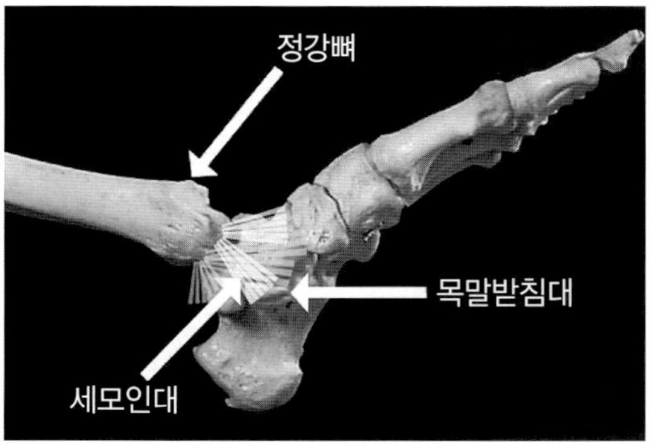

해부학 표식점 (Anatomical)

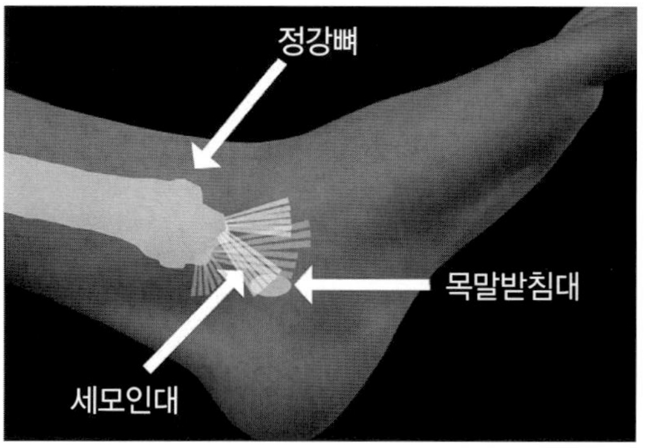

세모인대는 4개의 인대로 구성되어 있다. 이들 각 인대들은 커다란 부채 모양을 형성하기 위해 먼쪽정강뼈에서 앞쪽 목말뼈, 발배뼈, 발꿈치뼈 및 뒤쪽 목말뼈까지 연결되어 있다.

촉진의 예 (Palpation Example)

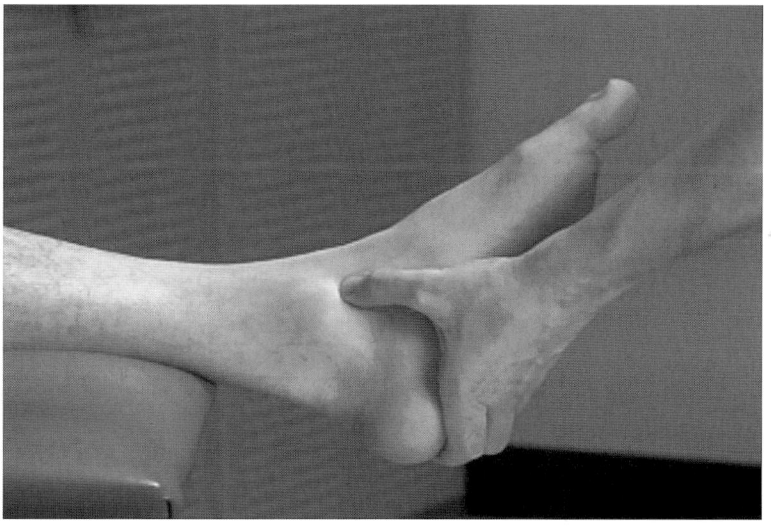

세모인대를 촉진하기 위해,

1) 환자는 테이블 끝에 앉거나 테이블 위에서 길게 앉는다.
2) 안쪽복사뼈를 찾고, 그 다음, 고랑으로 앞쪽으로 움직인다. 세모인대는 그 고랑을 지나서, 안쪽복사뼈의 먼쪽 면으로 펼쳐져 있다.
3) 안쪽복사뼈의 모든 부위를 따라 움직이면서, 뒤쪽 부위까지 촉진하여 세모인대의 모든 부분이 촉진되도록 한다.

● 먼쪽마디사이관절 (원위지절간관절, 발)

뼈대 표식점과 해부학 표식점 (Skeletal and Anatomical Landmarks)

뼈대 표식점 (Skeletal)

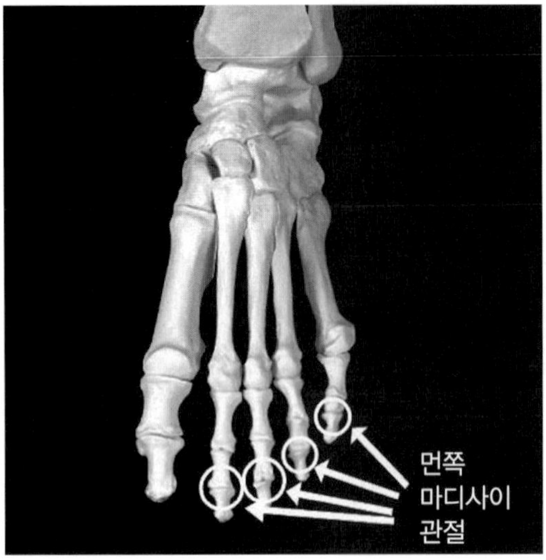

해부학 표식점 (Anatomical)

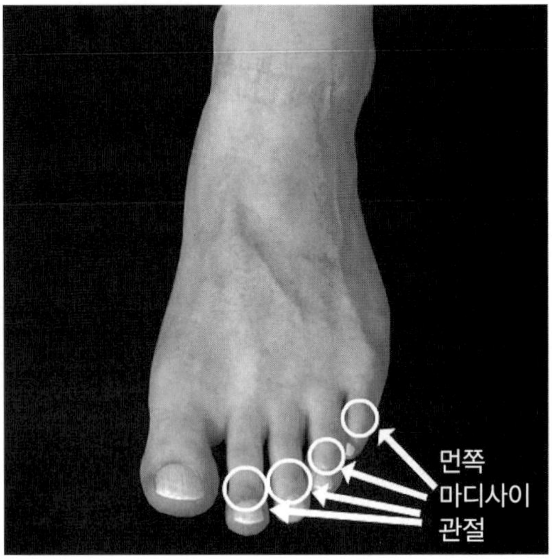

먼쪽마디사이관절은 2~5번 발가락의 가장 먼쪽 부위이다.

촉진의 예 (Palpation Example)

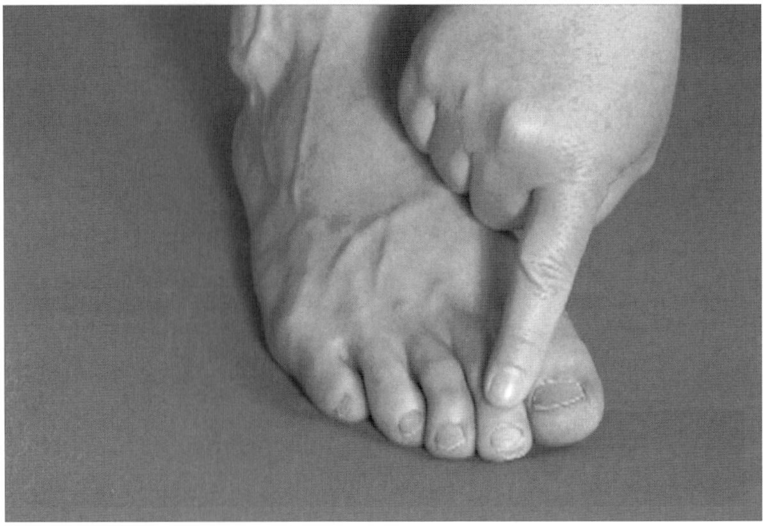

먼쪽마디사이관절을 촉진하기 위해,

1) 환자는 발가락을 편한 채 테이블 끝에 앉거나 테이블 위에서 길게 앉는다.
2) 2~5번 발가락의 가장 먼쪽 관절을 찾는다.
3) 이들 관절은 손가락 1개로 촉진되거나, 엄지와 손가락을 이용하여 부드럽게 그 관절을 잡는다.
4) 이 관절의 모든 측면을 촉진해야 한다.

● 목말뼈 돔 (거골 돔) Dome of the Talus

뼈대 표식점과 해부학 표식점 (Skeletal and Anatomical Landmarks)

뼈대 표식점 (Skeletal)

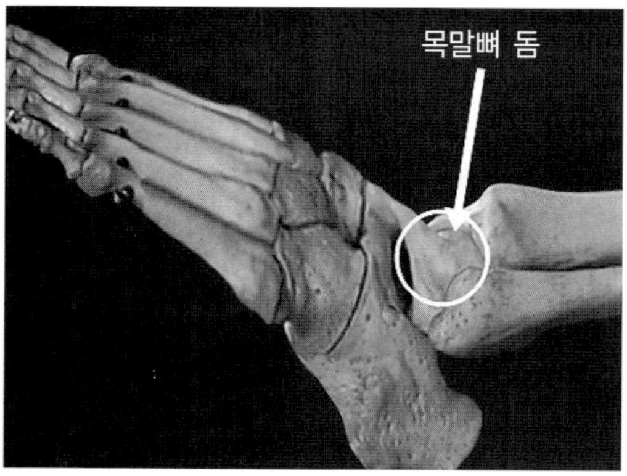

해부학 표식점 (Anatomical)

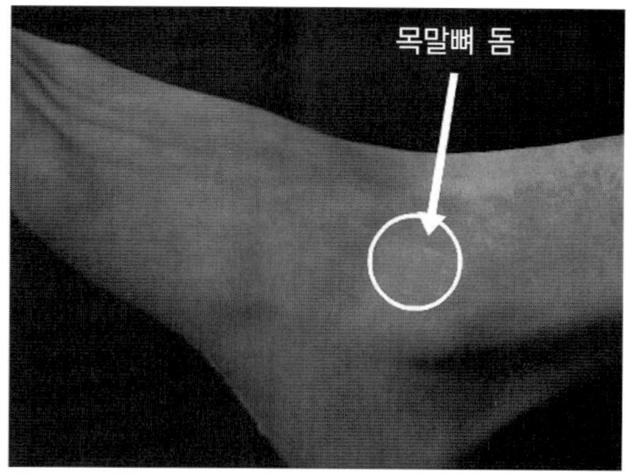

목말뼈 돔은 발목뼈굴(sinus tarsi)의 앞쪽에 위치한다.

촉진의 예 (Palpation Example)

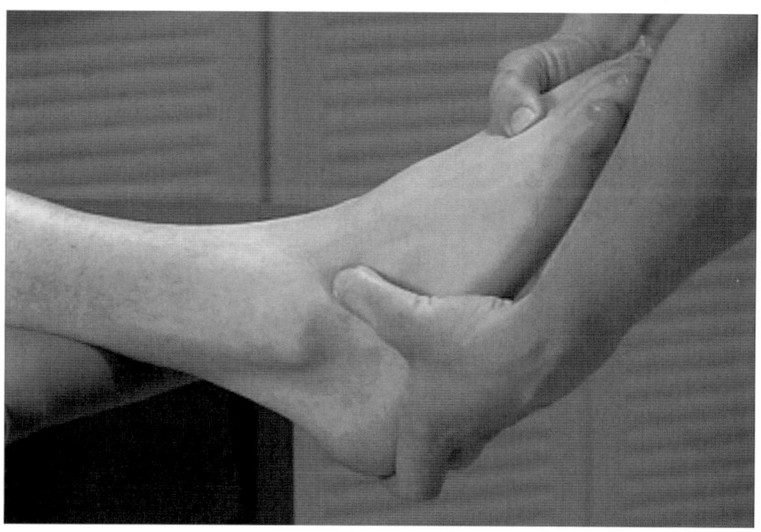

목말뼈 돔을 촉진하기 위해,

1) 환자는 테이블 끝에 앉거나 테이블 위에서 길게 앉는다.
2) 발목뼈굴을 찾고, 그 다음, 그 굴 안에 엄지를 배치한다.
3) 엄지를 그대로 배치하고, 반대쪽 손으로 발목을 안쪽번짐시킨다.
4) 발목뼈굴 안의 엄지 밑에서 뼈가 튀어나오는데, 이 부위를 목말뼈 돔이라고 한다.

발배동맥 (족배동맥) 맥박 Dorsal Pedal Pulse

뼈대 표식점과 해부학 표식점 (Skeletal and Anatomical Landmarks)

뼈대 표식점 (Skeletal)

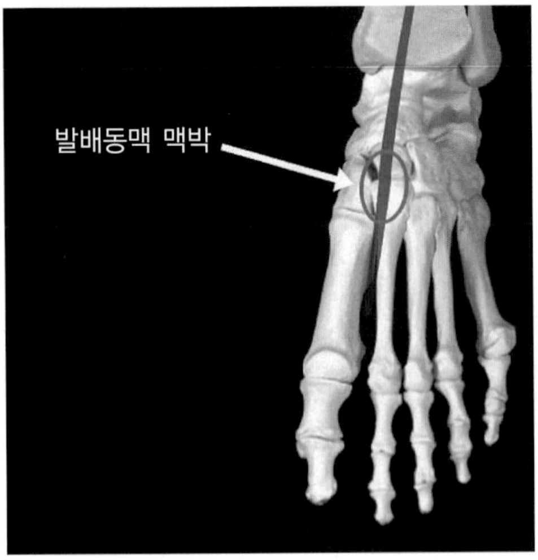

해부학 표식점 (Anatomical)

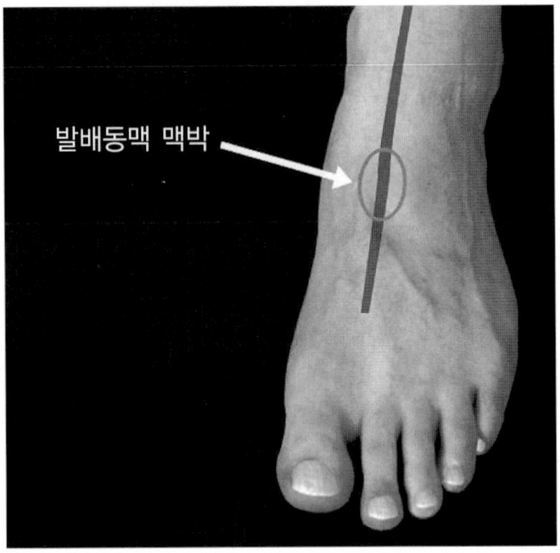

발배동맥 맥박은 쐐기뼈를 지나가는 긴엄지폄근의 바로 가쪽에 위치한다.

촉진의 예 (Palpation Example)

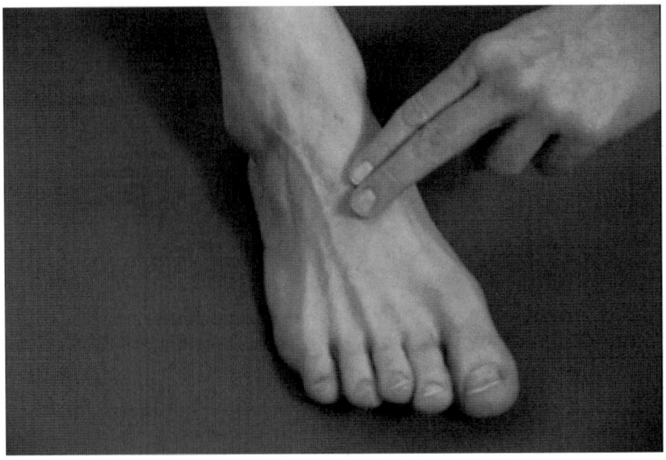

발배동맥 맥박을 촉진하기 위해,

1) 환자는 테이블 끝에 앉거나 테이블 위에서 길게 앉는다.
2) 쐐기뼈를 지나가는 긴엄지폄근의 힘줄을 찾는다.
3) 집게손가락과 가운데손가락의 지문 부위로 힘줄을 촉진한 다음, 힘줄의 가쪽으로 움직인다.
4) 발등동맥 맥박이 손가락 밑에서 감지되어야 한다.
5) 맥박을 감지하지 어렵다면, 약간의 압박을 가하거나, 약간 먼쪽으로 조금 더 이동한다.

긴발가락폄근 (장지신근) 힘줄

뼈대 표식점과 해부학 표식점 (Skeletal and Anatomical Landmarks)

뼈대 표식점 (Skeletal)

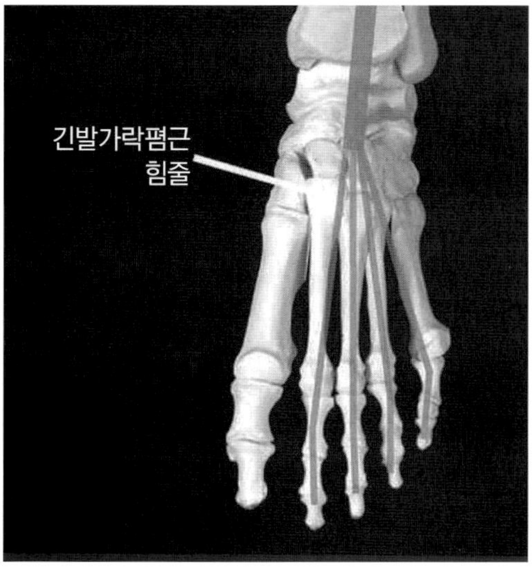

해부학 표식점 (Anatomical)

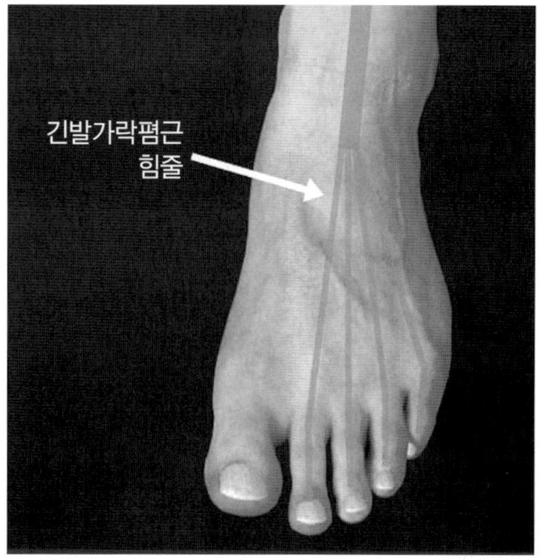

긴발가락폄근 힘줄은 긴엄지폄근의 가쪽으로 발목을 지나간다. 힘줄은 4개로 나누어져, 2~5번 발가락의 2번째와 3번째 마디뼈에 착지한다.

촉진의 예 (Palpation Example)

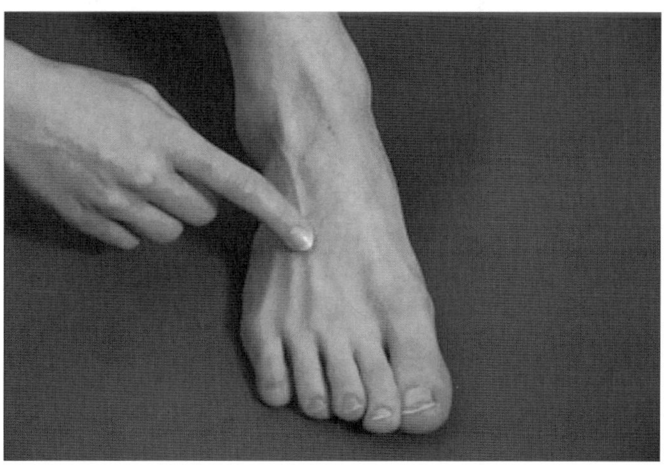

긴발가락폄근 힘줄을 촉진하기 위해,
1) 환자는 테이블 위에서 길게 앉는다.
2) 환자에게 발가락을 펴하도록 지시한다.
3) 발가락을 폄할 때 발등에서 나타나는 4개의 힘줄을 찾는다.
4) 이들 힘줄은 앞정강근과 긴엄지폄근의 가쪽에 위치하는 공통 힘줄을 가진다.
5) 긴발가락폄근의 힘줄은 2~5번 발허리발가락관절에서 앞쪽 발목까지 촉진될 수 있다.

● 긴엄지폄근 (장모신근) 힘줄

뼈대 표식점과 해부학 표식점 (Skeletal and Anatomical Landmarks)

뼈대 표식점 (Skeletal)

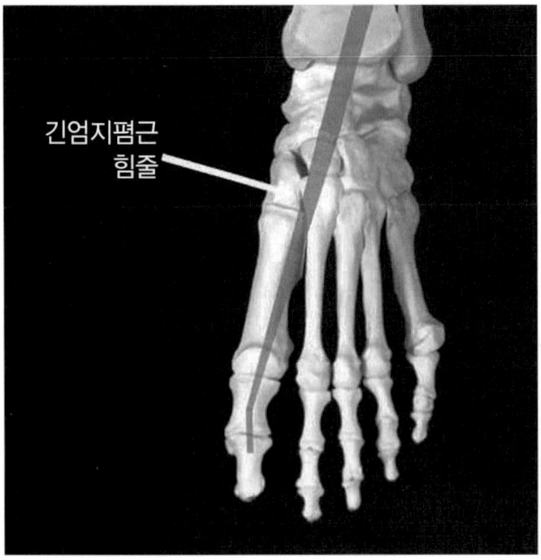

해부학 표식점 (Anatomical)

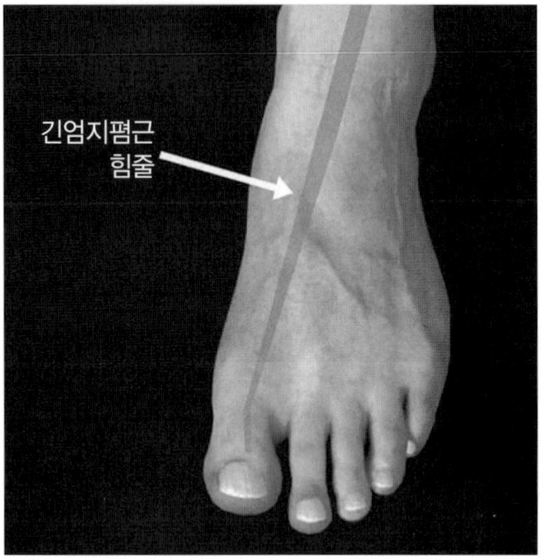

긴엄지폄근 힘줄은 앞정강근 힘줄의 바로 가쪽인 앞쪽 발목을 지나간다.

촉진의 예 (Palpation Example)

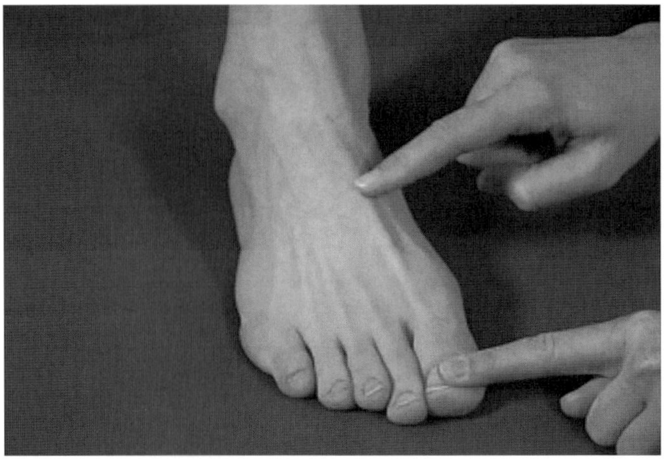

긴엄지폄근 힘줄을 촉진하기 위해,

1) 환자는 테이블 위에서 길게 앉는다.
2) 환자에게 엄지발가락을 펴하도록 지시하고, 약간의 저항을 가한다.
3) 힘줄은 엄지 몸쪽 마디뼈에서 발목까지 나타나고, 촉진될 수 있다. 이 힘줄은 긴엄지폄근의 힘줄이다.
4) 힘줄은 앞정강근 힘줄의 가쪽과 긴발가락폄근 힘줄의 안쪽을 지나간다.

● 긴발가락굽힘근 (장지굴근) 힘줄

뼈대 표식점과 해부학 표식점 (Skeletal and Anatomical Landmarks)

뼈대 표식점 (Skeletal)

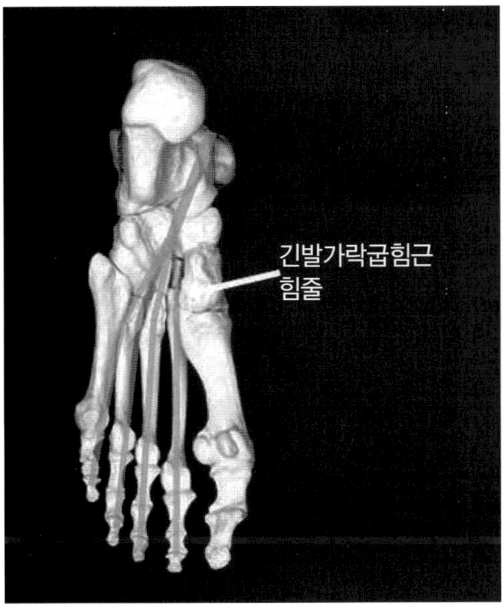

해부학 표식점 (Anatomical)

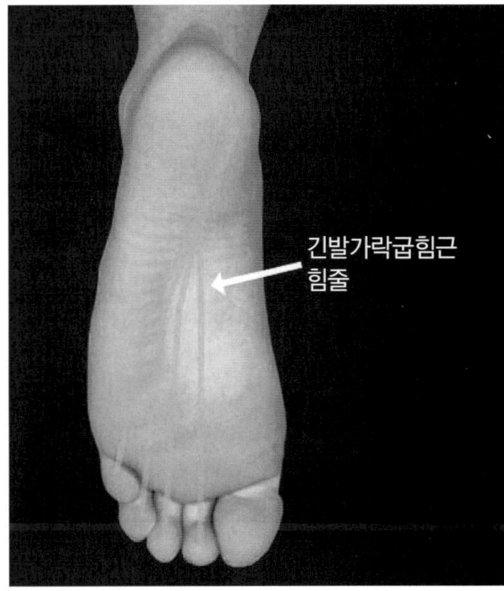

긴발가락굽힘근 힘줄은 안쪽복사뼈의 뒤쪽을 주행한 후, 발바닥을 통과하여 2~5번 발가락의 먼쪽마디뼈에 착지한다.

촉진의 예 (Palpation Example)

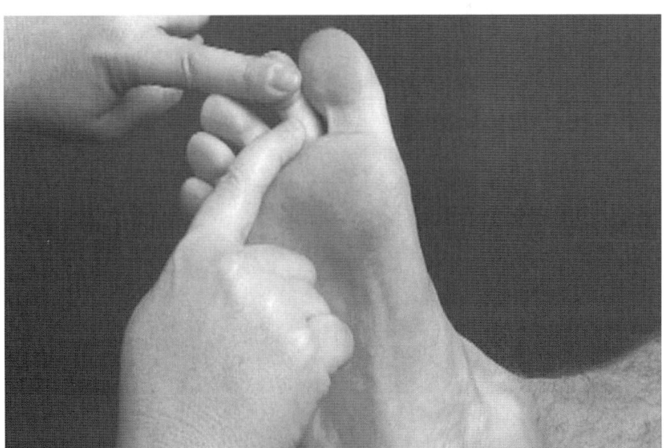

긴발가락굽힘근 힘줄을 촉진하기 위해,

1) 환자는 테이블 위에서 길게 앉는다.
2) 한 손으로 먼쪽마디뼈를 고정하고, 환자에게 발가락을 굽힘하도록 지시하고 약간의 저항을 가한다.
3) 2~5번 발가락 마디사이관절의 발바닥쪽에서 튀어나온 힘줄을 찾기 위해, 다른 손의 엄지나 집게손가락을 이용한다.

● 긴엄지굽힘근 (장무지굴근) 힘줄

뼈대 표식점과 해부학 표식점 (Skeletal and Anatomical Landmarks)

뼈대 표식점 (Skeletal)

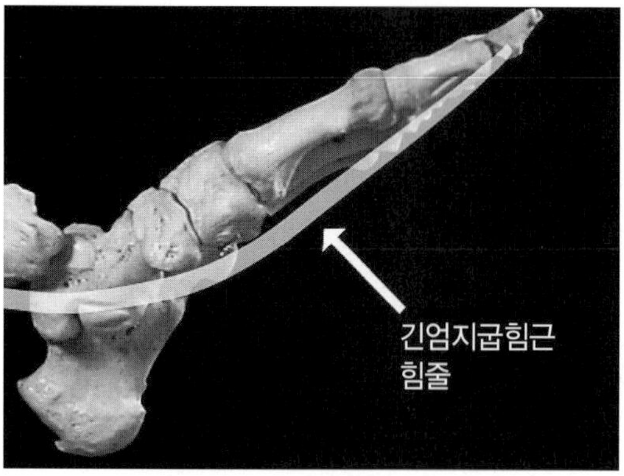

해부학 표식점 (Anatomical)

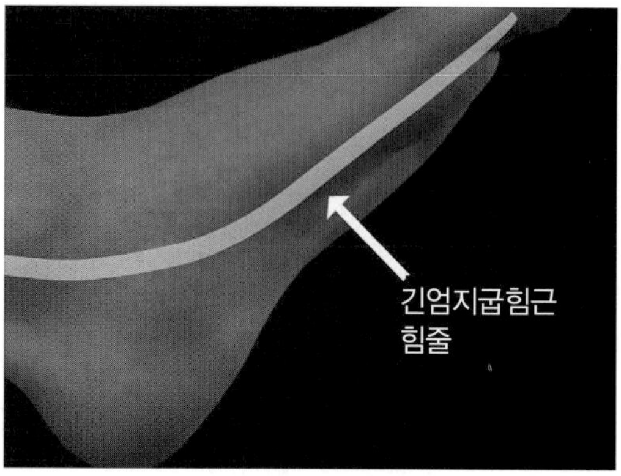

긴엄지굽힘근 힘줄은 안쪽복사뼈 뒤쪽을 지나, 엄지발가락의 먼쪽마디뼈의 발바닥쪽에 착지한다.

촉진의 예 (Palpation Example)

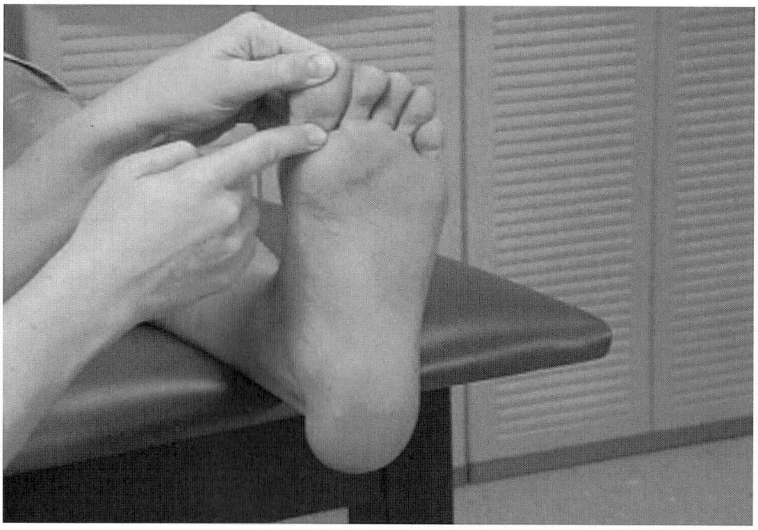

긴엄지굽힘근 힘줄을 촉진하기 위해,

1) 환자는 테이블 위에서 길게 앉는다.
2) 엄지의 먼쪽마디뼈를 고정하고, 환자에게 엄지를 굽힘하도록 지시하고, 약간의 저항을 가한다.
3) 엄지의 몸쪽마디뼈 발바닥쪽에서 튀어나온 힘줄을 찾기 위해, 다른 손의 엄지나 집게손가락을 이용한다.

장딴지근 (비복근) Gastrocnemius Muscle

뼈대 표식점과 해부학 표식점 (Skeletal and Anatomical Landmarks)

뼈대 표식점 (Skeletal)

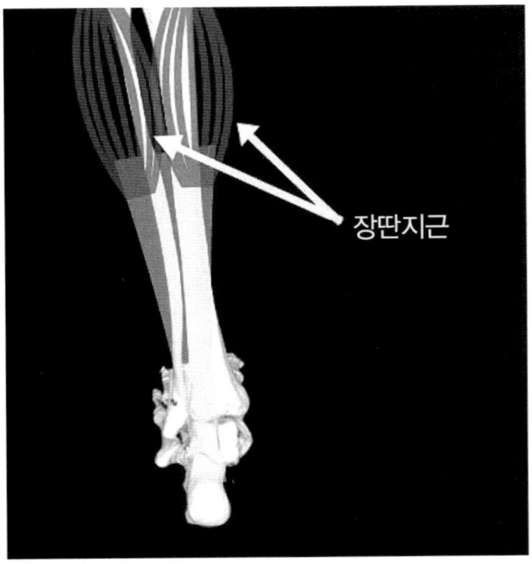

해부학 표식점 (Anatomical)

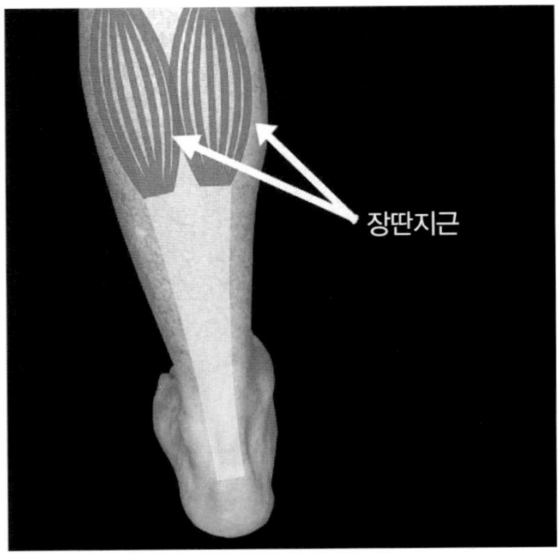

장딴지근은 커다란 종아리 근육이며, 먼쪽 넙다리뼈에서 시작하여 아킬레스 힘줄을 통해 발꿈치뼈에서 착지한다.

촉진의 예 (Palpation Example)

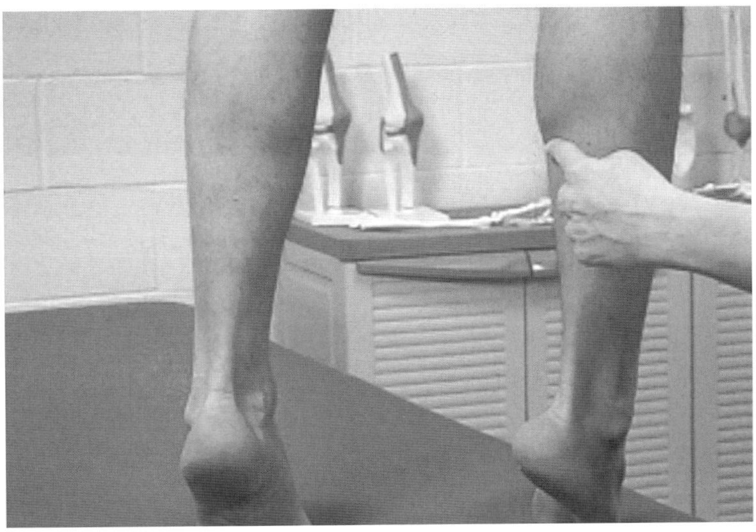

장딴지근을 촉진하기 위해,

1) 환자는 엎드리거나 선 자세를 취한다.
2) 장딴지근은 환자에게 발바닥굽힘을 지시하고, 약간의 저항을 가할 때나 발가락으로 선 자세를 취할 때, 가장 잘 촉진된다. 이들 동작은 장딴지근의 수축을 유도하여, 안쪽갈래가 가쪽갈래보다 더 많이 튀어나오도록 만든다.
3) 뒤쪽 종아리에서 "하트" 모양을 띄는 2개의 근육 부분을 찾는다.

발허리뼈머리 (중족골두) Heads of the Metatarsals

뼈대 표식점과 해부학 표식점 (Skeletal and Anatomical Landmarks)

뼈대 표식점 (Skeletal)

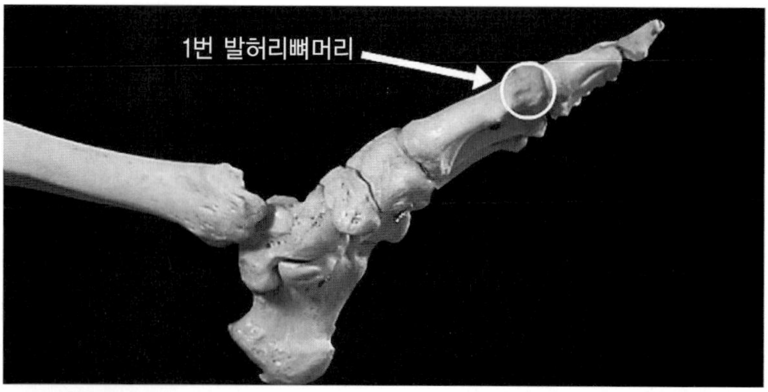

해부학 표식점 (Anatomical)

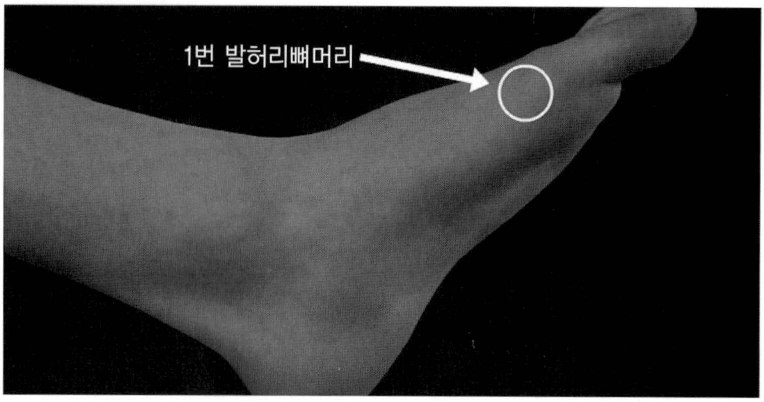

발허리뼈머리는 발허리뼈 먼쪽 끝단이다.

촉진의 예 (Palpation Example)

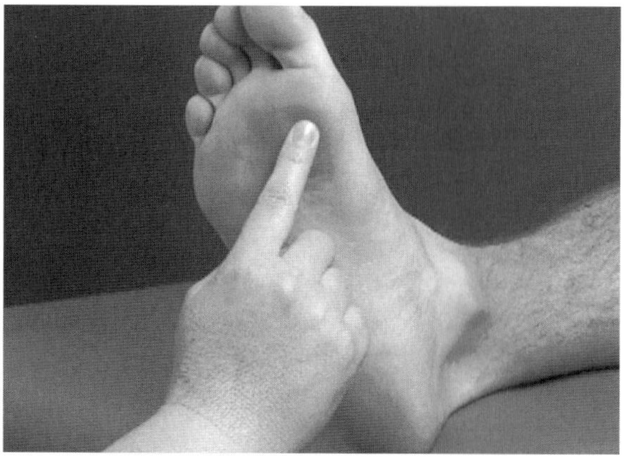

발허리뼈머리를 촉진하기 위해,

1) 환자는 테이블 위에서 길게 앉는다.
2) 발의 언덕 (ball)부위로 알려진 부위를 찾는다.
3) 발허리뼈머리는 그 부위의 몸쪽 부위이다. 엄지나 손가락 1개를 이용하여 발허리뼈머리를 고정함으로써, 그 부위를 전체적으로 촉진해 본다.

목말뼈머리 (거골두) Head of the Talus

뼈대 표식점과 해부학 표식점 (Skeletal and Anatomical Landmarks)

뼈대 표식점 (Skeletal)

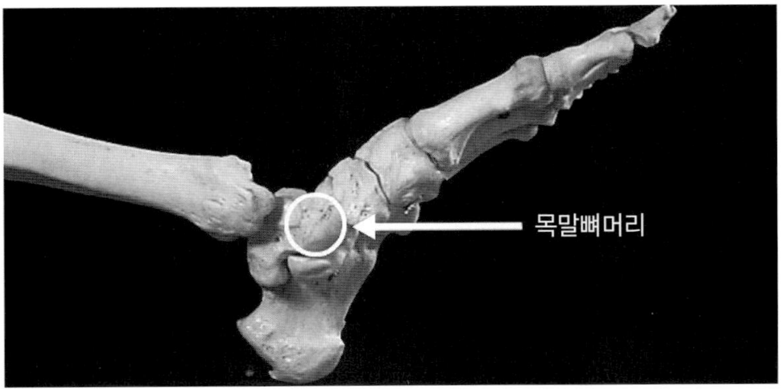

해부학 표식점 (Anatomical)

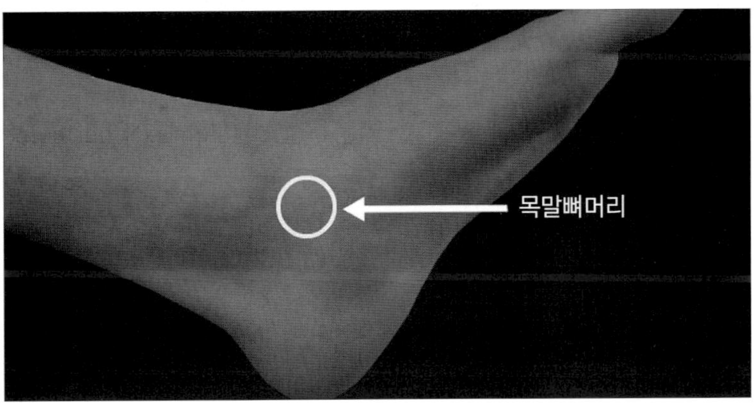

목말뼈머리는 발배뼈와 관절을 이루는 목말뼈의 먼쪽 부위이다. 이 부위는 발의 안쪽면에서 쉽게 촉진될 수 있다.

촉진의 예 (Palpation Example)

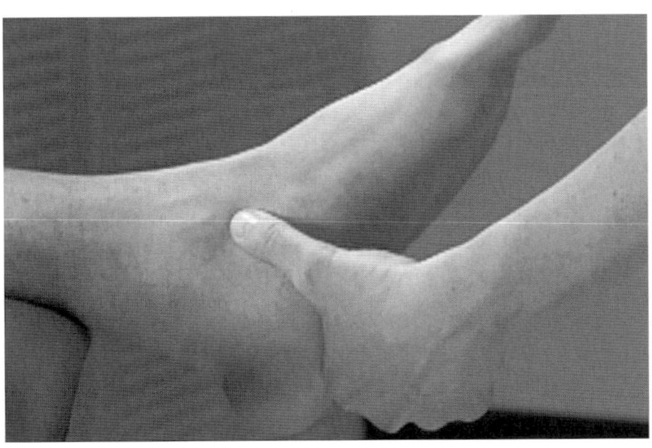

목말뼈머리를 촉진하기 위해,

1) 환자는 테이블 끝에 앉는다.
2) 발배뼈결절을 찾는다.
3) 발배뼈결절과 안쪽복사뼈 사이의 중간 지점으로 움직인다.
4) 그 지점에서 느껴지는 작은 뼈 돌출 부위가 목말뼈머리이다.

팁(Tip)

발을 가쪽번짐과 안쪽번짐 시킨다.

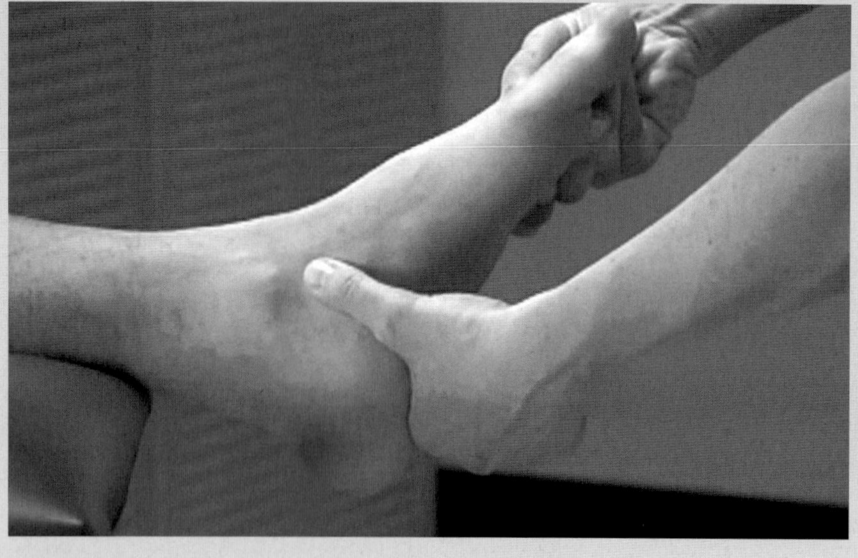

목말뼈머리를 제대로 촉진하고 있는지를 확인하기 위해,

1) 목말뼈머리를 촉진하는 동안, 발을 수동으로 안쪽과 가쪽으로 번짐시킨다.
2) 목말뼈머리는 가쪽번짐할 때 튀어나오고, 안쪽번짐할 때 들어간다.

가쪽복사뼈 (외측과) Lateral Malleolus

뼈대 표식점과 해부학 표식점 (Skeletal and Anatomical Landmarks)

뼈대 표식점 (Skeletal)

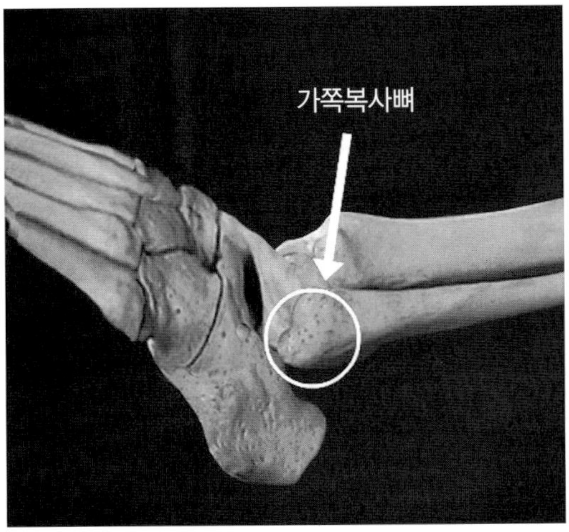

해부학 표식점 (Anatomical)

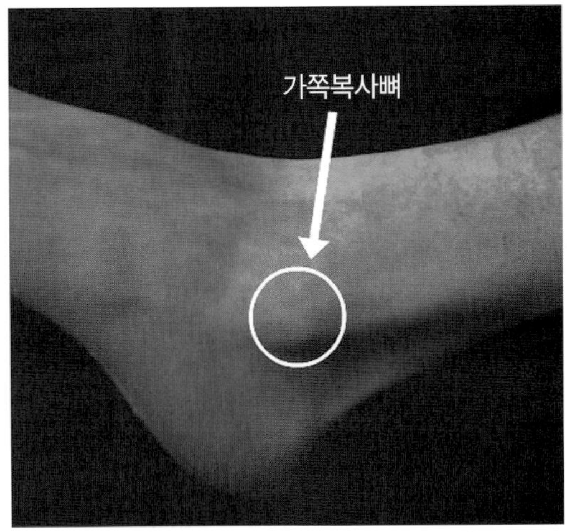

가쪽복사뼈는 발목의 가쪽면에서 가장 많이 튀어나온 부위이다. 가쪽복사뼈는 종아리뼈의 먼쪽 끝단이다.

촉진의 예 (Palpation Example)

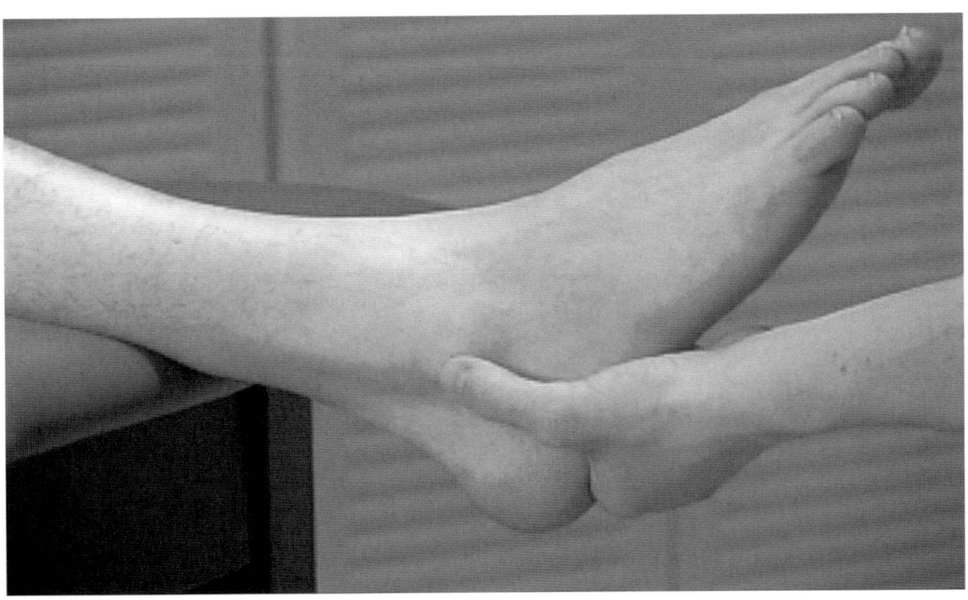

가쪽복사뼈를 촉진하기 위해,

1) 환자는 테이블 끝에 앉거나 테이블 위에서 길게 앉는다.
2) 가쪽복사뼈는 발목의 가쪽에서 가장 많이 튀어나와 있기 때문에 쉽게 구분될 수 있다.
3) 뼈를 찾고, 가쪽복사뼈의 모든 부위를 촉진한다.

긴발바닥인대 (장족저인대) Long Plantar Ligament

뼈대 표식점과 해부학 표식점 (Skeletal and Anatomical Landmarks)

뼈대 표식점 (Skeletal)

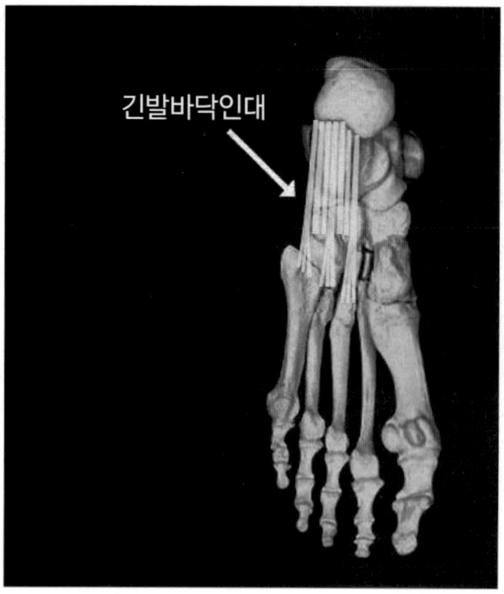

해부학 표식점 (Anatomical)

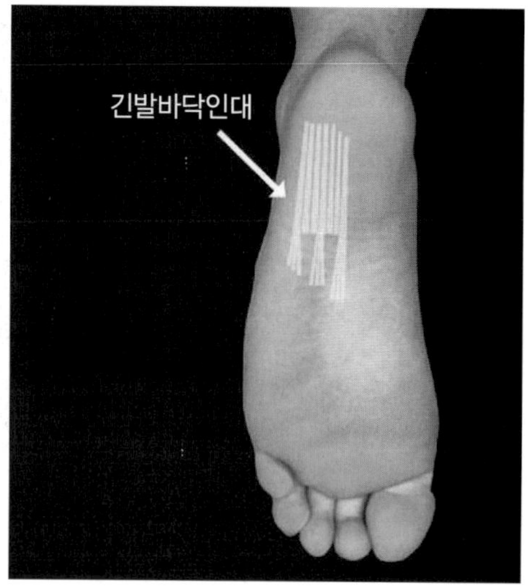

긴발바닥인대는 발꿈치뼈의 발바닥쪽에서 시작하여, 입방뼈와 가쪽발허리뼈바닥에서 착지한다.

촉진의 예 (Palpation Example)

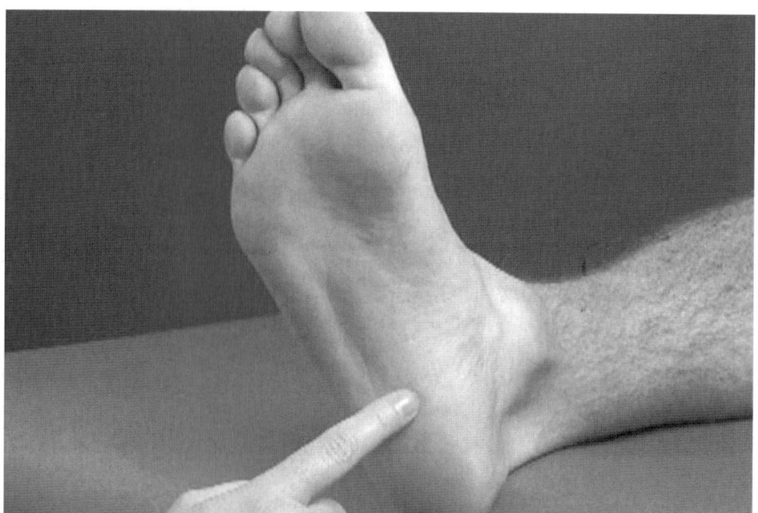

긴발바닥인대를 촉진하기 위해,

1) 환자는 테이블 끝 위에서 길게 앉는다.
2) 발꿈치뼈와 입방뼈/발허리뼈 사이에 위치하는 깊은 두꺼운 띠를 찾는다.
3) 엄지나 손가락으로, 인대의 전체 길이를 촉진한다.

안쪽복사뼈 (내측과) Medial Malleolus

뼈대 표식점과 해부학 표식점 (Skeletal and Anatomical Landmarks)

뼈대 표식점 (Skeletal)

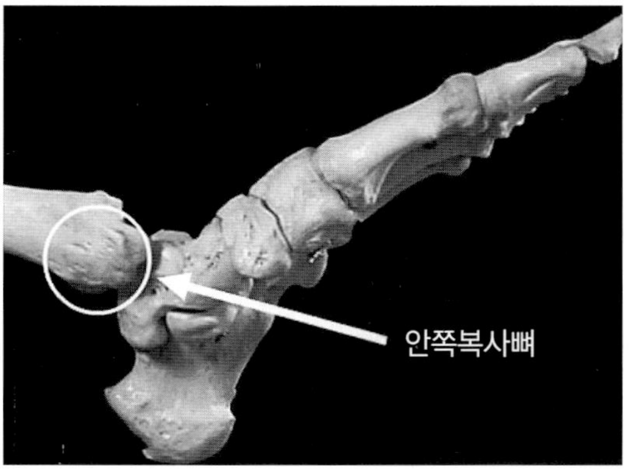

해부학 표식점 (Anatomical)

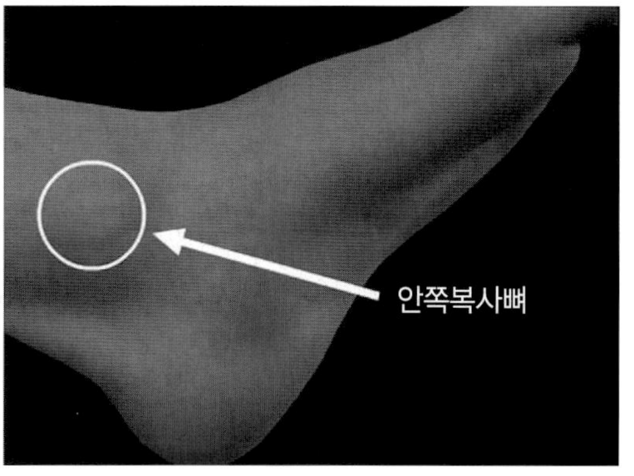

안쪽복사뼈는 정강뼈의 먼쪽 끝단으로서, 발목의 안쪽면에서 크게 튀어나온 뼈 부위이다.

촉진의 예 (Palpation Example)

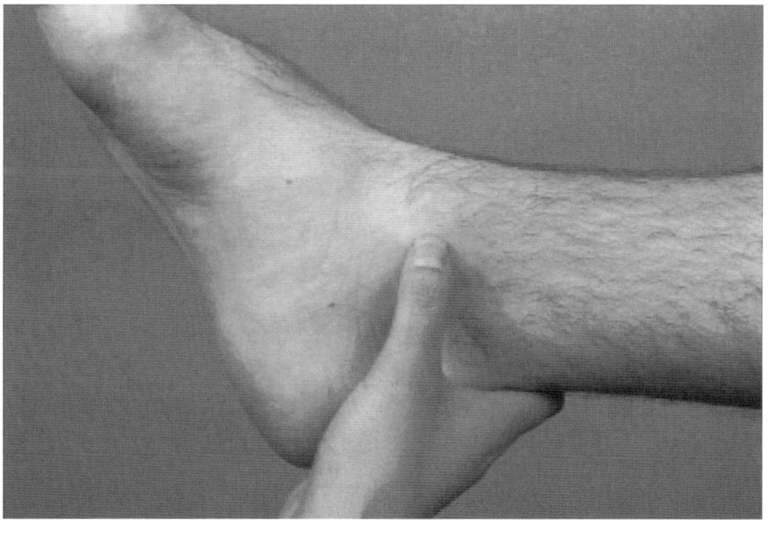

안쪽복사뼈를 촉진하기 위해,

1) 환자는 테이블 끝에 앉거나 테이블 위에서 길게 앉는다.
2) 안쪽복사뼈는 발목의 안쪽면에서 크게 가장 튀어나온 뼈 부위이기 때문에 쉽게 구분될 수 있다.
3) 뼈를 찾고, 모든 측면을 촉진한다.

발꿈치뼈 안쪽결절 (종골내측결절)

뼈대 표식점과 해부학 표식점 (Skeletal and Anatomical Landmarks)

뼈대 표식점 (Skeletal)

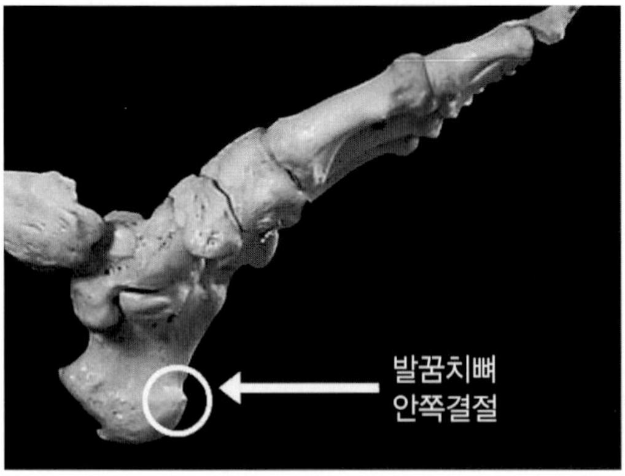

해부학 표식점 (Anatomical)

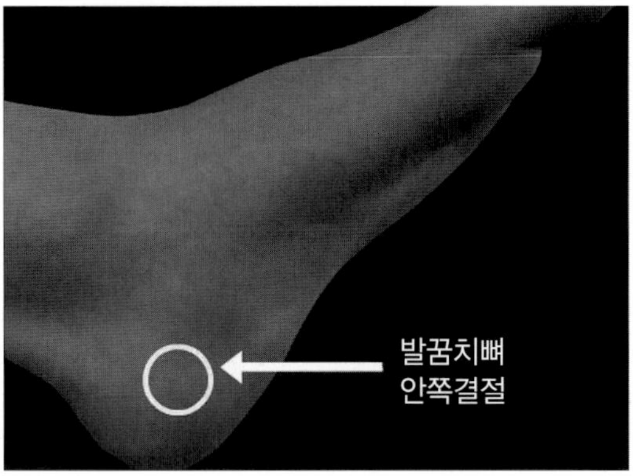

발꿈치뼈 안쪽결절은 발의 안쪽 발바닥면에 있는 돌출부위이고, 발바닥근막의 부착점으로 작용한다.

촉진의 예 (Palpation Example)

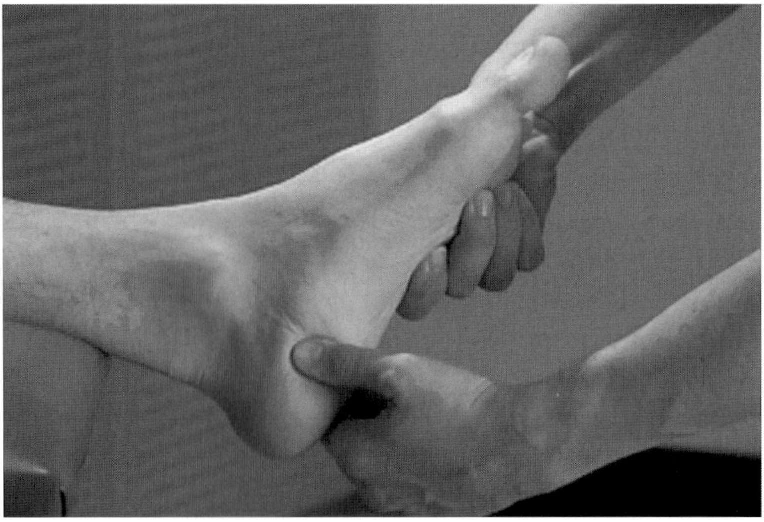

발꿈치뼈 안쪽결절을 촉진하기 위해,

1) 환자는 테이블 끝에 앉거나 테이블 위에서 길게 앉는다.
2) 발중간(midfoot)에서 시작하여, 발꿈치 쪽으로 안쪽세로활을 따라 촉진한다. 발바닥의 굳은살과 발의 부드러운 안쪽이 만나는 가상의 선에서 멈춘다.
3) 안쪽발배뼈결절은 발활의 몸쪽 끝단에서 딱딱한 뼈 차단처럼 느껴진다.

팁(Tip)

예민한 부위

안쪽발꿈치뼈결절 부위는 예민한 부위여서, 검사자가 표식점을 제대로 촉진하고 있는지를 인식할 수 있다.

가상선

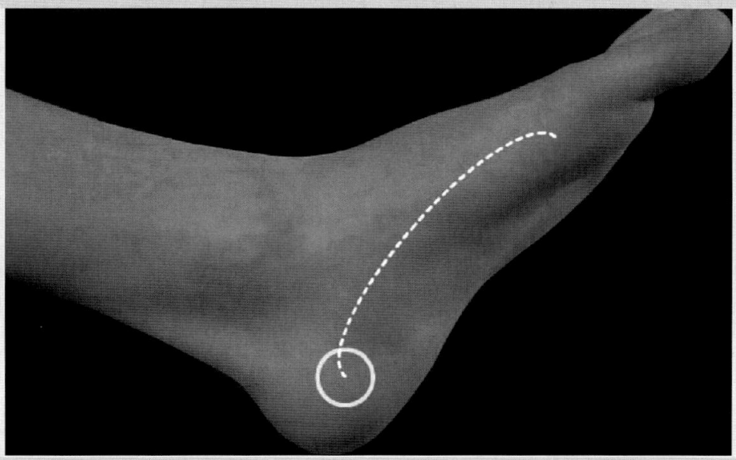

안쪽발꿈치뼈결절은 안쪽세로활의 몸쪽 끝단에 위치하고, 발바닥의 굳은살과 발의 부드러운 안쪽이 만나는 가상의 선상에 있다.

목말뼈 안쪽결절 (거골내측결절)

뼈대 표식점과 해부학 표식점 (Skeletal and Anatomical Landmarks)

뼈대 표식점 (Skeletal)

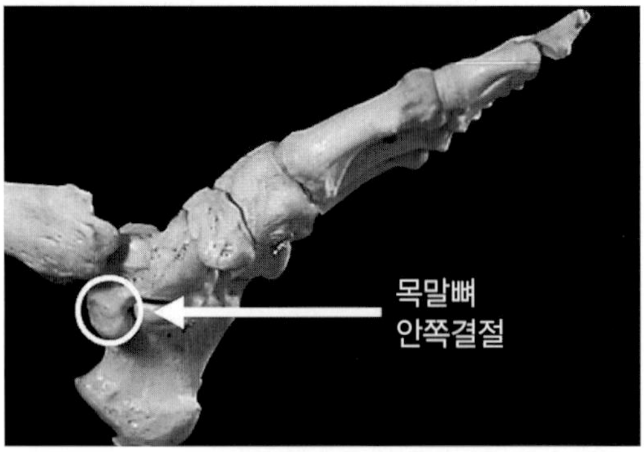

해부학 표식점 (Anatomical)

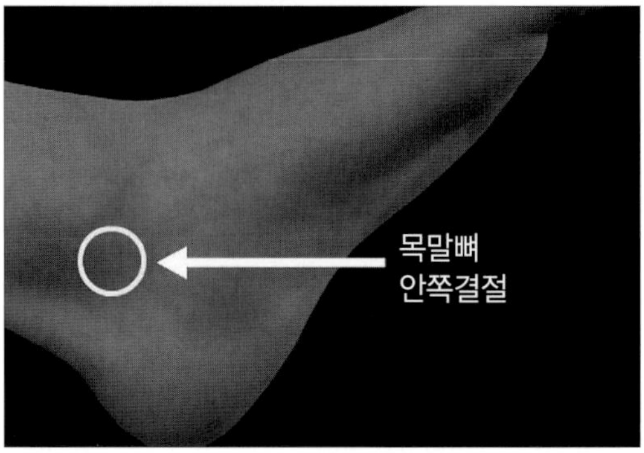

목말뼈 안쪽결절은 안쪽복사뼈의 먼쪽 팁의 바로 먼쪽과 뒤쪽에 위치한다.

촉진의 예 (Palpation Example)

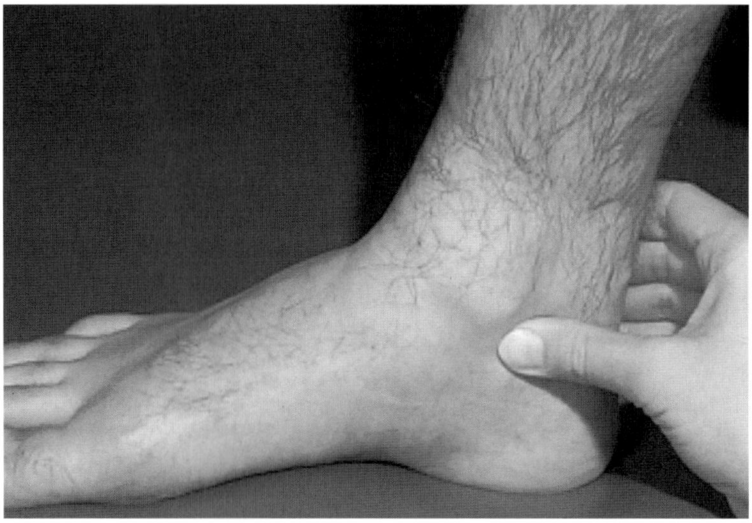

목말뼈 안쪽결절을 촉진하기 위해,

1) 환자는 테이블 끝에 앉거나 테이블 위에서 길게 앉는다.
2) 안쪽복사뼈를 찾는다.
3) 안쪽복사뼈의 아래쪽과 뒤쪽으로 손가락 1개의 폭만큼 움직인다.
4) 안쪽결절은 촉진할 때 아주 예민한 약간 공이나 절벽처럼 느껴질 것이다.

● 발허리뼈 (중족골) Metatarsals

뼈대 표식점과 해부학 표식점 (Skeletal and Anatomical Landmarks)

뼈대 표식점 (Skeletal)

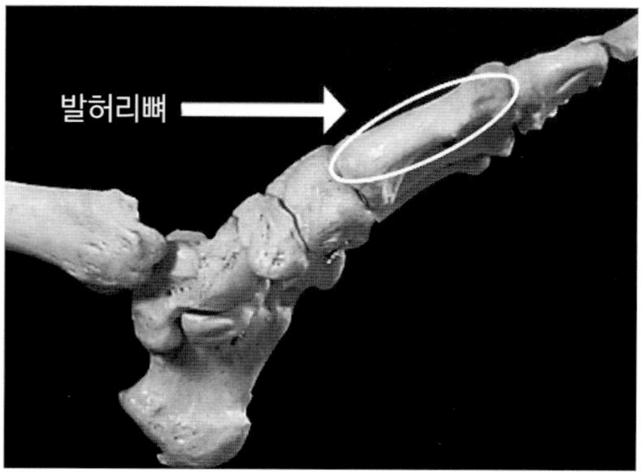

해부학 표식점 (Anatomical)

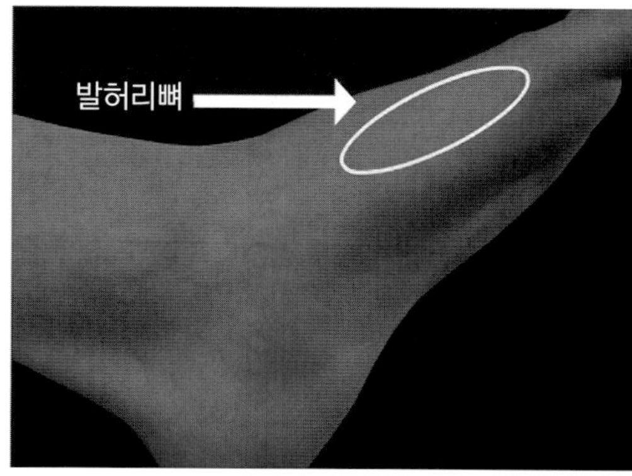

발허리뼈는 발의 뼈 중에서 가장 긴 뼈이고, 쐐기뼈와 입방뼈의 먼쪽과 발가락의 몸쪽에 위치하는 뼈이다.

촉진의 예 (Palpation Example)

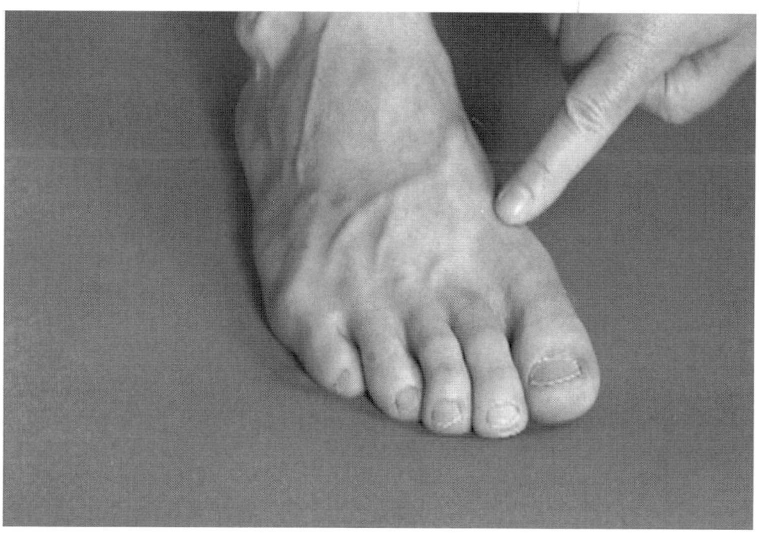

발허리뼈를 촉진하기 위해,

1) 환자는 테이블 끝에 앉거나 테이블 위에서 길게 앉는다.
2) 발등에서 긴 뼈를 찾는다.
3) 발허리뼈는 발가락의 몸쪽에 있는 뼈로서, 발목까지의 전체 길이 중 1/2~2/3 정도에 해당한다.

● 발허리발가락관절 (중족지절관절)

뼈대 표식점과 해부학 표식점 (Skeletal and Anatomical Landmarks)

뼈대 표식점 (Skeletal)

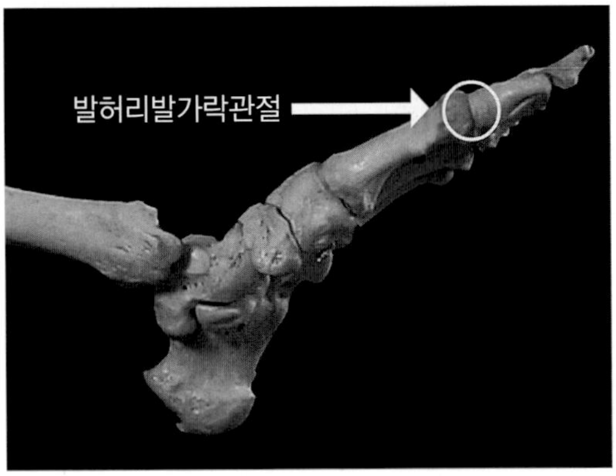

해부학 표식점 (Anatomical)

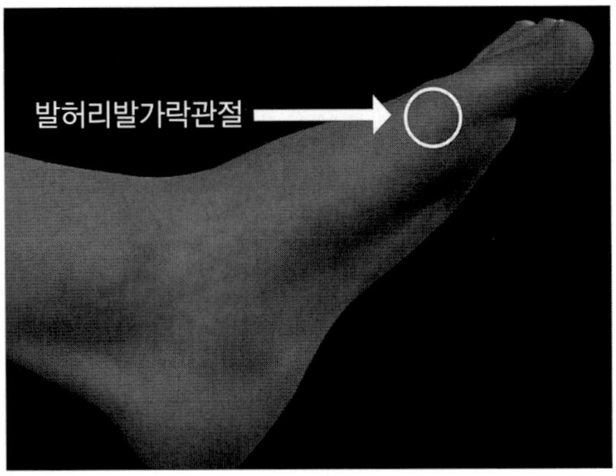

발허리발가락관절은 발과 발가락 사이에 있는 관절이다.

촉진의 예 (Palpation Example)

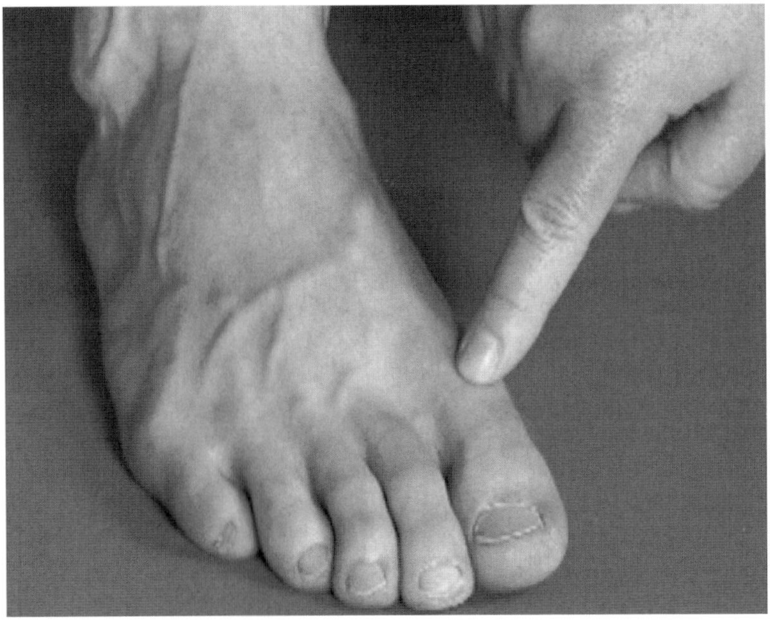

발허리발가락관절을 촉진하기 위해,

1) 환자는 테이블 끝에 앉거나 테이블 위에서 길게 앉는다.
2) 발의 언덕(ball)으로 알려진 부위나 발가락이 발을 만나는 첫 번째 너클을 찾는다.
3) 발허리발가락관절은 이들 영역의 중심에 위치한다.

● 발배뼈 (주상골) Navicular Tubercle

뼈대 표식점과 해부학 표식점 (Skeletal and Anatomical Landmarks)

뼈대 표식점 (Skeletal)

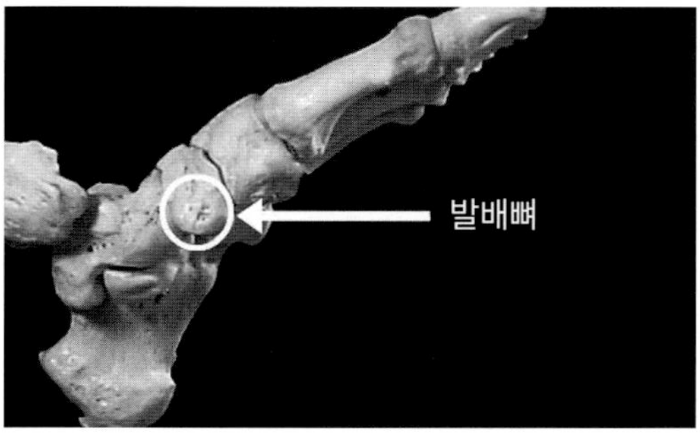

해부학 표식점 (Anatomical)

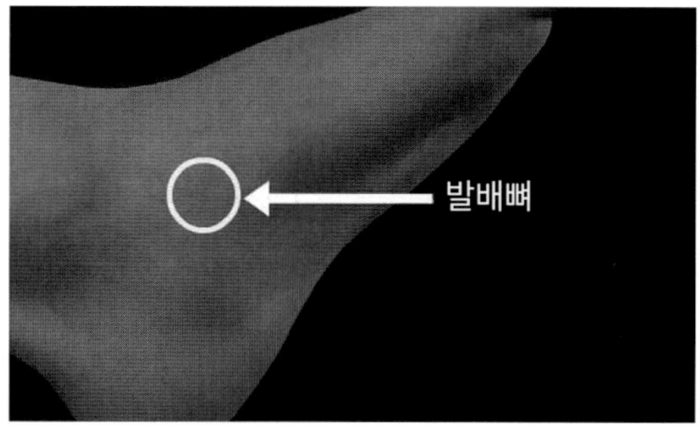

발배뼈는 발의 안쪽면에서 가장 많이 튀어나온 뼈로서 안쪽세로활의 중간에 위치한다.

촉진의 예 (Palpation Example)

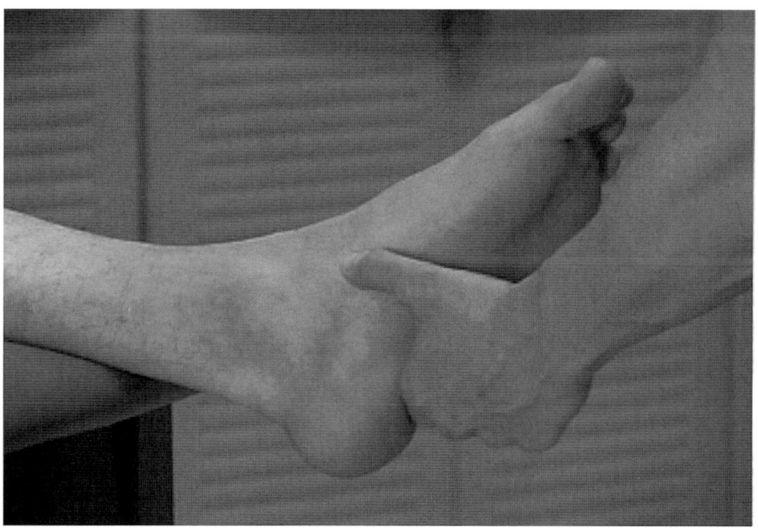

발배뼈를 촉진하기 위해,

1) 환자는 테이블 끝에 앉거나 테이블 위에서 길게 앉는다.
2) 안쪽세로활의 중간지점 근처에 있는 발의 안쪽면을 따라 손가락을 주행하여, 발배뼈결절을 찾는다.
3) 발배뼈결절은 그 부위에서 가장 많이 튀어나온 뼈이다.

팁(Tip)

표식점을 확인한다.

발배뼈결절을 제대로 촉진하고 있는지를 확인하려면, 커다란 처럼 생겼는지선반를 알아보기 위해, 뼈 밑을 촉진한다. 만약 선반이 있다면, 그 부위는 첫 번째 쐐기뼈가 아니라 발배뼈결절이다.

● 종아리뼈결절 (비골결절) Peroneal Tubercle

뼈대 표식점과 해부학 표식점 (Skeletal and Anatomical Landmarks)

뼈대 표식점 (Skeletal)

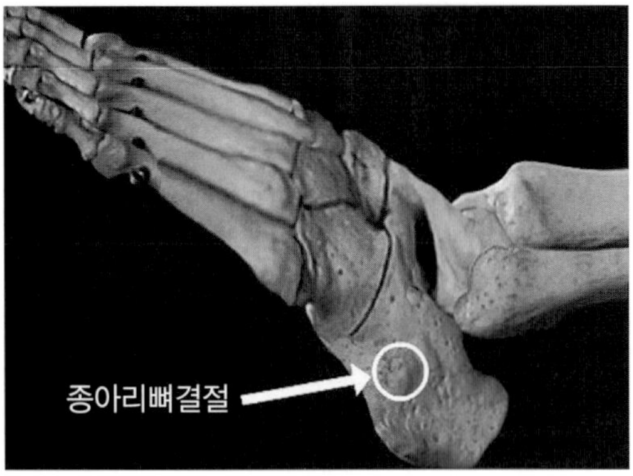

해부학 표식점 (Anatomical)

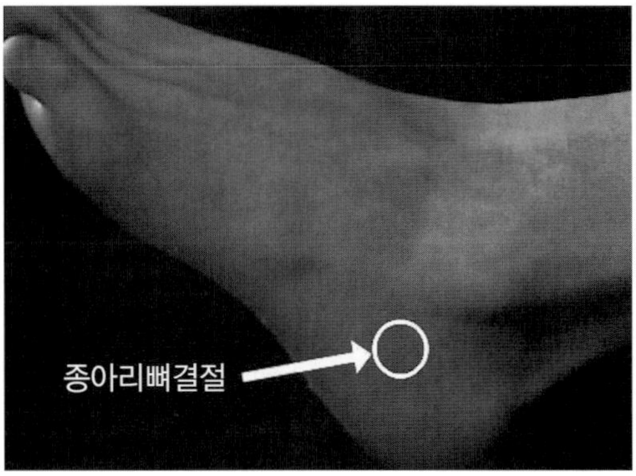

종아리뼈결절은 가쪽복사뼈의 먼쪽인 가쪽발꿈치뼈에 있는 작은 돌출부위이다. 짧은종아리근과 긴종아리근의 힘줄이 이 부위에서 갈라져서 각각의 닿는곳으로 주행한다.

촉진의 예 (Palpation Example)

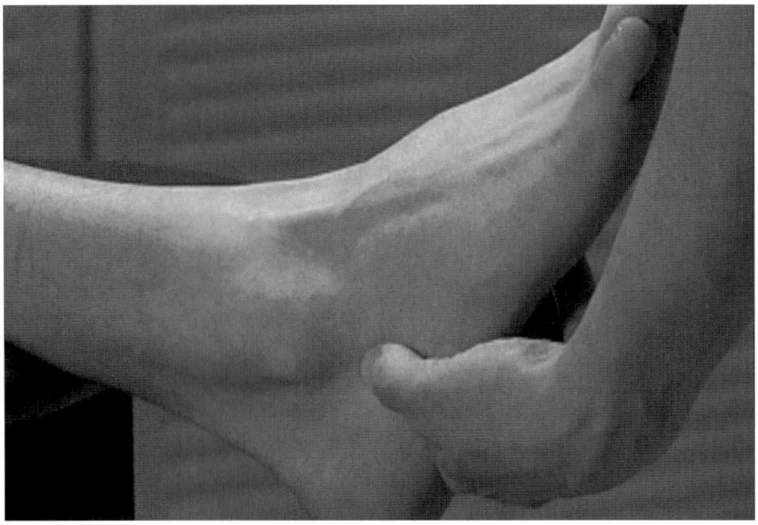

종아리뼈결절을 촉진하기 위해,

1) 환자는 테이블 끝에 앉거나 테이블 위에서 길게 앉는다.
2) 가쪽복사뼈를 찾고, 2개의 손가락 폭만큼 먼쪽으로 움직이고, 약간 앞쪽으로 움직인다.
3) 종아리뼈결절은 작은 혹처럼 느껴질 수 있다.
4) 긴종아리근과 짧은종아리근의 힘줄들이 갈라지는 것을 눈으로 확인할 수 있고 촉진할 수 있다.

짧은종아리근 (단비골근) 힘줄

뼈대 표식점과 해부학 표식점 (Skeletal and Anatomical Landmarks)

뼈대 표식점 (Skeletal)

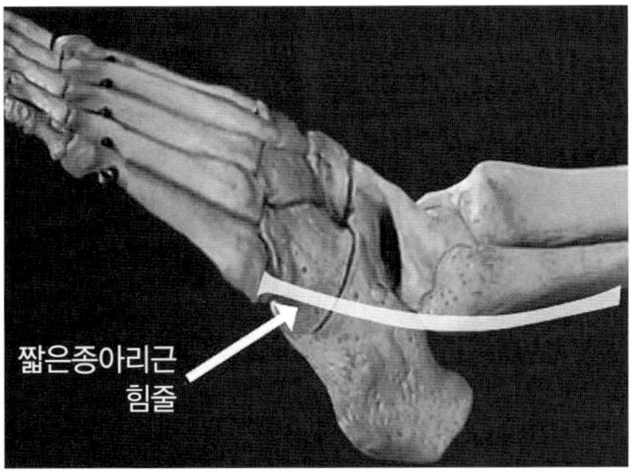

해부학 표식점 (Anatomical)

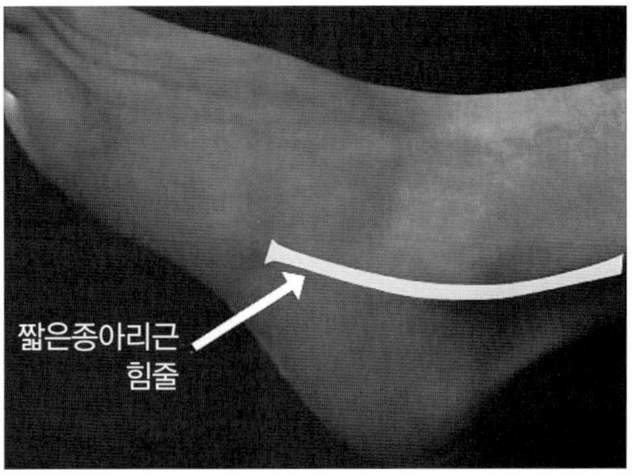

짧은종아리근 힘줄은 가쪽복사뼈 뒤를 주행하여, 5번 발허리뼈바닥의 뒤쪽에 부착한다.

촉진의 예 (Palpation Example)

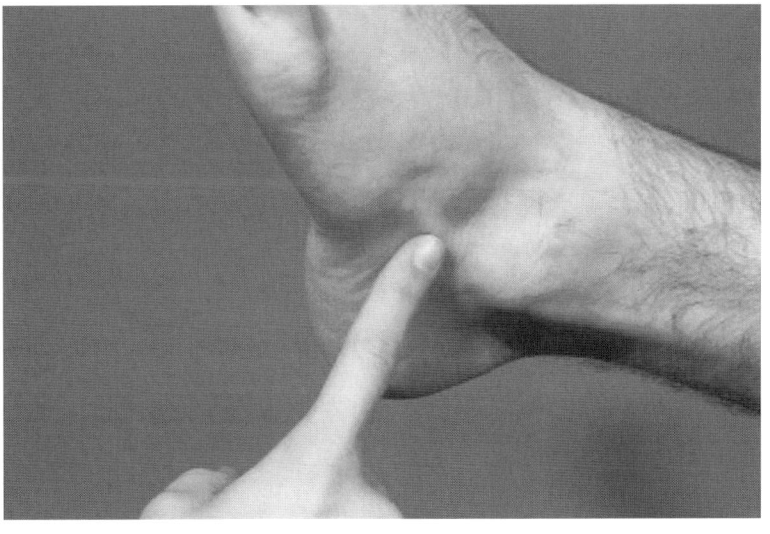

짧은종아리근 힘줄을 촉진하기 위해,

1) 환자는 테이블 끝에 앉거나 테이블 위에서 길게 앉는다.
2) 환자에게 약간 발을 가쪽번짐하도록 지시하고, 약간의 저항을 가한다.
3) 가쪽복사뼈의 위뒤쪽에서 5번 발허리뼈바닥까지 이르는 힘줄을 찾는다.

긴종아리근 (장비골근) 힘줄

뼈대 표식점과 해부학 표식점 (Skeletal and Anatomical Landmarks)

뼈대 표식점 (Skeletal)

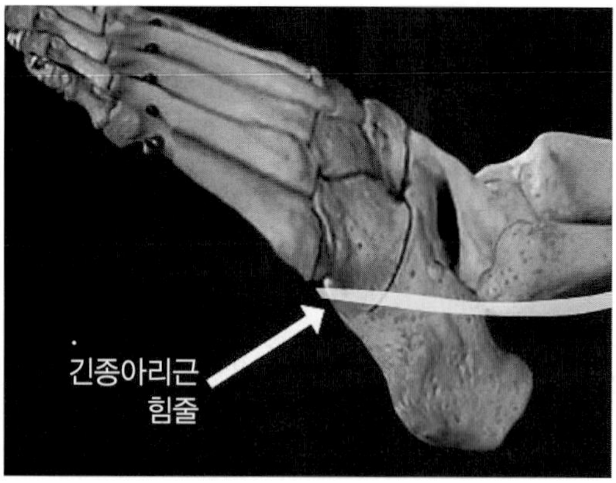

해부학 표식점 (Anatomical)

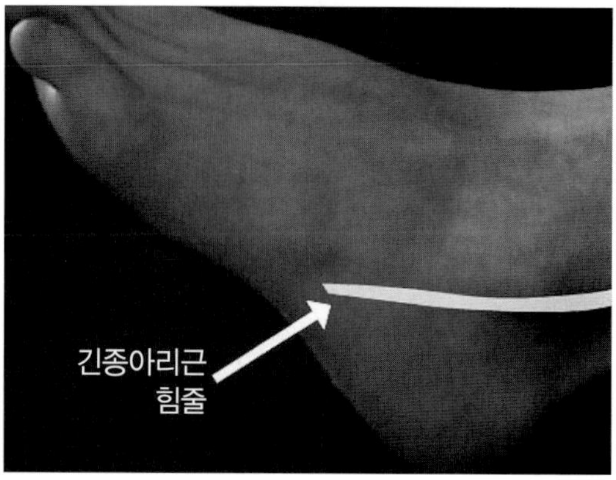

긴종아리근 힘줄은 가쪽복사뼈 뒤쪽을 주행한다. 긴종아리근과 짧은종아리근의 힘줄이 종아리뼈결절 근처에서 갈라진다. 긴종아리근과 짧은종아리근의 힘줄은 5번 발허리뼈바닥의 몸쪽을 지나, 발바닥으로 주행한다.

촉진의 예 (Palpation Example)

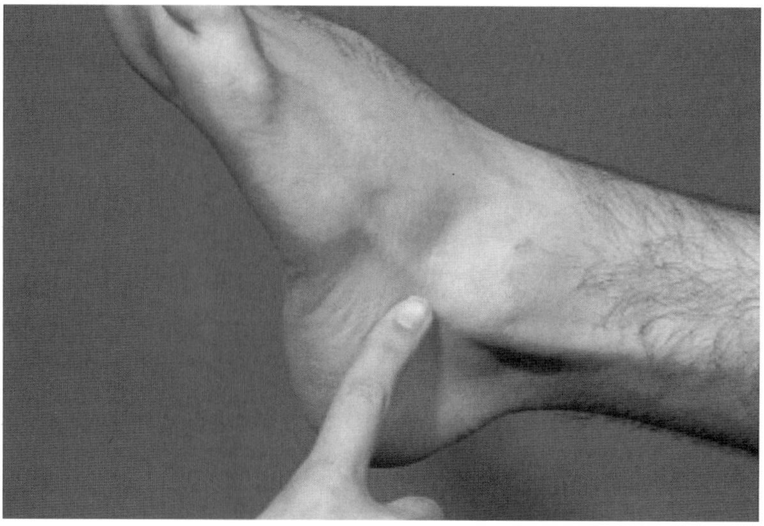

긴종아리근 힘줄을 촉진하기 위해,

1) 환자는 테이블 끝에 앉거나 테이블 위에서 길게 앉는다.
2) 환자에게 약간 가쪽번짐하도록 지시하고, 약간의 저항을 가한다.
3) 가쪽복사뼈의 위뒤쪽에서 촉진되는 힘줄을 찾는다. 그 다음, 가쪽복사뼈에서 종아리결절까지 촉진한다.
4) 긴종아리근 힘줄은 짧은종아리근 힘줄보다 발바닥 쪽으로 더 멀리 주행한다.
5) 긴종아리근 힘줄은 종아리뼈결절 근처에서 발 밑으로 들어가기 때문에 사라지는 것처럼 보인다.

제 3 종아리근 (3 비골근) 힘줄

뼈대 표식점과 해부학 표식점 (Skeletal and Anatomical Landmarks)

뼈대 표식점 (Skeletal)

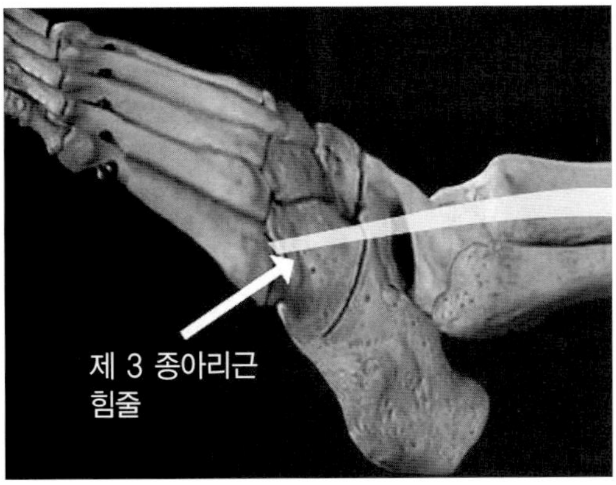

해부학 표식점 (Anatomical)

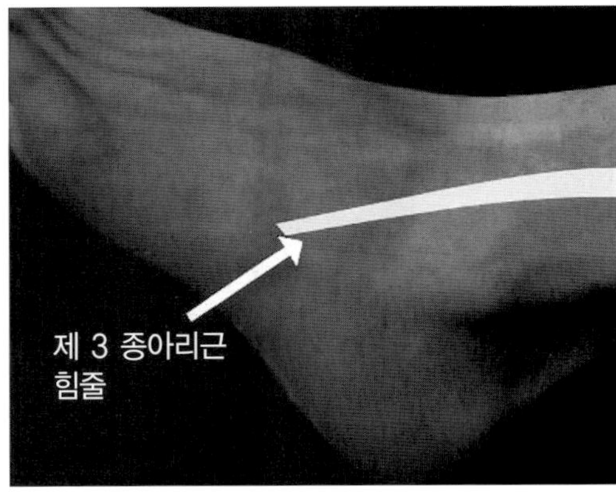

제 3 종아리근 힘줄은 가쪽복사뼈의 앞쪽을 지난 후, 붓돌기의 위쪽면에서 착지한다.

촉진의 예 (Palpation Example)

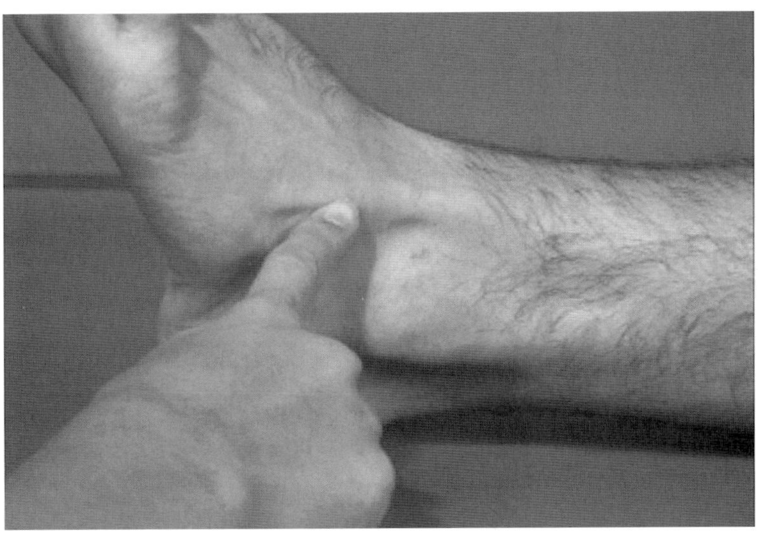

제 3 종아리근 힘줄을 촉진하기 위해,

1) 환자는 테이블 끝에 앉거나 테이블 위에서 길게 앉는다.
2) 환자에게 가쪽번짐과 약간 발등굽힘하도록 지시하고, 약간의 저항을 가한다.
3) 가쪽복사뼈의 앞쪽을 지나, 긴발가락폄근의 힘줄과 함께 주행하고, 붓돌기에 가쪽으로 부착하는 힘줄을 찾는다.

마디뼈 (지절골) Phalanges (Foot)

뼈대 표식점과 해부학 표식점 (Skeletal and Anatomical Landmarks)

뼈대 표식점 (Skeletal)

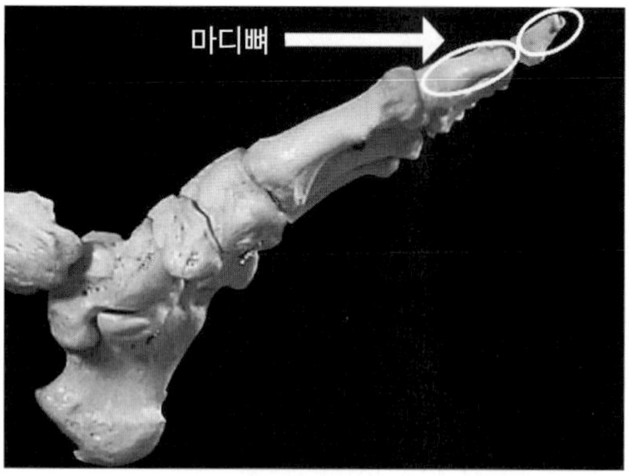

해부학 표식점 (Anatomical)

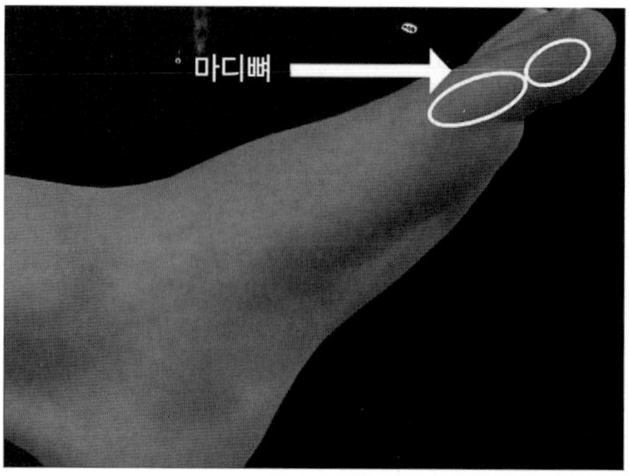

마디뼈는 발가락의 뼈이다.

촉진의 예 (Palpation Example)

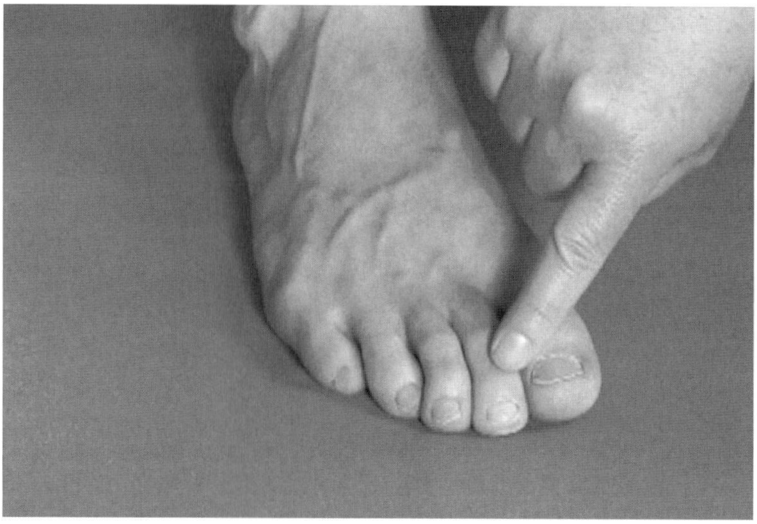

마디뼈를 촉진하기 위해,

1) 환자는 테이블 끝에 앉는다.
2) 발가락의 마디뼈를 찾는다. 엄지발가락은 2개의 마디뼈를 가지고, 나머지 발가락들은 3개의 마디뼈를 가진다.
3) 마디뼈를 손가락 하나로 촉진하거나, 엄지와 손가락으로 잡는다.

● 발바닥 근막 (족저근막) Plantar Fascia

뼈대 표식점과 해부학 표식점 (Skeletal and Anatomical Landmarks)

뼈대 표식점 (Skeletal)

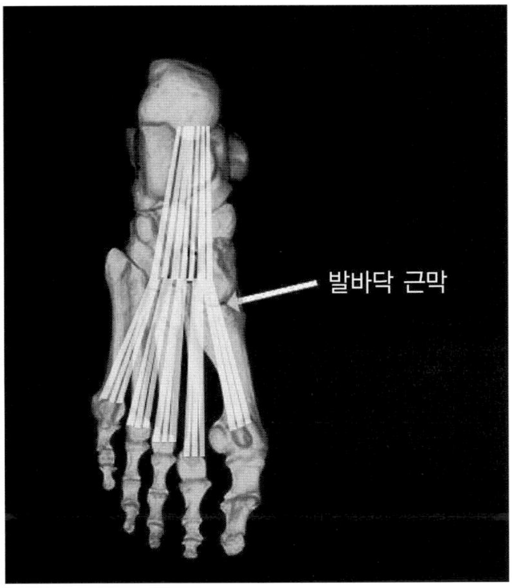

해부학 표식점 (Anatomical)

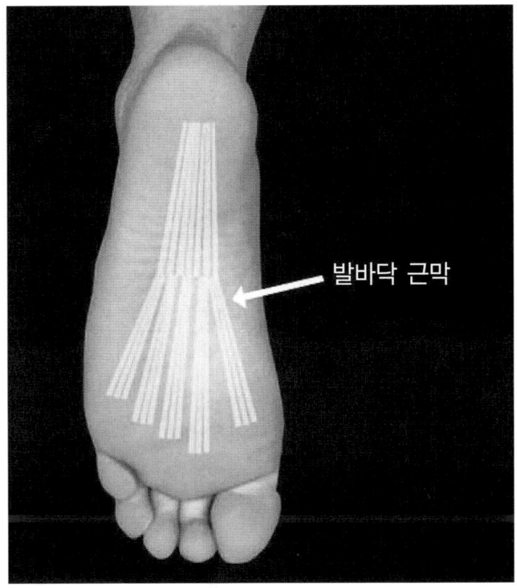

발바닥 근막은 안쪽발꿈치뼈결절에서 시작하여 발바닥 전체를 덮은 후, 발허리뼈머리 근처에서 착지한다.

촉진의 예 (Palpation Example)

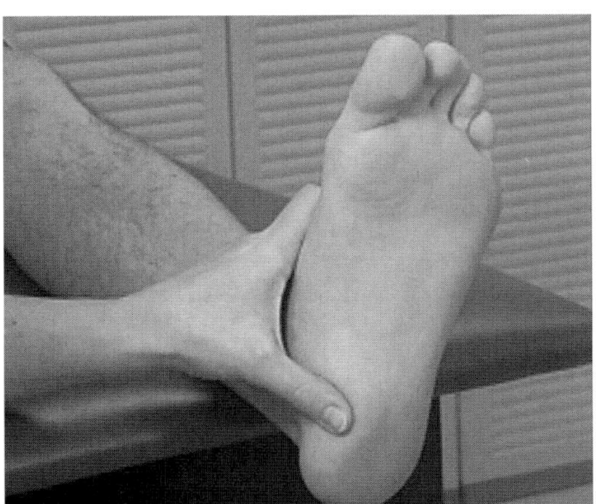

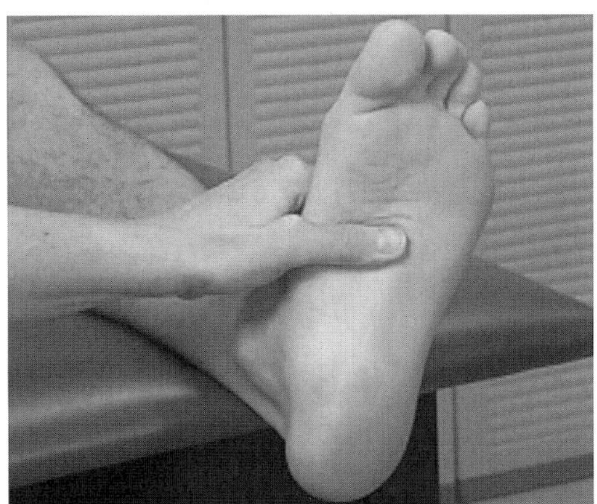

발바닥 근막을 촉진하기 위해,

1) 환자는 테이블 위에서 길게 앉는다.
2) 안쪽발꿈치뼈결절의 바닥쪽에서 시작하여, 발바닥에 있는 섬유성 띠(발바닥 근막)를 찾는다.
3) 발활을 통해 발허리뼈머리까지 섬유성 띠를 촉진한다.

● 뒤목말종아리인대 (후거종인대)

뼈대 표식점과 해부학 표식점 (Skeletal and Anatomical Landmarks)

뼈대 표식점 (Skeletal)

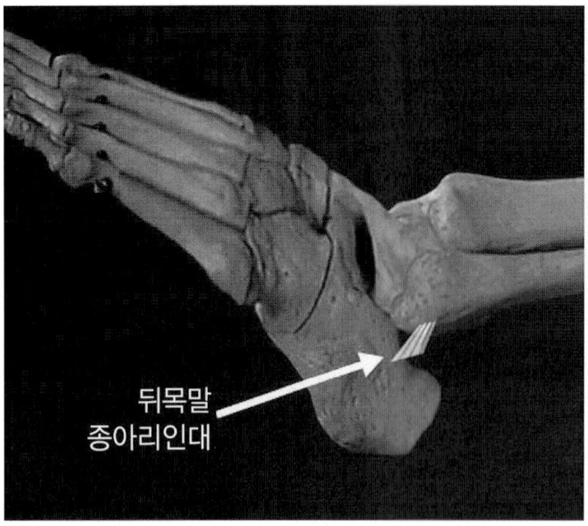

해부학 표식점 (Anatomical)

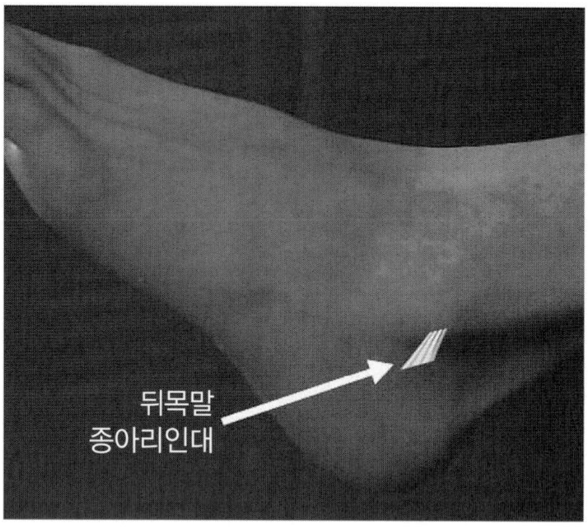

뒤목말종아리인대는 가쪽복사뼈의 중간 지점에서 뒤쪽 목말뼈까지 수평으로 주행한다.

촉진의 예 (Palpation Example)

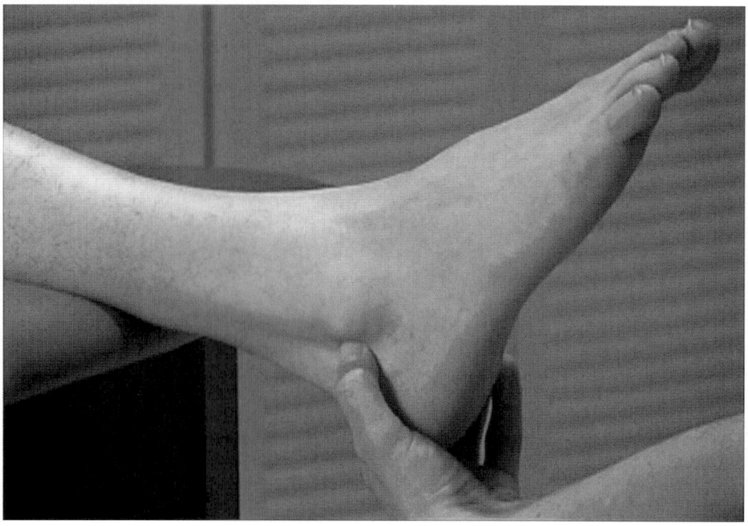

뒤목말종아리인대를 촉진하기 위해,

1) 환자는 테이블 끝에 앉거나 테이블 위에서 길게 앉는다.
2) 가쪽복사뼈를 찾는다.
3) 그 다음, 가쪽복사뼈의 뒤쪽으로 움직인다.
4) 인대는 가쪽복사뼈와 목말뼈 사이의 고랑 안에 위치하고, 작은 띠처럼 촉진된다.

● 뒤정강동맥 (후경골동맥) 맥박 Posterior Tibial Pulse

뼈대 표식점과 해부학 표식점 (Skeletal and Anatomical Landmarks)

뼈대 표식점 (Skeletal)

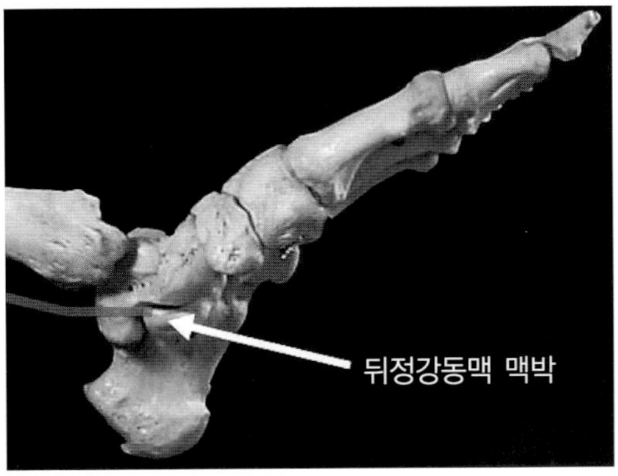

해부학 표식점 (Anatomical)

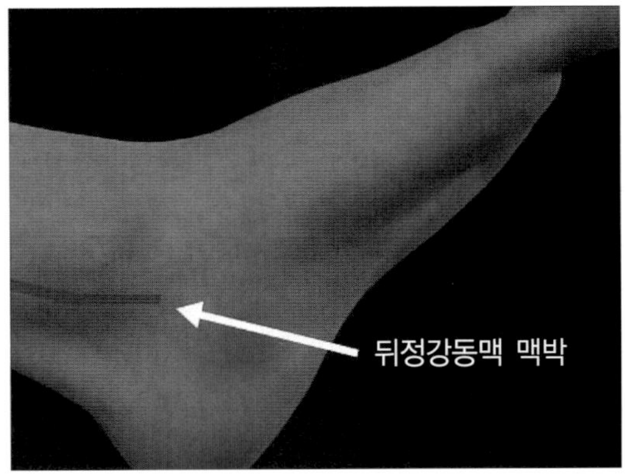

뒤정강동맥 맥박은 안쪽복사뼈의 뒤쪽을 통과한다.

촉진의 예 (Palpation Example)

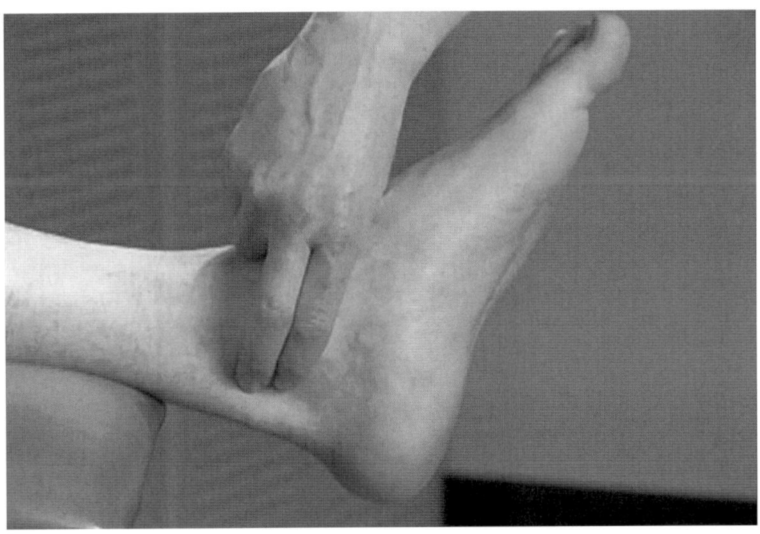

뒤정강동맥 맥박을 촉진하기 위해,

1) 환자는 테이블 끝에 앉는다.
2) 안쪽복사뼈를 찾는다.
3) 그 다음, 안쪽복사뼈 뒤쪽에 있는 고랑 안으로 손가락을 뒤쪽으로 활주시킨다.
4) 맥박을 느끼기 위해 2~3개의 손가락으로 뼈를 부드럽게 압박한다.

뒤정강종아리인대 (후경비인대)

뼈대 표식점과 해부학 표식점 (Skeletal and Anatomical Landmarks)

뼈대 표식점 (Skeletal)

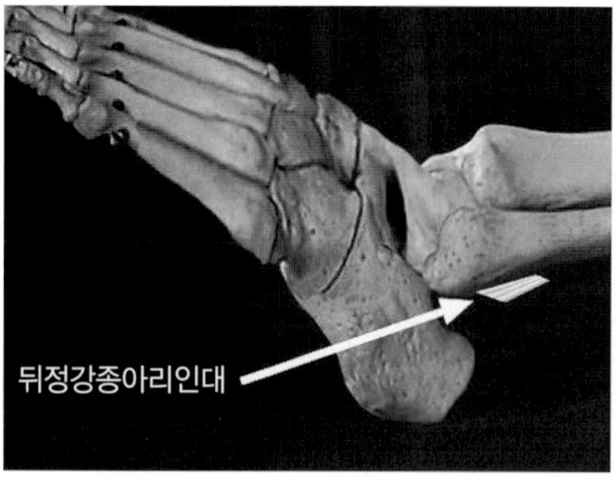

해부학 표식점 (Anatomical)

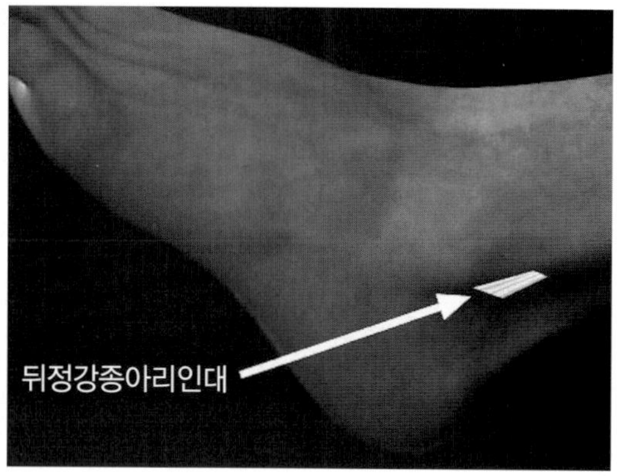

뒤정강종아리인대는 가쪽복사뼈 위쪽면의 등쪽에서 시작하여, 뒤가쪽 정강뼈의 먼쪽에서 착지한다.

촉진의 예 (Palpation Example)

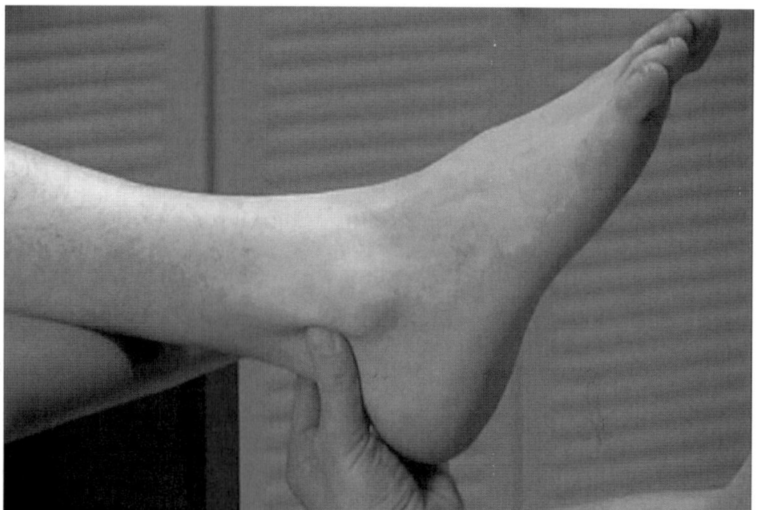

뒤정강종아리인대를 촉진하기 위해,

1) 환자는 테이블 끝에 앉거나 테이블 위에서 길게 앉는다.
2) 가쪽복사뼈를 찾는다.
3) 2~3개 손가락의 폭만큼 종아리뼈몸통을 따라 뒤쪽으로 움직이고, 종아리뼈 옆에 있는 깊은 고랑으로 움직인다.
4) 손가락 하나로 촉진하거나 엄지와 손가락을 이용하여 종아리뼈의 앞뒤면을 잡는다. 그리고 종아리뼈몸통을 따라 위 · 아래로 짧게 움직인다.
5) 인대를 쉽게 구분할 수 없지만, 인대가 손상되면, 그 부위에 통증이 발생할 수 있다.

● 몸쪽마디사이관절 (근위지절간관절, 발)

뼈대 표식점과 해부학 표식점 (Skeletal and Anatomical Landmarks)

뼈대 표식점 (Skeletal)

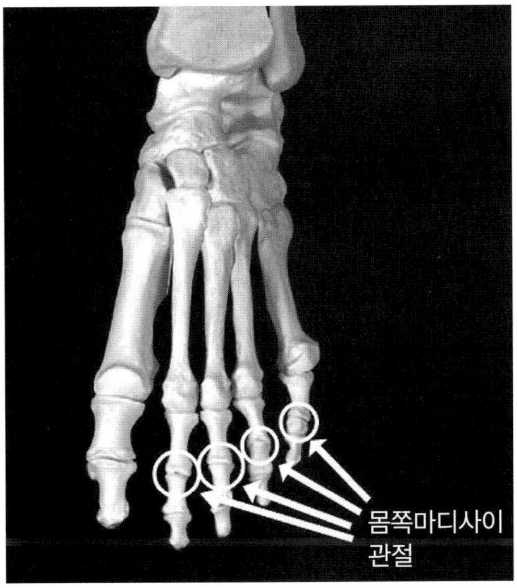

해부학 표식점 (Anatomical)

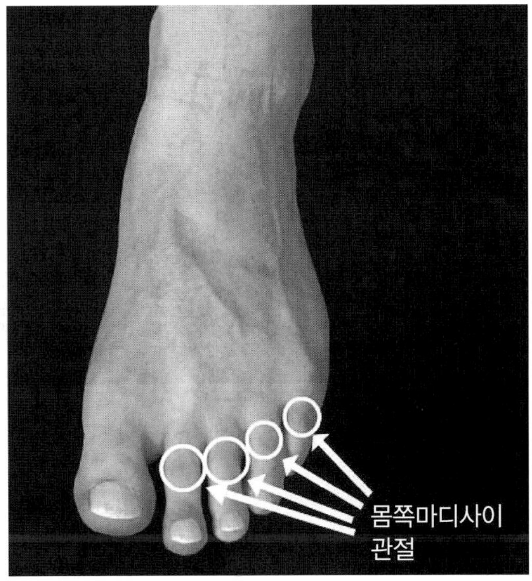

몸쪽마디사이관절은 2~5번 발가락의 마디사이관절 중에서 몸쪽에 있는 관절이다.

촉진의 예 (Palpation Example)

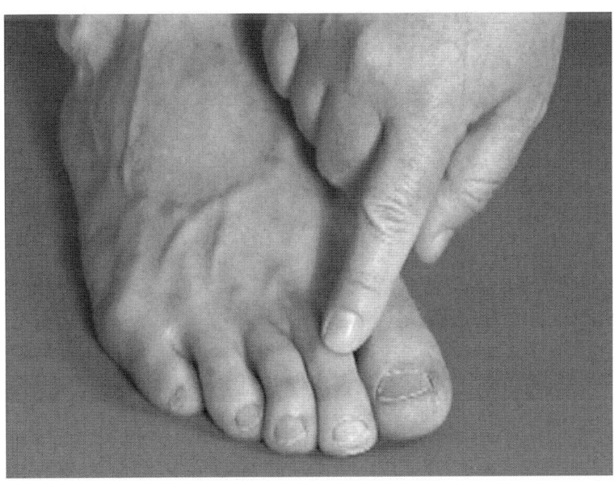

몸쪽마디사이관절을 촉진하기 위해,

1) 환자는 테이블 끝에 앉는다.
2) 2~5번 발가락의 마디사이관절 중에서 몸쪽에 있는 관절을 찾는다.
3) 이 관절을 손가락 하나로 촉진하거나, 엄지와 손가락으로 잡는다.

종자뼈 (종자골) Sesamoid Bones

뼈대 표식점과 해부학 표식점 (Skeletal and Anatomical Landmarks)

뼈대 표식점 (Skeletal)

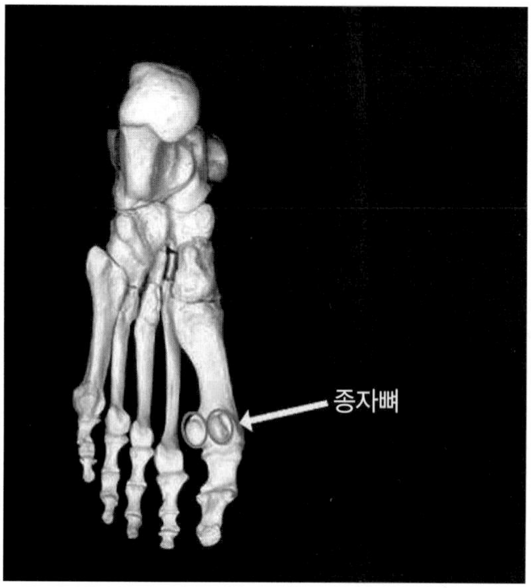

해부학 표식점 (Anatomical)

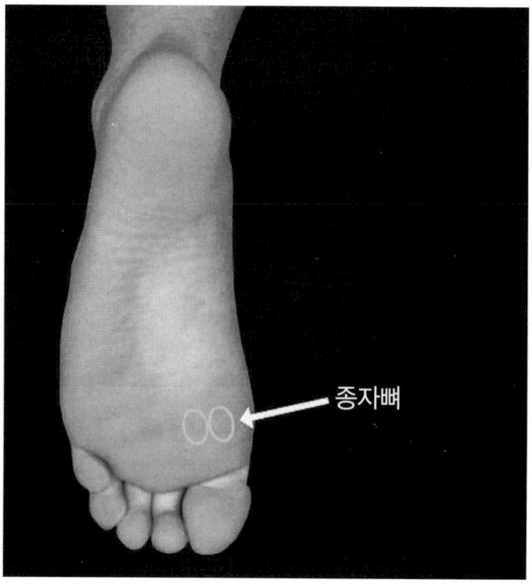

종자뼈는 1번 발허리발가락관절의 바로 몸쪽인 1번 발허리뼈머리의 발바닥쪽에 위치한다.

촉진의 예 (Palpation Example)

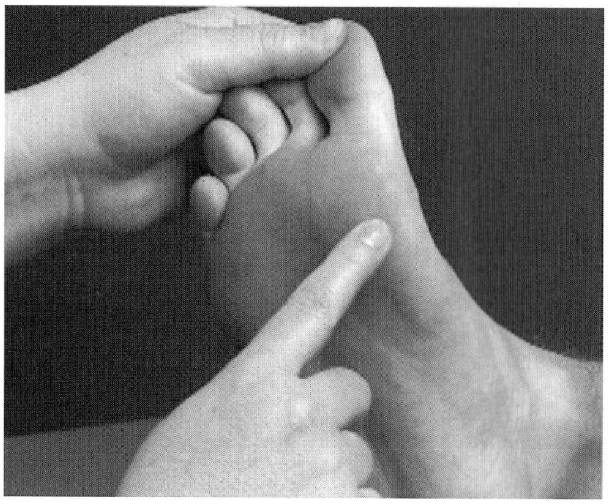

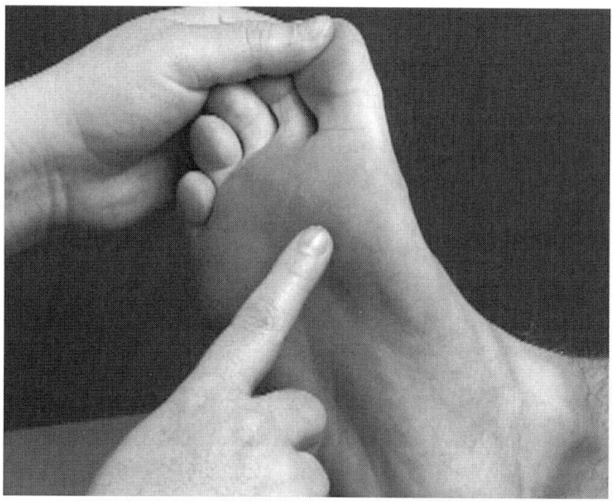

종자뼈를 촉진하기 위해,

1) 환자는 테이블 위에서 길게 앉는다.
2) 종자뼈는 엄지 발허리발가락관절선의 바로 몸쪽에 위치한다.
3) 발허리발가락관절을 찾는다.
4) 몸쪽으로 움직이고, 1번 발허리발가락관절의 정중선에서 안쪽과 가쪽으로 움직인다.
5) 양쪽 종자뼈는 작은 뼈 돌출 부위처럼 느껴지지만, 안쪽 종자뼈가 가쪽 종자뼈보다 더 크다.
6) 안쪽 종자뼈가 가쪽 종자뼈보다 약간 더 몸쪽에 위치하고, 이들 부위는 촉진에 민감하다.

● 종아리뼈몸통 (비골체) Shaft of the Fibula

뼈대 표식점과 해부학 표식점 (Skeletal and Anatomical Landmarks)

뼈대 표식점 (Skeletal)

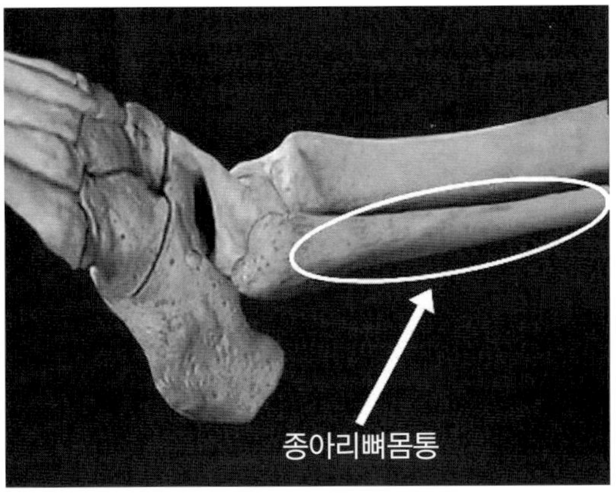

해부학 표식점 (Anatomical)

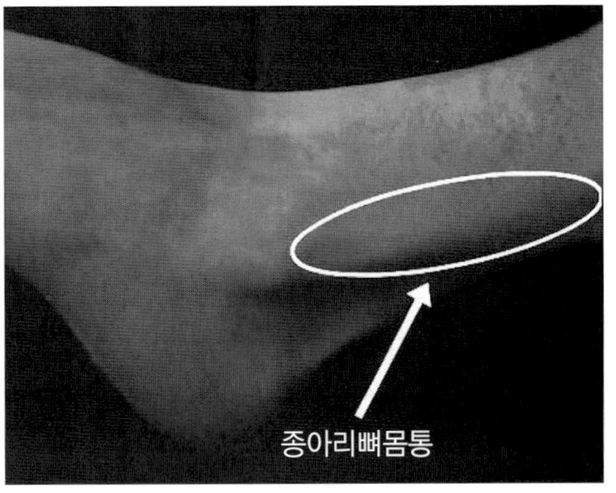

종아리뼈몸통은 가쪽복사뼈와 종아리뼈머리 사이의 긴 뼈이다.

촉진의 예 (Palpation Example)

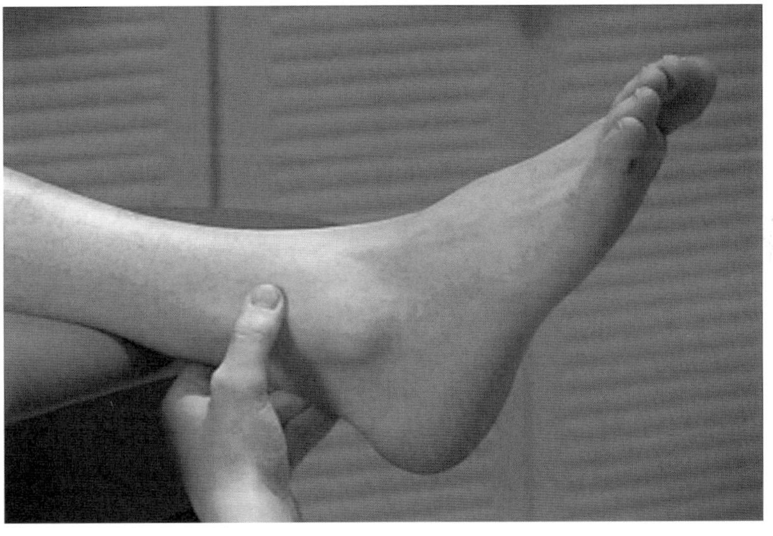

종아리뼈몸통을 촉진하기 위해,

1) 환자는 테이블 끝에 앉거나 테이블 위에서 길게 앉는다.
2) 종아리뼈몸통은 가쪽복사뼈의 바로 위쪽에서 가장 쉽게 촉진된다.
3) 가쪽복사뼈를 찾는다. 그 다음, 몇 인치 위쪽으로 종아리뼈를 따라 움직인다.

정강뼈몸통 (경골체) Shaft of the Tibia

뼈대 표식점과 해부학 표식점 (Skeletal and Anatomical Landmarks)

뼈대 표식점 (Skeletal)

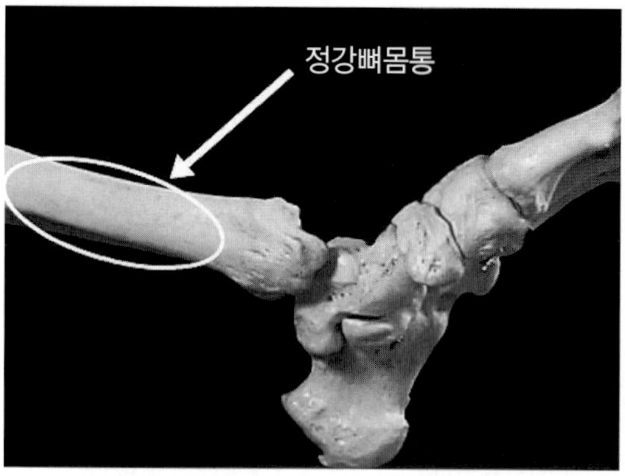

해부학 표식점 (Anatomical)

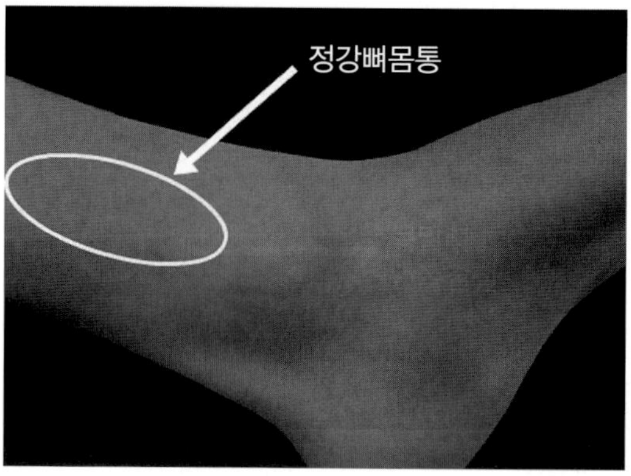

정강뼈몸통은 "shin bone"으로 알려져 있다.

촉진의 예 (Palpation Example)

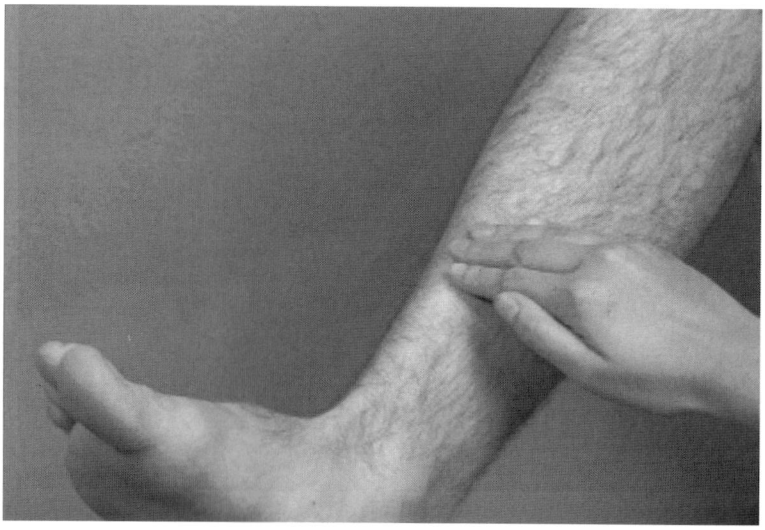

정강뼈몸통을 촉진하기 위해,

1) 환자는 테이블 끝에 앉거나 테이블 위에서 길게 앉는다.
2) 앞쪽 종아리의 정강뼈로 대개 간주되는 뼈를 찾는다.
3) 뼈 전체 길이를 촉진한다.

발목뼈굴 (족근동) Sinus Tarsi

뼈대 표식점과 해부학 표식점 (Skeletal and Anatomical Landmarks)

뼈대 표식점 (Skeletal)

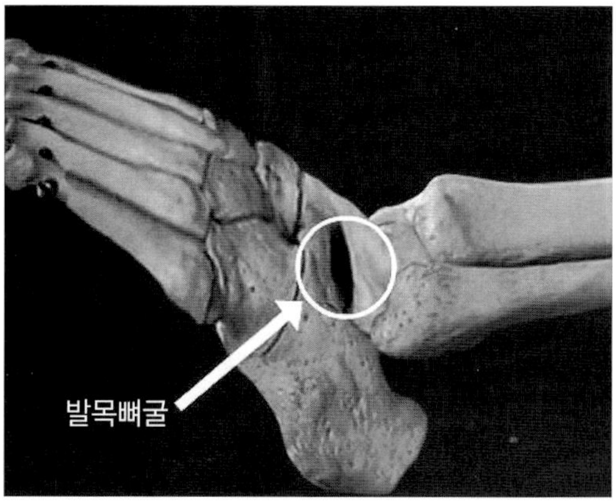

해부학 표식점 (Anatomical)

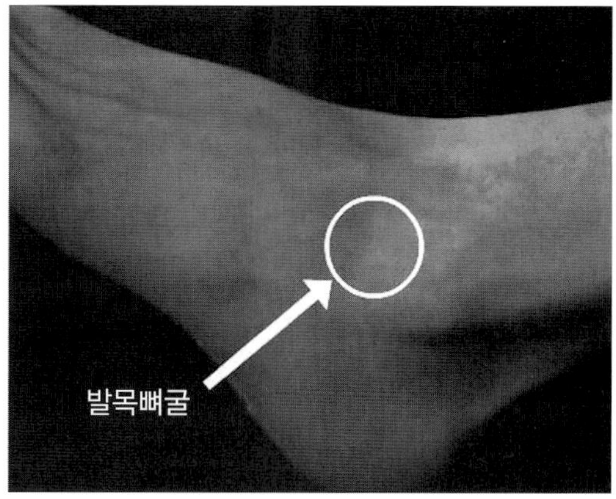

발목뼈굴(sinus tarsi)은 가쪽복사뼈의 앞쪽에 있는 가쪽 발목의 함몰 부위이다.

촉진의 예 (Palpation Example)

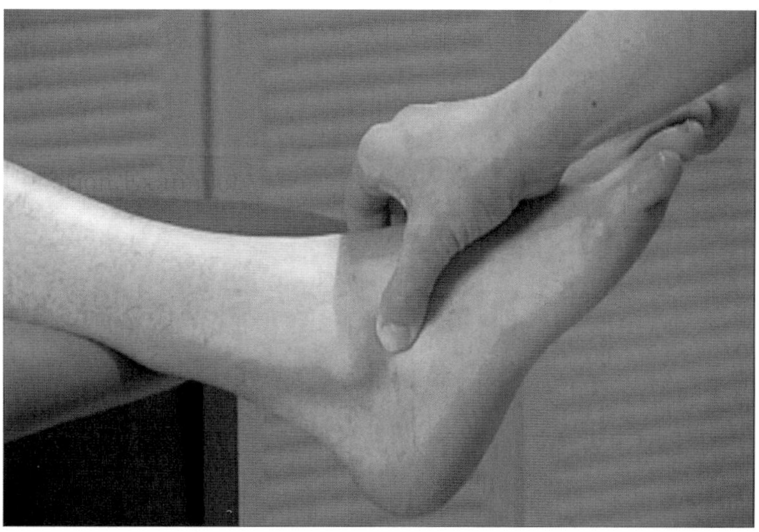

발목뼈굴을 촉진하기 위해,

1) 환자는 테이블 끝에 앉거나 테이블 위에서 길게 앉는다.
2) 가쪽복사뼈를 찾는다.
3) 앞쪽인 큰 함몰 부위로 움직인다.
4) 이 함몰 부위가 발목뼈굴이다.

● 가자미근 Soleus Muscle

뼈대 표식점과 해부학 표식점 (Skeletal and Anatomical Landmarks)

뼈대 표식점 (Skeletal)

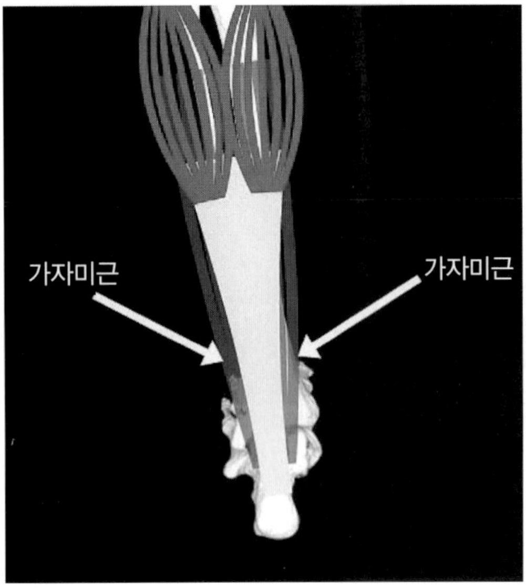

해부학 표식점 (Anatomical)

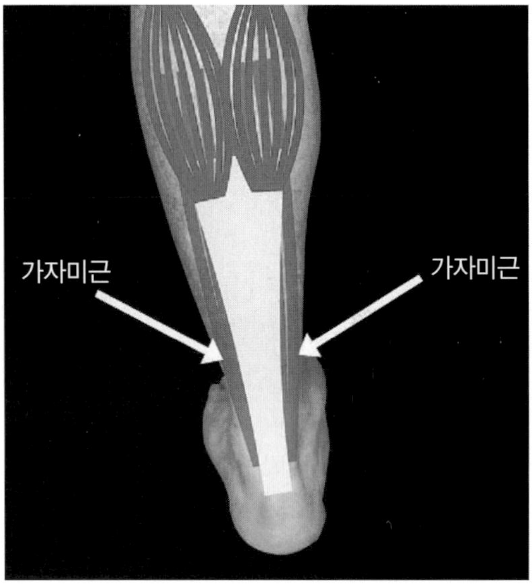

가자미근은 장딴지근의 속층에 위치하고, 장딴지근보다 더 먼쪽으로 이어져 있다.

촉진의 예 (Palpation Example)

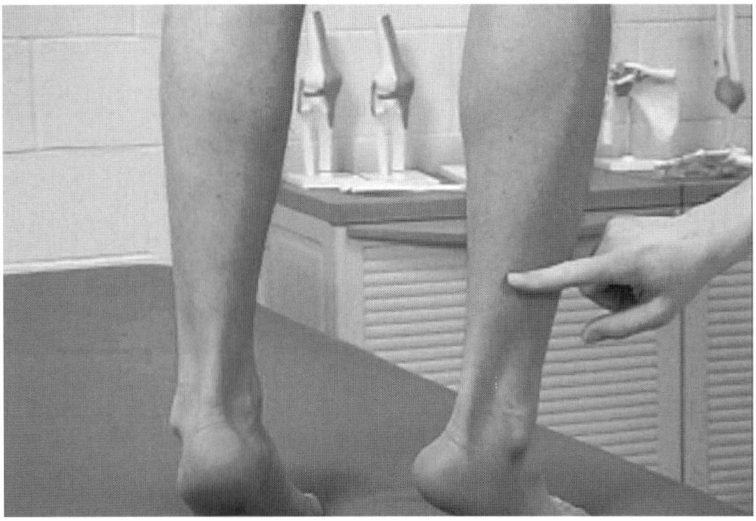

가자미근을 촉진하기 위해,

1) 환자는 테이블 끝에 앉거나 선 자세를 취한다.
2) 환자에게 발바닥굽힘하도록 지시하고, 약간의 저항(또는 발가락으로 선 자세를 취한다)을 가한다.
3) 장딴지근 가쪽갈래의 먼쪽에 있는 근육을 촉진함으로써 가자미근을 찾는다.

● 스프링인대 Spring Ligament

뼈대 표식점과 해부학 표식점 (Skeletal and Anatomical Landmarks)

뼈대 표식점 (Skeletal)

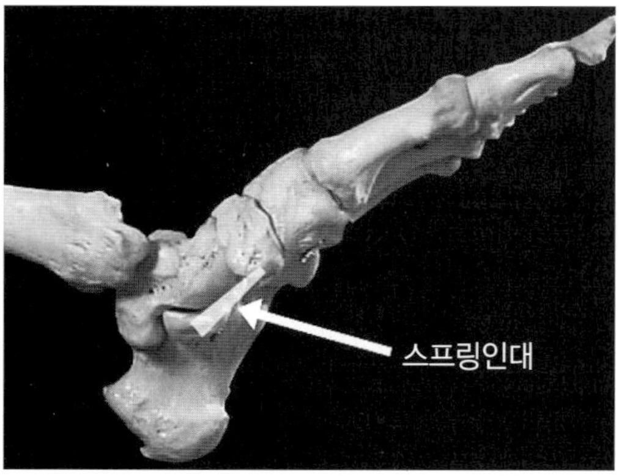

해부학 표식점 (Anatomical)

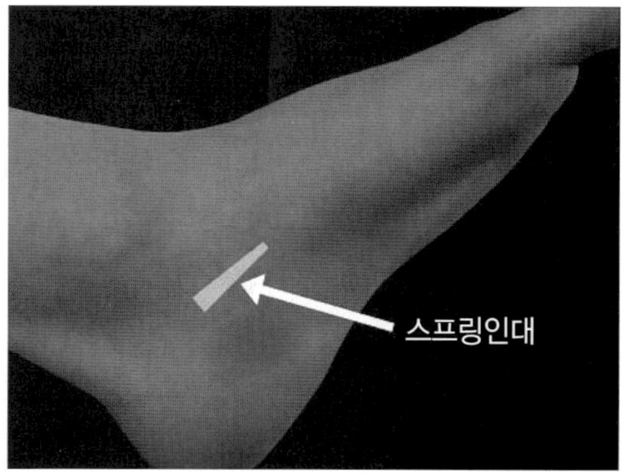

발바닥쪽 발꿈치발배인대(스프링인대)는 발배뼈의 발바닥쪽에서부터 목말받침대의 앞쪽 가장자리까지 이어져 있다.

촉진의 예 (Palpation Example)

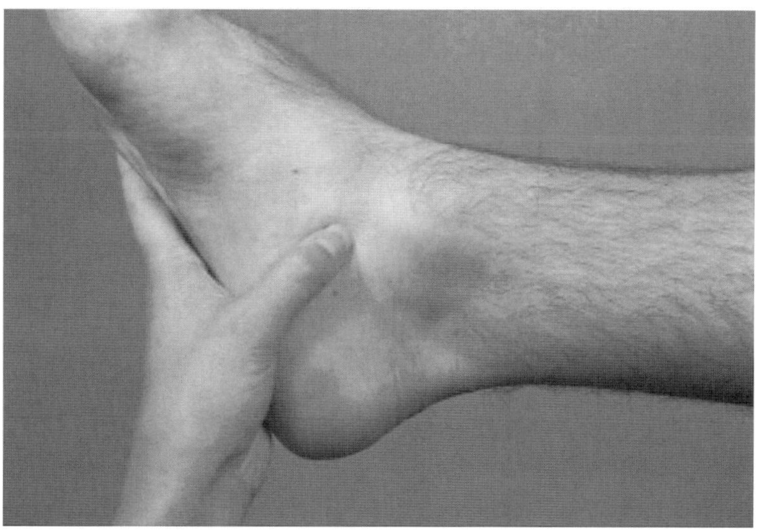

스프링인대를 촉진하기 위해,

1) 환자는 테이블 끝에 앉는다.
2) 발배뼈결절을 찾는다.
3) 뼈밑에서 촉진되는 아래쪽 가장자리로 움직인다.
4) 스프링인대는 발배뼈결절의 발바닥쪽에서 목말받침대에 이르기까지 작은 띠처럼 느껴질 수 있다.

목말받침대 (재돌기) Sustentaculum Tali

뼈대 표식점과 해부학 표식점 (Skeletal and Anatomical Landmarks)

뼈대 표식점 (Skeletal)

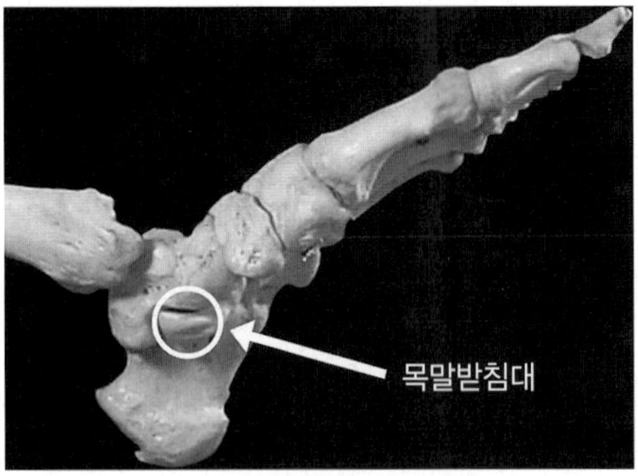

해부학 표식점 (Anatomical)

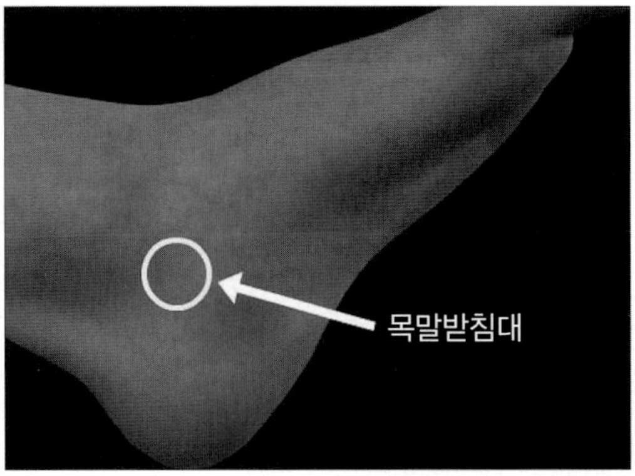

목말받침대는 안쪽 발꿈치뼈에 있는 선반모양의 큰 뼈로서, 안쪽복사뼈의 먼쪽에 위치하고 스프링인대의 부착점으로 작용한다.

촉진의 예 (Palpation Example)

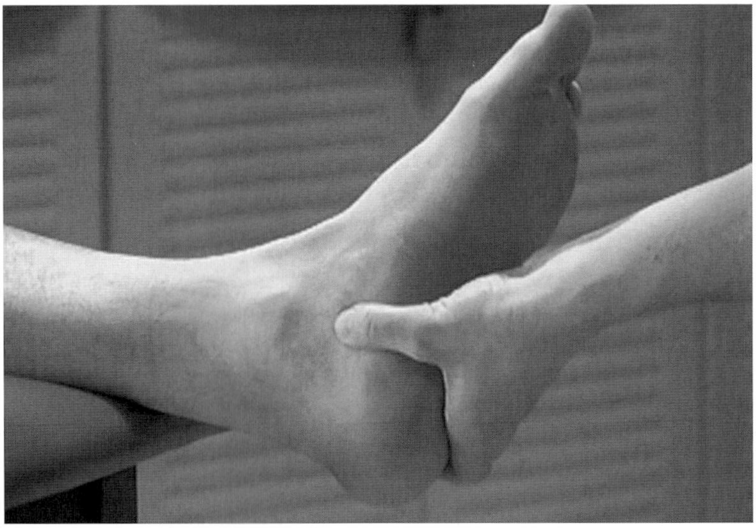

목말받침대를 촉진하기 위해,

1) 환자는 테이블 끝에 앉거나 테이블 위에서 길게 앉는다.
2) 엄지를 이용하여, 안쪽복사뼈를 찾는다. 그 다음,
3) 절벽이 느껴질 때까지 $1 \sim 1\frac{1}{2}$의 손가락 폭 만큼 아래쪽으로 움직인다.
4) 뼈 절벽 부위에서 다시 위쪽으로 손가락을 당긴다.
5) 이 뼈가 목말받침대이고, 촉진에 민감하다.

앞정강근 (전경골근) 힘줄 Tibialis Anterior Tendon

뼈대 표식점과 해부학 표식점 (Skeletal and Anatomical Landmarks)

뼈대 표식점 (Skeletal)

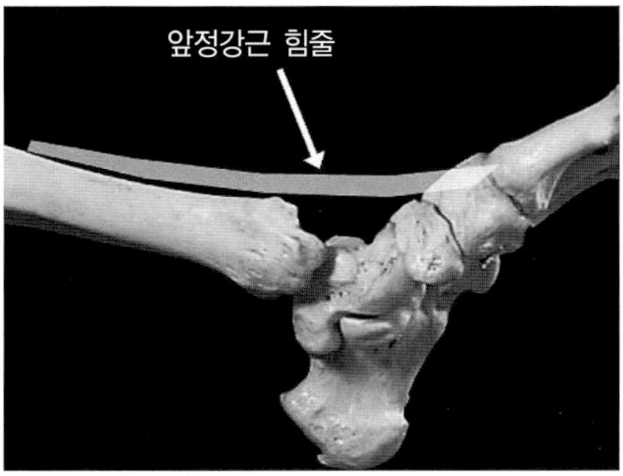

해부학 표식점 (Anatomical)

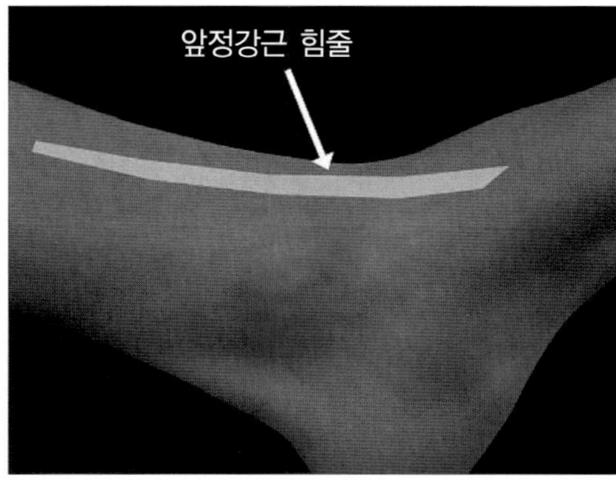

앞정강근 힘줄은 앞쪽 발목을 통과하는 커다란 힘줄이다. 이 힘줄은 가쪽 발목의 위쪽에서 발의 안쪽까지 주행하고, 발을 발등굽힘과 안쪽번짐을 담당한다.

촉진의 예 (Palpation Example)

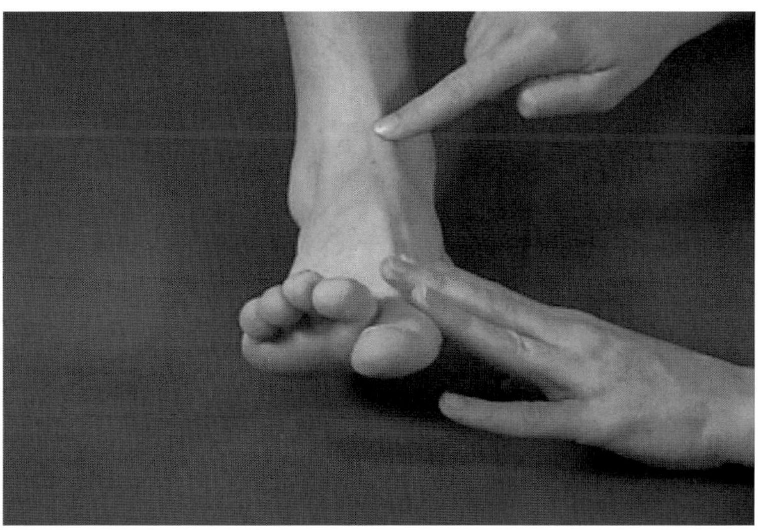

앞정강근 힘줄을 촉진하기 위해,

1) 환자는 테이블 끝에 앉는다.
2) 환자에게 발을 발등굽힘과 안쪽번짐하도록 지시한다(가급적, 저항을 약하게 한다).
3) 앞정강근 힘줄은 앞쪽 발목에서 촉진되고 눈으로 확인될 수 있다. 이 힘줄은 가쪽 발목의 위쪽에서 발의 안쪽면까지 이어져 있다.
4) 힘줄을 손가락 하나로 촉진하거나, 엄지와 손가락으로 잡는다.

● 뒤정강근 (후경골근) 힘줄 Tibialis Posterior Tendon

뼈대 표식점과 해부학 표식점 (Skeletal and Anatomical Landmarks)

뼈대 표식점 (Skeletal)

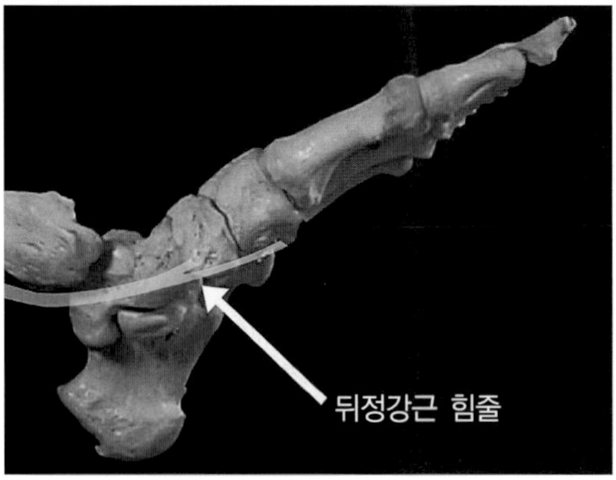

해부학 표식점 (Anatomical)

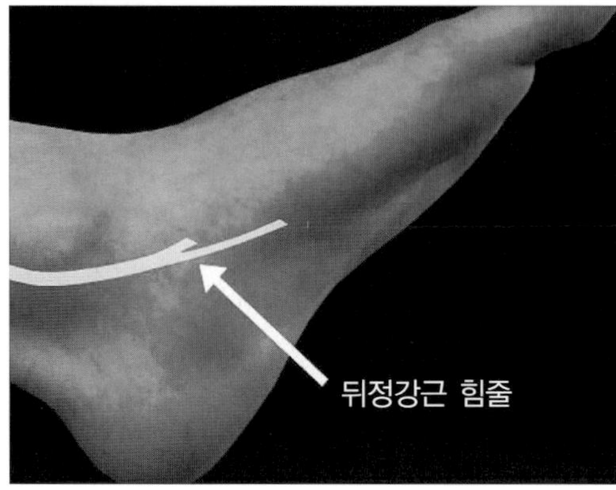

뒤정강근 힘줄은 안쪽복사뼈의 뒤쪽을 주행하여, 여러 개의 발허리뼈바닥까지 발바닥쪽으로 이어져 있다.

촉진의 예 (Palpation Example)

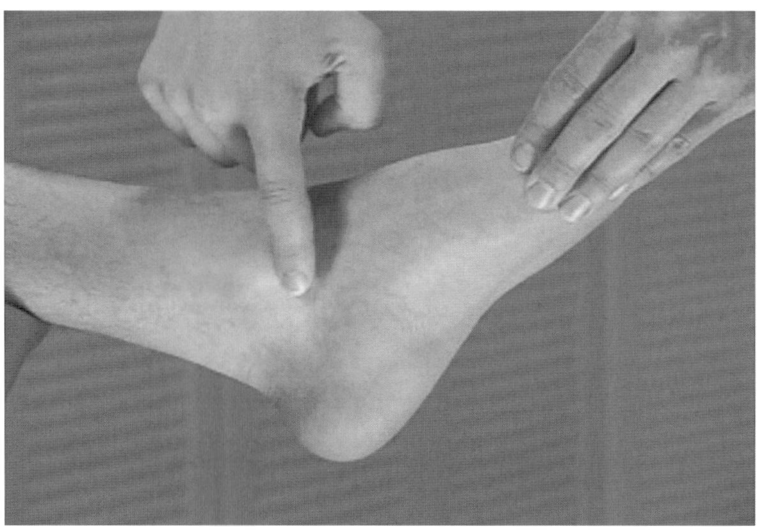

뒤정강근 힘줄을 촉진하기 위해,

1) 환자는 테이블 끝에 앉는다.
2) 뒤정강근의 힘줄은 안쪽 복사뼈의 뒤쪽에서 촉진될 수 있지만, 안쪽복사뼈의 먼쪽에서 가장 잘 촉진된다.
3) 환자에게 발을 약간 안쪽번짐하도록 지시하고, 약간의 저항을 가한다.
4) 안쪽복사뼈의 먼쪽과 앞쪽에 있는 힘줄을 찾는다.
5) 힘줄은 1~2인치 정도 촉진될 수 있고, 수축할 때 힘줄이 딱딱해지기 때문에, 가끔 뼈 돌출 부위로도 오인된다.